• 高等医学院校教材 •

SPSS软件应用与实践

主 编 王在翔 崔庆霞 赵 晶

副主编 李望晨 王胜男 李 苹

编 委 （以姓氏笔画为序）

马桂峰 王在翔 王胜男 吕军城 朱晓宇

刘成凤 李望晨 高润国 崔庆霞 翟 强

（潍坊医学院）

李 苹 赵 晶

（菏泽医学专科学校）

北京大学医学出版社

SPSS RUANJIAN YINGYONG YU SHIJIAN

图书在版编目（CIP）数据

SPSS 软件应用与实践 / 王在翔 , 崔庆霞 , 赵晶主编
. —北京：北京大学医学出版社，2023.1
ISBN 978-7-5659-2733-1

Ⅰ.① S… Ⅱ.①王… ②崔… ③赵… Ⅲ.①医学统
计 – 统计分析 – 软件包 – 医学院校 – 教材 Ⅳ.
① R195.1–39

中国版本图书馆 CIP 数据核字（2022）第 168519 号

SPSS 软件应用与实践

主　　编：王在翔　崔庆霞　赵　晶
出版发行：北京大学医学出版社
地　　址：（100191）北京市海淀区学院路 38 号　北京大学医学部院内
电　　话：发行部 010-82802230；图书邮购 010-82802495
网　　址：http://www.pumpress.com.cn
E - m a i l：booksale@bjmu.edu.cn
印　　刷：北京瑞达方舟印务有限公司
经　　销：新华书店
责任编辑：刘云涛　　　责任校对：靳新强　　　责任印制：李　啸
开　　本：850 mm × 1168 mm　1/16　　印张：18.25　　字数：490 千字
版　　次：2023 年 1 月第 1 版　2023 年 1 月第 1 次印刷
书　　号：ISBN 978-7-5659-2733-1
定　　价：58.00 元

内容简介

　　本书内容包括SPSS数据编码、录入与保存，SPSS数据预处理，描述性分析，统计图的绘制，总体均值的参数假设检验，方差分数，非参数假设检验，列联表资料的检验，相关分析，回归分析，Logistic回归分析，生存分析，因子分析，对应分析，信度分析与效度分析，聚类分析与判别分析，诊断试验评价与ROC曲线分析，时间序列分析等，共18章，涵盖了常用的统计学方法知识点及SPSS操作实现与结果解读。

　　本书的编写理念是知识、技能、实践"三位一体"，以知识点为指导，以技能训练为重点，以实践为目标。按照必要、实用、够用的原则，通过实际案例，结合作者多年的教学及科研实践经验安排内容，力争做到让读者了解各种统计学方法的知识点，掌握其适用条件及应用对象，提高利用统计学方法解决实际问题的综合能力。

　　本书可作为统计学、公共卫生与预防医学、心理学、管理学、社会学、药学、临床医学、生物学等专业具有一定统计学基础的本专科生或研究生教材，也可作为具有初步统计学基础的各类科研工作人员的科研指导用书。

前　言

SPSS是国际公认最优秀的统计分析软件包之一，在国际学术界有一条不成文的规定，凡是用SPSS、SAS及Stata等著名软件包分析的结果，在国际学术交流中，可以不必说明算法，可见其权威性和信誉度之高。SPSS因其功能强大、易于操作，已经成为非统计专业人士进行统计分析的首选工具。

统计学知识点的学习和统计软件的操作实现是运用统计学方法解决实际问题必不可少的两个环节。统计学知识点的学习主要体现在掌握统计学方法的基本原理、适应条件和应用对象，正确解释与表达数据结果的统计学意义，并结合实际专业问题得出恰当的分析结论；而统计软件的操作实现则是针对实际问题选择适当统计学方法，进行简单操作，直接实现数据结果的呈现。

本书内容安排不以详尽的演示教程为目标，而是以必要、实用、够用为原则，充分考虑上述两个环节，并结合了作者多年的教学及科研实践经验。基本内容框架为：统计学知识点、实例、思考题及习题。统计学知识点简要介绍统计学方法的基本原理、适应条件及应用对象等必要的统计学知识；实例具体介绍SPSS的操作实现及重点结果解读；思考题为读者提出针对统计学方法及其应用的几个思考点，以加深理解；习题是供读者操作练习用的实验案例。本书所选用的实例和实验案例主要来源于医药卫生、生物学、心理学、社会学等领域，具有一定代表性。SPSS软件的版本较多，本书选用较新的SPSS 25.0中文单机版为操作演示版本。

本书是"2021年山东省研究生教育创新计划建设项目"（项目编号：SDYKC20148）的配套教材，注重理论、技能与实践的融合，是一本融统计学知识点和SPSS操作实现与结果解读为一体的统计应用综合教材。

本书的撰写得到了潍坊医学院和菏泽医学专科学校教务处、研究生处和公共卫生学院领导和老师们的大力支持和帮助，在此表示真诚的谢意！

本书的撰写参考了本学科的有关文献资料，在此对这些参考文献的作者致以衷心感谢！同时，敬请读者对本书的不足之处给予指正。

王在翔

2022年3月于潍坊

目 录

第一章
SPSS 数据编码、录入与保存

第一节　SPSS 简介

一、SPSS 的发展历史

1968 年美国斯坦福大学研究生 Norman H. Nie 为解决社会学研究中的统计分析问题，同其他两位合作者一起开发了一个用于大型计算机的统计软件包："Statistical Package for the Social Sciences"，即"社会科学统计软件包"，简称 SPSS，这也是世界上最早的统计分析软件包。其主要发展历史如下。

1968 年，于美国斯坦福大学诞生第一个用于大型计算机的统计软件包 SPSS。

1975 年，于芝加哥成立 SPSS 公司总部。

1984 年，推出用于个人电脑的 SPSS/PC+。

1992 年，推出 Windows 版本，并且自 SPSS 11.0 起，全称改为"Statistical Product and Service Solutions"，即"统计产品和服务解决方案"，仍简称 SPSS。

2008 年推出"统计产品和服务解决方案"的最终版本 SPSS 17.0（多国语言版）。

2009 年，SPSS 公司宣布重新包装 SPSS 产品线，产品定位为预测统计分析软件（Predictive Analytics Software，PASW），包括四部分：

PASW Statistics，统计分析（即 18.0）

PASW Modeler，数据挖掘

Data Collection family，数据收集

PASW Collaboration and Deployment Services，企业应用服务。

2010 年，SPSS 被 IBM 公司以 12 亿美元收购，各子产品名称前面不再冠以 PASW，而是统一改为 IBM SPSS，统计分析部分推出 IBM SPSS Statistics 19.0，目前版本是 28.0。

本书以 SPSS 的单机标准版 SPSS 25.0 中文版为蓝本，介绍 SPSS 的基本功能、操作及其应用。

二、SPSS 的特点与功能

SPSS 操作采用了菜单驱动图形界面，突出特点是操作界面友好，输出结果美观漂亮。将几乎所有功能都以统一、规范的图形界面展现出来，使用窗口方式展示各种统计方法的管理和分析数

据的功能，用对话框展示各种功能的选择项。

SPSS采用类似Excel表格的方式输入与管理数据，数据接口较为通用，能方便地从其他格式数据（如.xls，.txt，.dbf）中导入数据；统计过程包括了绝大部分常用的、较为成熟的统计分析方法；输出结果清晰、直观、易学易用，结果存储为专用的SPO格式，可以转存为HTML格式和文本格式。

读者只要掌握一定的Windows操作技能，有一定统计学基础，就可以使用该软件为特定的统计工作服务，所以SPSS是非统计专业人士的首选统计分析工具。当然，对于熟悉编程运行方式的用户，SPSS还特别设计了语法生成窗口，用户只需在菜单中选好各个选项，然后按"粘贴"按钮就可以自动生成标准的SPSS程序，极大地方便了中、高级用户。

SPSS的基本功能包括：数据管理、数据预处理、统计分析、图表展示、输出管理等。SPSS统计分析过程主要包括：描述统计、多重响应分析、均值比较、非参数检验、一般线性模型（各种类型的方差分析）、相关分析、回归分析、分类分析（聚类分析、判别分析等）、降维分析、标度分析（可靠性分析）、生存分析、ROC曲线分析、时间序列分析、贝叶斯统计、神经网络、空间建模等，某些过程中又可包含多个统计过程，且允许用户选择不同的参数。

SPSS也存在一些弱点，如输出结果虽然漂亮，但是很难与常用办公软件Office、WPS等直接兼容，不能用Word等常用文字处理软件直接打开，只能采用拷贝、粘贴的方式加以交互；中文版存在少数专业词汇翻译不恰当；统计分析功能与SAS、Stata等统计软件相比在某些方面也有一定欠缺。但SPSS软件包因其操作简单，便于掌握，已经在社会调查、市场研究、政府统计、科研工作等的数据分析中占有重要地位，是一款久负盛名的统计分析工具。

三、SPSS 25.0 界面与菜单

SPSS 25.0中文版主界面如图1-1所示：

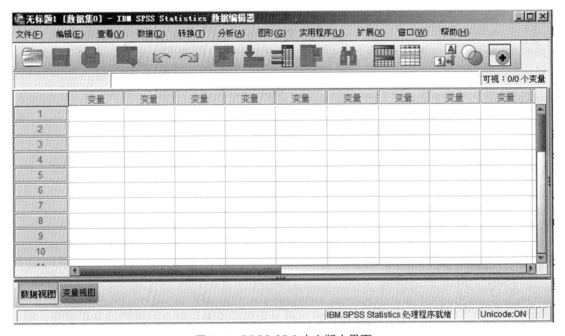

图1-1　SPSS 25.0 中文版主界面

SPSS 25.0 主菜单共有 11 个，菜单名称及主要功能如下。

1. 文件（File）　文件的新建、打开、保存、打印等。

2. 编辑（Edit）　文本内容的选择、拷贝、剪贴、插入变量、插入个案、寻找和替换等。

3. 查看（View）　主界面中工具视图的开关。

4. 数据（Data）　变量定义，个案的选择、排序、标识，变量的加权、汇总，文件的合并、拆分、转置，正交设计等。

5. 转换（Transform）　变量的数值计算、重新编码、缺失值替代、随机数生成、时间序列的创建等。

6. 分析（Analyze）　是 SPSS 的核心菜单，包括了各种常用统计学分析方法，如描述性分析、假设检验、方差分析、相关分析、各种回归分析、聚类与判别分析、因子分析、对应分析、信度与效度分析、生存分析、ROC 曲线分析、时间序列分析、神经网络、空间建模等。

7. 图形（Graphs）　各种统计图的制作，如条形图、饼图、直方图、折线图、人口金字塔、箱图、误差条图、散点图及点状图等。

8. 实用程序（Utilities）　提供用户的各种选项设置，如变量定义时的默认选项、变量注释、定义输出标题、窗口设计等。

9. 扩展（Extensions）　可扩展 SPSS 功能的定制组件。

10. 窗口（Windows）　窗口的拆分、排列、选择、显示等。

11. 帮助（Help）　帮助文件的调用、查寻、显示，软件版本信息等。

四、SPSS 工作步骤

SPSS 是一种专业性较强的统计分析工具软件，在学习和应用时，必须了解和掌握必要的统计学知识，避免滥用和误用，避免因引用偏差甚至利用错误结果做出不恰当的分析结论。

SPSS 处理实际问题的一般步骤如下。

1. 数据编码　对数据资料进行审核分析，制定正确的数据编码方案，录入数据、保存数据文件等。

2. 数据的加工整理　数据的筛选、纠错、缺失值处理、新数据变量的生成以及变量数据分布形态的分析等。

3. 数据的统计分析　根据加工整理后的数据特征及实际分析的需要，选择适当的统计学方法进行分析。

4. 数据结果的解读和呈现　对统计分析的数据结果，解释其统计学意义，再结合问题的实际意义，呈现出通俗明晰的实际结论。

第二节 SPSS 的数据编码

一、数据编码

数据编码是指将数据资料（调查问卷、实验结果等）中的问题转化为 SPSS 能够识别的变量，并明确变量个数、变量名称、变量类型及变量赋值方法等的规划过程。

变量个数是指在不丢失资料数据情况下，将每个问题转变为 SPSS 变量时，需要变量的最少个数，通常由问题类型决定。

变量名称是指根据问题实际意义及变量个数给变量起的名称，变量名称可以是汉字、英文及字母等，但一些符号（如，.；＜＞～？''等）不能用于变量名，数字不能用于变量名的第一个字符，变量名不宜太长，但要易于辨识。

变量类型是根据变量取值的特点和统计分析的需要确定的，通常由问题类型所决定，最常用的三种变量类型如下。

1. 数值（数字）型（Numeric）：可进行算术和逻辑比较运算的变量。

2. 字符型（String）：不能进行算术和逻辑比较运算的变量。

3. 日期型（Date）：变量取值是日期的变量，可进行加减运算。

变量赋值方法是指将数据资料的问题答案如何录入 SPSS 中作为变量取值的方法。

二、数据资料中的常见问题及其数据编码

数据资料中的问题有多种类型，主要由其答案形式决定，这些答案形式也决定了 SPSS 中变量的个数及赋值的方法。

（一）常见问题类型

1. 一般性问题 指每个个案中的问题答案是唯一的，在问卷中表现为单项填空题（多项填空时作为多个一般性问题）。针对问题的答案情况，又可分为数值型、字符型及日期型。如身高、体重等为数值型，姓名、籍贯等为字符型，出生日期、死亡日期等为日期型。

2. 唯一选项问题 指每个个案的问题答案是多选一的，在问卷中表现为单项选择题，针对问题的答案情况，又可分为数值型和字符型。

如家庭人口数的答案是从 1、2、3、4 中选一个，为数值型；而性别、学历等唯一选择答案，则为字符型。

3. 限定多选项问题 指每个个案的问题答案是由多个可选项中限定选择多于 1 个答案的，在问卷中表现为限定多选题。

4. 任意多选项问题 指每个个案的问题答案是由所有选项中任意选定几个答案的，在问卷中表现为任意多选题。

（二）上述四种常见问题的一般编码规则

数据编码需要遵循两个基本原则：一是不能丢失数据；二是尽可能少地使用变量。

1. 一般性数值型（字符型、日期型）问题的编码 变量个数：1 个；变量类型：数值型（字

符型、日期型）；变量赋值方法：将问题的数值（字符、日期）直接录入。

2. 唯一选项数值型（字符型）问题的编码　变量个数：1个；变量类型：数值型（字符型或数值型）；变量赋值方法：答案数值或可代表选项的数值（如选项编号）。

3. 限定多选项问题的编码　变量个数：限定选项个数；变量类型：数值型或字符型；变量赋值方法：选项编号。

4. 任意多选项问题的编码　变量个数：所有选项个数；变量类型：数值型或字符型；变量赋值方法：1–选中，0–不选。

三、数据编码方案表的编制

对于数据资料中问题较多、样本量较大的研究项目，在录入SPSS之前，一般要先编制一张规范的数据编码方案表，将每个问题的变量个数、变量名称、变量类型及变量赋值方法等列在其中，这对保证后续的数据录入质量、统计分析效率以及保存与检索都有重要意义。

【实例1-1】对下面的"公共卫生认知调查"问卷，编制编码方案表。

公共卫生认知调查（简化）

1. 您所在单位：　中心小学

2. 您的性别：a. 男　√b. 女

3. 您参加工作时间：　1980.06.06

4. 您的学历：a. 高中及以下　b. 大专　√c. 本科　d. 研究生

5. 您的年龄是　35

6. 您认为公共卫生包括哪些内容？

√a. 防疫知识　　　　　√b. 垃圾分类　　　　　√c. 乡村医疗

d. 科学运动　　　　　√e. 心理健康

7. 您主要通过何种渠道了解防疫知识？（限选三项）

√a. 电视新闻　　　　　√b. 网络社交媒体（微博、QQ、微信等）

c. 报纸与书刊　　　　　√d. 社区宣传　　　　　e. 其他

8. 您对目前公共卫生的总体满意度为

a. 很高　　　　　b. 高　　　　　√c. 一般

d. 差　　　　　e. 很差

9. 您对目前公共卫生抱怨过吗？

a. 经常抱怨　　　　　b. 抱怨　　　　　c. 不确定

√d. 偶尔抱怨　　　　　e. 从没抱怨

本实例的教学目标是熟悉各类问题及其数据编码，掌握编码方案表的编制。

【编制编码方案表结果】

表1-1　公共卫生认知调查编码方案表

题号	变量名称	变量类型	赋值方法	个案选项	变量赋值
1	所在单位	字符型	按单位名称录入	中心小学	中心小学
2	性别	数值型	1–男　0–女	女	0

续表

题号	变量名称	变量类型	赋值方法	个案选项	变量赋值
3	工作日期	日期型	按实际日期录入	2010.09.01	2010.09.01
4	学历	数值型	1– 高中及以下　2– 大专　3– 本科 4– 研究生	本科	3
5	年龄	数值型	按实际年龄录入	35	35
6	公卫之防疫知识	字符型	1– 是　0– 否	是	1
6	公卫之垃圾分类	字符型	1– 是　0– 否	是	1
6	公卫之乡村医疗	字符型	1– 是　0– 否	是	1
6	公卫之科学运动	字符型	1– 是　0– 否	否	0
6	公卫之心理健康	字符型	1– 是　0– 否	是	1
7	防疫了解渠道1	字符型	1– 电视　2– 网络　3– 报刊　4– 社区 5– 其他	电视	1
7	防疫了解渠道2	字符型	1– 电视　2– 网络　3– 报刊　4– 社区 5– 其他	网络	2
7	防疫了解渠道3	字符型	1– 电视　2– 网络　3– 报刊　4– 社区 5– 其他	社区	4
8	总体满意度	数值型	10– 很高　7– 高　5– 一般　2– 差 0– 很差	一般	5
9	公共卫生抱怨	数值型	0– 经常抱怨　2– 抱怨　5– 不确定 7– 偶尔抱怨　10– 从没抱怨	偶尔抱怨	7

第三节　SPSS 数据的录入和保存

　　SPSS 的数据录入通常有两种方式：一种是在 SPSS 数据管理窗口中新建数据文件，另一种是打开已存在的 SPSS 数据文件（.sav）或其他类型（如 .xls，.txt，.dbf 等）的数据文件。类似地，在数据保存时，可选择为 SPSS 的数据文件（.sav）和其他数据文件（如 .xls，.txt，.dbf 等）。

一、在 SPSS 数据管理窗口中新建文件

　　新建数据文件需要定义变量和录入数据两个环节：首先根据编码方案进行变量的定义，依次对变量的名称、类型、宽度、小数位数、值标签、缺失值等分别进行定义和设置；其次按照编码方案依次录入各个案对应变量的赋值。

　　（一）定义变量

　　在 SPSS 主界面，单击左下角"变量视图（Variable View）"，进入定义变量界面，如图 1–2 所示。

　　1. 变量名称（Name）　SPSS 25.0 中变量名称长度没有要求，但不宜太长，可以用汉字、英文、拼音字母等命名，但一些字符（如，.；＜＞～？' '等）不能用于变量名，数字不能用于变量名的第一个字符。

2. 变量类型（Type） SPSS 提供了 9 种变量类型，如图 1-3 所示。

最常用的变量类型有 3 种。

◆ 数值（数字）型（Numeric）：可以同时定义变量取值的宽度（Width）和小数位数（Decimal places），默认为 8 位宽度，2 位小数。变量的宽度和小数位数可以根据变量取值的实际情况确定。

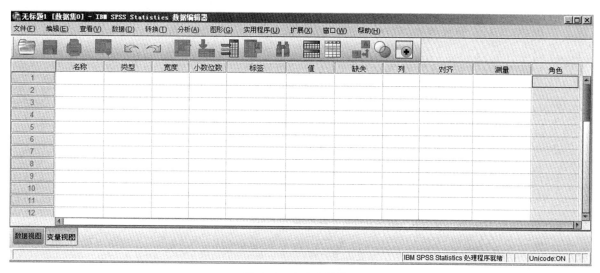

图 1-2　定义变量界面

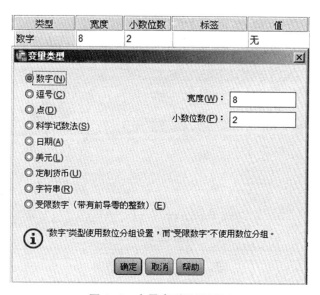

图 1-3　变量类型设置界面

◆ 字符型（String）：可以定义字符串长度以便输入字符。

◆ 日期型（Date）：可以从系统提供的多种日期格式中选择。如选择 yy/mm/dd，则录入数据时，必须按照该格式，比如录入 2019 年 8 月 18 日，则需要输入 19/08/18，显示也是这个格式。当然，各种日期格式可以自动转换，只需对日期型变量重新选择一个新格式，则以前的日期格式可以自动转换成新格式。

其他6种变量类型，实质上都属于数值型，只不过显示的格式不同。

◆ 美元型（Dollar）：可从系统提供的多种格式中选择，并可以定义数值宽度和小数位数，显示形式为数值前带有 $ ，如 $669.38。

◆ 逗号型（Comma）：整数部分每3位数加一逗号，其余同数值型。如13896.126 显示为13,896.126。

◆ 圆点型（Dot）：以整数形式显示，每3位加一圆点（但不是小数点），可定义小数位数，但都显示0，且小数点用逗号表示。如8.2645 显示为82.645,0000。

◆ 科学计数型（Scientific notation）：可以定义数值宽度和小数位数，在数据管理窗口中以指数形式显示。如定义数值宽度为10，小数位数为3，则945.698 显示为9.457E+002。

◆ 自定义货币型（Custom currency）：显示为整数部分每3位加一逗号，可定义数值宽度和小数位数。如72745.678 显示为72,745.678，类似逗号型。

◆ 受限数字型（Restricted numeric）：带有前导零的整数。

3. 变量标签（Label） 变量标签常用于变量名称的注释说明，一般地，当变量名称用字母定义时，常在标签处注明其汉语名称。需要注意的是 SPSS 在输出的结果报告中，若设置了变量标签，则变量名称会以变量标签显示，所以变量标签要慎用。

4. 值标签（Values） 值标签用于变量取值含义的解释说明，一般地，当变量取值是多项选择时，常要设置值标签，以减少录入数据时的出错概率，并方便数据的检查和纠错。同时在"数据窗口"中变量值可以显示为值标签，这也是直接利用 SPSS 录入数据相比导入其他格式数据的优势之一。值标签设置界面如图1-4所示。

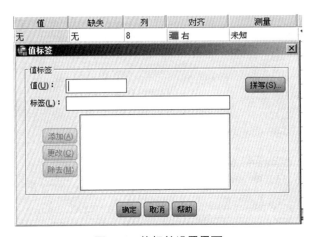

图1-4 值标签设置界面

需要说明的是，在 SPSS 主菜单"查看（View）"下，有一个"值标签（Value Labels）"开关功能菜单，仅在数据编辑视图下有效，默认是关的，设置为开时，数据窗口中输入的变量值就显示为设置的值标签。

5. 缺失值（Missing） 在实际工作中，因各种原因会出现部分个案数据的缺失现象，尤其对于数值型数据，若处理不好，可能会极大地影响最后的分析结果。在录入数值型数据时，如果数据框中不输入任何字符，则系统默认该值为缺失值，若输入任何数值，系统将作为正常值看待，除非进行缺失值设置。

缺失值设置目的就是将缺失的数据，用不同于变量正常值的数值标示出来，而且可以分类标示，系统分析时能够加以识别，如身高变量，若有缺失值，可用 –1 标示。缺失值设置界面如图 1-5 所示。

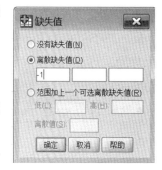

图 1-5　缺失值设置界面

6. 测量（Measure）　定义变量的测量尺度。

标度测量（Scale Measurement）：定距尺度或定比尺度，仅适合于数值型变量，包含的信息量最大。

有序测量（Ordinal Measurement）：定序尺度，测量数值代表有序分类，不能直接比较大小，只能比较优先次序，适合于数值型变量和字符型变量，包含的信息量中等。

名义测量（Nominal Measurement）：定类尺度，测量数值仅代表分类或属性，数值无法比较大小，适合于数值型变量和字符型变量，包含的信息量最少。

【实例 1-2】按实例 1-1 编制的"公共卫生认知调查"编码方案表定义变量。

本实例的教学目标是熟悉各类变量，掌握各类变量定义的 SPSS 操作实现。

▲ 操作步骤

界面选择：SPSS 主界面→"变量视图（Variable View）"。

视图操作：按上面介绍的方法，依次在各行分别输入变量名称；然后设置变量类型及宽度，对数值型变量还要设置小数位数；若变量取值是多项选择，一般要设置值标签；数值型变量取值若有缺失，可以进行缺失值设置。

▲ 结果与分析

变量定义结果如图 1-6 所示。

	名称	类型	宽度	小数位数	标签	值	缺失	列	对齐	测量	角色
1	所在单位	字符串	24	0	无	无	无	6	左	名义	输入
2	性别	数字	4	0		{0, 女}...	无	5	右	名义	输入
3	工作日期	日期	8	0	无	无	无	8	右	标度	输入
4	学历	数字	4	0		{1, 高中及...	无	4	右	有序	输入
5	年龄	数字	6	2	无		-1.00	4	右	标度	输入
6	公卫之防疫知识	字符串	4	0		{0, 否}...	无	8	左	名义	输入
7	公卫之垃圾分类	字符串	4	0		{0, 否}...	无	8	左	名义	输入
8	公卫之乡村医疗	字符串	4	0		{0, 否}...	无	8	左	名义	输入
9	公卫之科学运动	字符串	4	0		{0, 否}...	无	8	左	名义	输入
10	公卫之心理健康	字符串	4	0		{0, 否}...	无	8	左	名义	输入
11	防疫了解渠道1	字符串	8	0		{1, 电视}...	无	8	左	名义	输入
12	防疫了解渠道2	字符串	8	0		{1, 电视}...	无	8	左	名义	输入
13	防疫了解渠道3	字符串	8	0		{1, 电视}...	无	8	左	名义	输入
14	总体满意度	数字	4	0		{0, 很差}...	-1	8	右	有序	输入
15	公共卫生抱怨	数字	4	0		{0, 经常抱...	-1	8	右	有序	输入
16											

图 1-6　实例 1-1 变量定义结果

（二）数据的录入与保存

在 SPSS 主界面，单击"数据视图（Data View）"，进入数据编辑界面，将实例 1-1 编码方案表中个案选项的变量赋值录入，结果如图 1-7 所示。

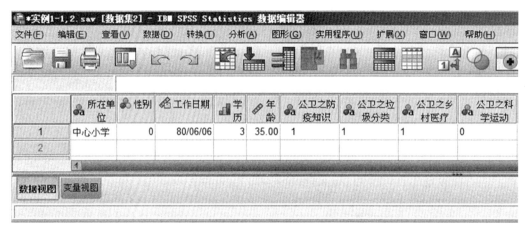

图 1-7　实例 1-1 中个案变量赋值录入结果

打开"查看（View）"菜单，点击"值标签（Value Labels）"开关，则数据窗口中变量值显示为值标签，如图 1-8 所示。

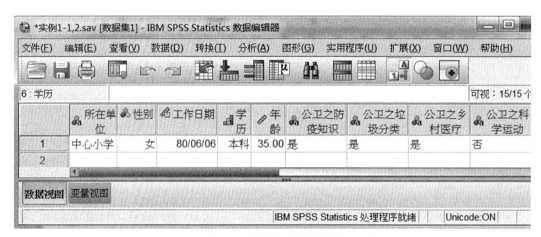

图 1-8　实例 1-1 中个案变量值标签显示结果

数据录入过程中都可以随时进行保存（或导出），保存界面与 Word、Excel 等软件基本一致，默认数据文件保存类型为 SPSS Statistics（.sav），其他数据文件类型需要进行选择，本例保存数据文件名为"实例 1-2.sav"，如图 1-9 所示。

二、数据文件的打开

SPSS 可以打开 SPSS 的数据文件（.sav），也可以打开（或导入）其他类型数据文件（如 .xls，.txt，.dbf 等）。

1. SPSS 的数据文件（.sav）的打开　主菜单"文件（File）"→"打开（Open）"→"数据（Data）"，后面的操作与 Word、Excel 等软件基本一致。

2. 其他类型数据文件的打开（或导入）　不同数据文件类型，打开（或导入）的方式和要求虽有差异，但大致过程是一致的。在这里以 Excel 数据文件（.xls）为例，说明打开数据文件的过程和要求。

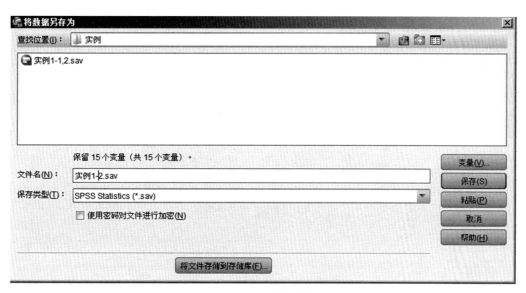

图 1-9　SPSS 数据保存界面

首先在打开 Excel 数据文件（.xls）之前，应调整好 Excel 格式，并命名保存，退出 Excel。其格式要求很简单，即在 Excel 数据表中，第一行的各列必须为对应变量名称（注意符合 SPSS 变量命名规范），第二行及以下的数据都是各列对应变量的取值。

然后执行主菜单“文件（File）”→“打开（Open）”→“数据（Data）”，出现打开文件界面，选择 Excel（*.xls，*.xlsx，*.xlsm）文件类型，按提示操作，就可以导入 Excel 文件的数据，数据导入之后，可以利用 SPSS 数据管理器进行修改和保存。

三、SPSS Statistics 查看器

SPSS Statistics 查看器主要用于输出统计分析结果，并跟踪显示系统操作的语法。SPSS 的第一项操作结束后，系统会自动打开查看器，以后的操作语法及结果会自动添加到查看器窗口的后面。其中的统计表及统计图等都可以进行编辑修改，并可以将其复制、粘贴到 Word 等编辑器，如图 1-10 所示。

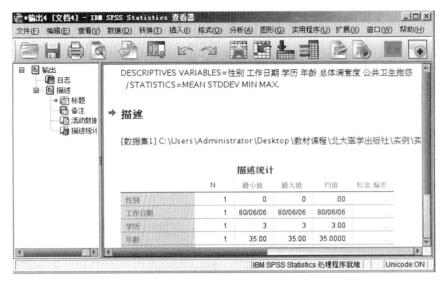

图 1-10　SPSS 结果查看器

【思考题】

1. 利用 SPSS 处理实际问题的主要步骤有哪些？

2. 数值型、字符型、多项选择型问题一般如何编码？

3. 变量定义中值标签和缺失值的作用是什么？

【习题】

1. 下面是一张农村社区卫生服务需求、利用及满意度现况调查表，试制作一个编码方案表，并按编码方案表新建数据文件，保存为"实例 1-1.sav"。

农村社区卫生服务需求、利用及满意度现况调查表

为了解农村社区居民卫生服务需求、利用及满意度现状，以便于分析其影响因素，并提出改进完善的措施，促进农村社区居民的身心健康，请积极配合本次调查，并请如实回答，您所提供的情况，我们将严格保密，衷心感谢您的合作！

请在＿＿＿填上您的答案，在合适选项的标号上打"√"。

一、基本信息

1. 您所在县城：＿＿＿诸城市＿＿＿

2. 您的体重（kg）：＿＿74＿＿

3. 您的出生日期：＿＿1976.08.09＿＿

4. 您的性别：√（1）男　（2）女

5. 您的文化程度：

（1）初中及以下　（2）高中/中专　√（3）大专　（4）本科及以上

6. 您每年家庭收入约为 __60000__ 元，您个人每年收入约为 __30000__ 元。

7. 您目前的婚姻状况：（1）未婚　√（2）已婚　（3）丧偶　（4）离异

二、专业信息

8. 目前家里最需要医生提供的服务是（限选三项）

√（1）老年人护理知识和服务

√（2）慢性病防治知识和服务

（3）妇女儿童保健知识和服务

√（4）看病和健康方面知识和服务

（5）其他

9. 您是否需要下列服务（单选）

（1）当有需要时，医生马上上门服务

√（2）医生能与我家建立联系，定期给予健康建议，提供想要的服务

（3）其他

10. 您对照顾长期卧床老人和产妇方面意向是

（1）如开展专门的照顾老人的服务，能否接受　√（1）能　（2）不能

多少护理费用能接受：__800__ 元／月。

（2）如开展专门的照顾坐月子妇女的服务，能否接受?　√（1）能　（2）不能

多少护理费用能接受：__5000__ 元／月。

11. 全科医疗机构开展了哪些服务内容?

（1）家庭病床　√（2）户籍制保健　√（3）简易门诊　√（4）社区护理

（5）呼叫服务　√（6）热线电话咨询　（7）其他

12. 近三年来，您平均每年的医疗费用大概有 __2000__ 元，可以报销____元。

13. 您对村卫生室的服务满意吗?

（1）很满意　√（2）满意　（3）一般　（4）不满意　（5）很不满意

14. 您对乡镇卫生院的服务满意吗?

（1）很满意　（2）满意　√（3）一般　（4）不满意　（5）很不满意

2. 已知某医院对20名结石患者进行手术，其部分手术指标及其数据如下表所示，请新建数据文件，保存为"实验1-2.sav"。

编号	性别	肾周积液	结石表面积（mm^2）	手术时间（min）	灌注量（ml）	肾部位	结石侧肾盂压力（mmHg）
1	女	有	69.08	115	7400	上段	105.32
2	男	有	43.18	45	4500	上段	110.63
3	女	有	112.26	56	4900	上段	170.85
4	男	有	91.89	40	3500	上段	120.64
5	男	有	27.48	80	5000	上段	130.65

续表

编号	性别	肾周积液	结石表面积 （mm²）	手术时间 （min）	灌注量 （ml）	肾部位	结石侧肾盂压力 （mmHg）
6	女	有	141.30	65	7000	上段	140.58
7	男	有	91.85	78	4700	上段	132.64
8	女	有	77.72	85	6000	上段	160.53
9	女	无	81.68	60	1000	上段	135.65
10	男	无	37.70	110	2300	上段	152.12
11	女	无	65.94	58	3600	中段	67.83
12	女	无	105.98	120	4300	中段	75.68
13	女	无	27.49	30	800	中段	90.83
14	女	无	70.65	40	1500	中段	110.64
15	男	无	290.28	30	2000	中段	100.74
16	女	无	68.78	55	4500	中段	96.72
17	女	无	42.39	40	3800	中段	109.45
18	女	无	49.46	50	3000	中段	96.56
19	男	无	56.52	55	1800	中段	89.89
20	女	无	98.91	48	2600	中段	80.73

第二章
SPSS 数据预处理

建立完成数据文件后，在数据分析之前，一般先要对数据做必要的加工和整理，即预处理，有时甚至需要对数据进行多次加工整理，以满足对数据进行深层次分析的需要。SPSS 的数据预处理有两个主菜单：数据（Data）和转换（Transform），数据预处理时两者功能各有侧重。

第一节　数据菜单的预处理

数据（Data）菜单主要用于对整个数据文件进行处理操作，常用的预处理命令有合并文件（Merge Files）、拆分文件（Split File）、选择个案（Select Cases）、排序个案（Sort Cases）、加权个案（Weight Cases）、分类汇总（Aggregate）等。

一、合并文件

合并文件（Merge Files）就是将两个或者多个 SPSS 数据文件合并为一个数据文件的过程，包括添加个案和添加变量两种形式。

添加个案（Add Cases），也称纵向合并，常用于各数据文件变量属性及数目一致的情况下，合并各数据文件的个案。一般在录入数据时，如果样本量较大，由一个人单独录入不仅工作量大，而且数据的准确度也难以保证，此时可先统一做好文件的数据结构，多人同时分批录入，最后利用添加个案过程实现合并。

需要注意的是，添加个案只能两两进行，在合并过程中，两数据文件的对应变量会自动验证一致性，并给出验证结果。

添加变量（Add Variables），也称横向合并，常用于各数据文件个案例数一致，合并各数据文件的变量。一般在录入数据时，如果变量较多，可由多人分别建立多个数据文件，各自录入部分变量数据，最后利用添加变量实现合并。

需要注意的是，添加变量时也只能两两进行，在合并过程中，两数据文件会自动验证变量是否重复，并给出验证结果。添加变量需要设置一个或多个两数据文件共有的变量为关键变量，作为两个数据文件合并的依据。

二、拆分文件

拆分文件（Split File）就是按一个或几个变量将数据分成一些统计分析用的分组，后续分析操作将按拆分后的数据分组进行。拆分后的数据将会一直起作用，保存后仍有效，直至取消拆分，即在拆分文件界面选取"分析所有个案，不创建组"，点击"确定"，如图2-1所示。

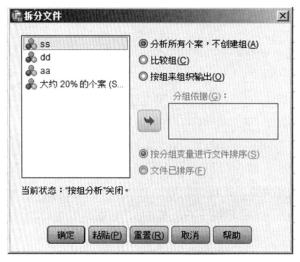

图2-1　拆分文件主界面

三、选择个案

选择个案（Select Cases）是根据指定的抽样方法从当前数据中选取部分样本，后续分析操作只对这些选取的样本数据进行，直至取消选择，即在选择个案界面选取"所有个案"，点击"确定"，如图2-2所示。不过数据文件保存退出系统后再打开，选择将会无效。

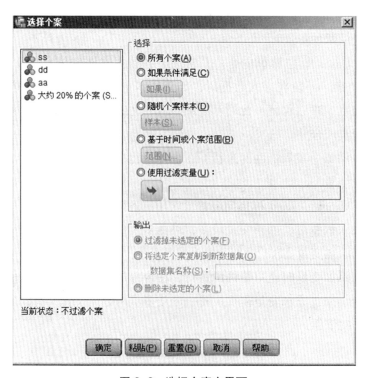

图2-2　选择个案主界面

四、排序个案

排序个案（Sort Cases）是将个案按照某个或某几个变量进行排序。在进行多个变量排序时，第一个排序变量为主变量，第二个排序变量为第二变量，依次类推，多变量排序是按照所选变量的先后依次进行排序。

对个案进行排序有助于发现数据的缺失值、最大值、最小值，计算极差，粗略了解所分析数据的离散程度，同时还能发现异常值。

需要注意的是，排序是对个案进行，而不是对单个变量；多变量排序与排序变量的先后顺序有关，不同的变量顺序，排序的结果不同；排序完成保存后，原有个案顺序被打乱，如果变量没有特殊标识，很难再恢复到原始数据状态。

五、加权个案

加权个案（Weight Cases）常用于计数资料，加权变量一般为频数变量，常见于列联表资料和等级资料等，加权后的变量值将作为频数处理。

需要注意的是，加权的变量值中可以是分数，但不得有0、负数或者缺失值，若出现，该个案将被排除在分析之外；一旦对数据进行加权，在后续分析中均有效，直至取消加权，即在加权个案界面选取"不对个案加权"，点击"确定"，如图2-3所示。不过数据文件保存退出系统后再打开，加权将会无效。

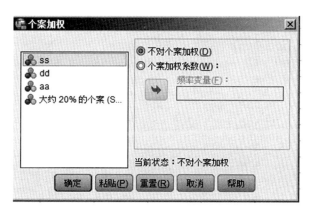

图2-3　加权个案主界面

六、分类汇总

分类汇总（Aggregate）用于对数据按照某一或几个变量进行分类汇总，从而可以分类计算均值、中位数、总和、标准差等。

【实例2-1】某医院2018年10月和11月泌尿科室测量的各15例患者，其基本情况及体征数据如表2-1和表2-2所示。

表 2-1　2018 年 10 月 15 例患者数据

病人编号	分组	年龄（岁）	年龄组	性别	身高（cm）	体重（kg）	收缩压（kPa）	舒张压（kPa）	心率（次/分）	心电图
01	2	60	3	1	174	65	17.0	9.0	68	1
02	1	33	1	2	164	54	13.0	10.0	79	1
03	2	24	1	2	161	53	15.0	8.0	76	0
04	1	34	1	1	168	68	16.0	10.0	60	0
05	2	26	1	1	177	80	18.0	10.0	70	1
06	1	65	3	2	160	70	18.0	10.0	70	1
07	2	18	1	1	170	60	17.0	10.0	80	0
08	1	64	3	1	167	51	22.0	8.0	77	1
09	1	64	3	1	178	75	21.0	9.0	73	0
10	2	29	1	1	180	80	20.0	11.0	90	1
11	1	32	1	1	175	74	18.0	10.0	63	0
12	1	64	3	1	172	75	21.0	12.0	82	0
13	2	46	2	2	163	58	16.0	10.0	65	0
14	1	63	3	1	180	80	20.0	11.0	73	1
15	1	64	3	1	173	64	15.0	8.9	77	1

表 2-2　2018 年 11 月 15 例患者数据

病人编号	分组	年龄（岁）	年龄组	性别	身高（cm）	体重（kg）	收缩压（kPa）	舒张压（kPa）	心率（次/分）	心电图
16	2	35	2	2	166	65	15.0	9.0	80	0
17	1	63	3	2	160	63	19.0	11.0	90	1
18	2	50	3	1	170	70	20.0	11.0	97	0
19	2	55	3	1	168	70	20.0	11.0	75	0
20	1	62	3	1	170	73	20.0	11.0	80	0
21	2	60	3	1	170	62	17.0	10.5	60	0
22	1	44	2	2	166	62	15.0	10.0	76	0
23	1	30	1	2	156	55	11.0	7.0	78	0
24	2	28	1	2	162	64	16.0	10.0	77	0
25	2	62	3	2	158	78	16.0	10.0	86	0
26	2	53	3	2	155	78	13.0	9.0	80	0
27	1	48	2	2	162	66	18.0	12.0	84	0
28	1	32	1	2	163	66	19.0	12.0	80	0
29	2	30	1	2	164	67	15.0	10.0	77	0
30	2	31	1	2	156	58	16.0	11.0	65	0

试进行如下预处理操作：

（1）将表 2-1 和表 2-2 的数据分别建立文件名为"实例 2-1-1.sav"和"实例 2-1-2.sav"的数据文件，然后将两者合并，并将结果另存为文件名"实例 2-1.sav"。

（2）对"实例 2-1.sav"中数据，按照变量"分组"升序和"年龄"降序进行复合排序，并将结果另存为文件名"实例 2-1-3.sav"。

（3）对"实例 2-1.sav"中数据，以变量"年龄组"为分组变量，计算不同年龄组的身高、体重、年龄的均值以及收缩压、舒张压、心率的中位数，并将数据结果另存为文件名"实例 2-1-4.sav"。

本实例的教学目标是熟悉"数据（Data）"预处理常见命令，掌握数据合并、排序、分类汇总等的 SPSS 操作实现。

▲ 操作步骤

首先新建名为"实例 2-1-1.sav"和"实例 2-1-2.sav"的数据文件，然后进行如下操作。

（1）合并文件菜单操作：①主菜单"文件（Files）"→"打开（Open）"→"数据（Data）"打开"实例 2-1-1.sav"；②主菜单"数据（Data）"→"合并文件（Merge Files）"→"添加个案（Add Cases）"，出现添加个案选择文件界面。

参数设置：点击"浏览（Browse）"按钮，找到需要合并的数据文件"实例 2-1-2.sav"，如图 2-4 所示，点击"继续（Continue）"，出现添加个案主界面，如图 2-5 所示。

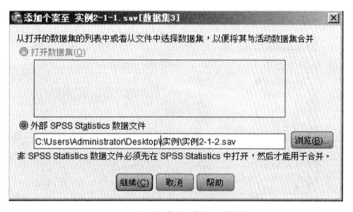

图 2-4　添加个案选择文件界面

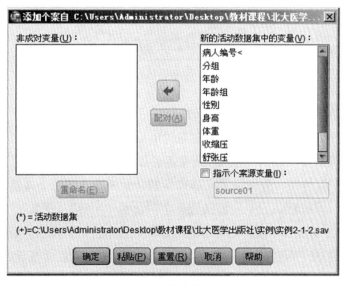

图 2-5　添加个案主界面

在图2-5中带有文件合并验证结果，其中"新的活动数据集中的变量"列出了两个数据文件中的同名变量，系统默认同名变量具有相同的变量属性；"非成对变量（Unpaired Variables）"则列出两数据文件中的不同名变量。

对于变量名不同但属性相同的变量可通过"重命名"按钮使得变量一致；"指示个案源变量"表示对合并后的数据文件个案进行标注其来源，同时产生新变量，当前文件的个案取值为0，合并文件的个案取值为1。

点击"确定（OK）"按钮。合并后的数据都显示在数据库文件"实例2-1-1.sav"的数据视图窗口中，另存为数据文件"实例2-1.sav"。

（2）个案排序菜单操作：主菜单"数据（Data）"→"个案排序（Sort Cases）"，出现个案排序主界面。

参数设置：先选"分组"进入"排序依据（Sort by）"框，并选"升序（Ascending）"；再选"年龄"进入"排序依据（Sort by）"框，并选"降序（Descending）"，如图2-6所示，点击"保存包含排序后的数据文件"，保存排序结果另存为文件名"实例2-1-3.sav"，最后点击"确定（OK）"按钮，得到排序结果如表2-3所示。

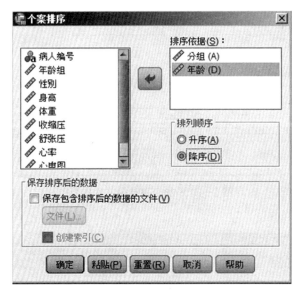

图2-6　个案排序主界面

（3）分类汇总菜单操作：主菜单"数据（Data）"→"汇总（Aggregate）"，出现汇总主界面。

参数设置：将"年龄组"选入"分组变量（Break Variables）"框，将"年龄""身高""体重""收缩压""舒张压"及"心率"选入"变量摘要（Summaries Variables）"框，如图2-7所示；点击"函数（Function）"按钮，分别设置汇总变量的计算函数，如图2-8所示，每个汇总变量每次只能选择一种函数，系统默认为平均值函数，本例设置"年龄""身高""体重"的汇总函数为默认，设置"收缩压""舒张压"及"心率"的汇总函数为中位数，点击"继续（Continue）"按钮返回主界面（图2-7）；在"保存（Save）"区域，选"创建只包含汇总变量的新数据文件"，数据文件名为"实例2-1-4.sav"，点击"确定（OK）"按钮，结果如表2-4所示。

表 2-3　按分组（升序）和年龄（降序）复合排序结果

	病人编号	分组	年龄	年龄组	性别	身高	体重	收缩压	舒张压	心率	心电图	source01
1	06	试验药	65	50—65岁	女	160	70	18.0	10.0	70	异常	0
2	08	试验药	64	50—65岁	男	167	51	22.0	8.0	77	异常	0
3	09	试验药	64	50—65岁	男	178	75	21.0	9.0	73	正常	0
4	12	试验药	64	50—65岁	男	172	75	21.0	12.0	82	正常	0
5	15	试验药	64	50—65岁	男	173	64	15.0	8.9	77	异常	0
6	14	试验药	63	50—65岁	男	180	80	20.0	11.0	73	异常	0
7	17	试验药	63	50—65岁	女	160	63	19.0	11.0	90	异常	1
8	20	试验药	62	50—65岁	男	170	73	20.0	11.0	80	正常	1
9	27	试验药	48	35岁—	女	162	66	18.0	12.0	84	正常	1
10	22	试验药	44	35岁—	女	166	62	15.0	10.0	76	正常	1
11	04	试验药	34	18岁—	男	168	68	16.0	10.0	60	正常	0
12	02	试验药	33	18岁—	女	164	54	13.0	10.0	79	异常	0
13	11	试验药	32	18岁—	男	175	74	18.0	10.0	63	正常	0
14	28	试验药	32	18岁—	女	163	66	19.0	12.0	80	正常	1
15	23	试验药	30	18岁—	女	156	55	11.0	7.0	78	正常	1

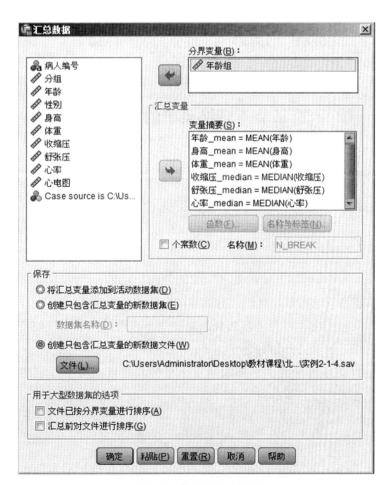

图 2-7　分类汇总主界面

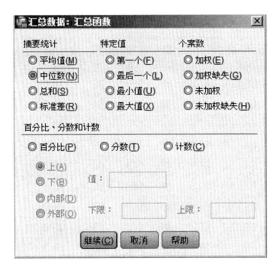

图 2-8　汇总函数设置界面

表 2-4　变量汇总结果表

	年龄组	年龄_mean	身高_mean	体重_mean	收缩压_median_1	舒张压_median_1	心率_median_1
1	18岁—	28.92	166.33	64.92	16.00	10.00	77.00
2	35岁—	43.25	164.25	62.75	15.50	10.00	78.00
3	50—65岁	60.64	168.21	69.57	19.50	10.25	77.00

第二节　转换菜单的预处理

转换（Transform）菜单主要用于对数据文件中单个变量进行处理操作，常用的预处理命令有计算变量（Compute Variables）、重新编码为相同变量（Recode into Same Variables）、重新编码为不同变量（Recode into Different Variables）、替换缺失值（Replace Missing Values）等。

一、计算变量

计算变量（Compute Variables）是预处理中应用较为广泛的一个命令，它可以产生一个新变量，并通过各种数学表达式或函数，利用已有变量的取值生成新变量值。

常用于通过已有变量生成含有更丰富信息的新变量，或通过函数变换使变量的数据分布形态适应某些统计方法或模型的需要，如对数变换等。

需要注意的是，计算变量生成的是当前所有个案的新变量，每个个案都有自己的新变量取值，新变量一般是数值型变量，也可以是字符型变量。

二、变量重新编码

变量重新编码（Recode into Variables）主要用于将一个变量的原有取值改变为新的取值。在实际中，常有两种情况：①问题的答案可能是正向的，也可能是负向的，因此不同问题的答案与实际的赋值可能方向不一致，需要转换为同一方向；②有些数值变量需要进行统计分组，以便进行频数分析。这两种情况利用变量重新编码都可以实现。

变量的重新编码有三种类型：①具体数值的转换，如变量赋值"1，2，3，4，5"转为变量赋值"5，4，3，2，1"；②数值范围的转换，如"≤9"重新编码为1，"≥10且≤20"重新编码为2，"≥21"重新编码为3；③缺失值的转换，可以对在变量定义中定义的系统缺失值或用户缺失值转换为需要的新值。

变量重新编码有两种形式：重新编码为相同变量（Recode into Same Variables）和重新编码为不同变量（Recode into Different Variables）。重新编码为相同变量是在原变量上直接编码，编码完成后，替换原有取值为新值，变量名不变；重新编码为不同变量是在保留原变量的基础上产生新变量，其取值为转换后的新值，输出变量自主命名。

需要注意的是，重新编码只能对数值型变量进行，针对的是当前所有个案的一个变量，每个个案都有自己转换后的变量新值。

三、替换缺失值

缺失值是统计分析过程中经常遇到的问题，因为原始资料中部分数据的缺失或错误是不可避免的，当样本容量不太大时，若容忍缺失，统计分析时SPSS会自动过滤掉存在缺失数据的个案，使样本容量更小。

替换缺失值（Replace Missing Values）是根据数据的分布类型和研究目的，利用不同的方法将缺失的数据补充完整，使得原始数据得到最大限度的利用。

菜单操作：主菜单"转换（Transform）"→"替换缺失值（Replace Missing Values）"，出现替换缺失值主界面。

参数设置：选择存在缺失值的变量到"新变量"框，如年龄，系统默认用"序列平均值（Series Mean）"（也可选择其他4种方法）替换缺失值，并新产生一个变量，变量名默认为原变量名后加"_1"，可自行更改，如图2-9所示，点击"确定（OK）"，产生一个补齐了缺失值的新变量，如"年龄_1"，统计分析时可以选用新变量。

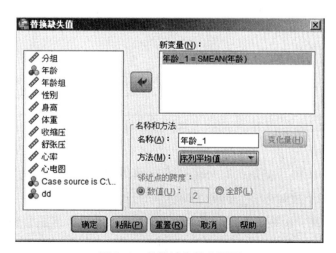

图2-9　替换缺失值主界面

SPSS 25.0 提供了 5 种缺失值替换的方法：①序列平均值（Series Mean）：变量的算术均值替代缺失值；②临近点的均值（Mean of Nearby Points）：临近点的算术均值替代缺失值；③临近点的中位数（Median of Nearby Points）：临近点的中位数替换缺失值；④线性插值（Linear Interpolation）：缺失值前后的 2 个有效观察值，根据内插值法估计和替换缺失值；⑤临近点处的线性趋势（Linear Trend at Point）：用线性回归方法估计和替代缺失值。

【实例 2-2】某医科大学欲了解医学生网络成瘾现状，自行设计了一个网络成瘾量表来分析网络成瘾状况，此量表共 10 题，即 T1~T10，每题赋分 1~5 分，随机调查本校医学生 20 名，调查结果如表 2-5 所示。

表 2-5　医学生网络成瘾现状调查结果

编号	T1	T2	T3	T4	T5	T6	T7	T8	T9	T10
01	1	1	1	1	1	1	1	1	1	1
02	2	2	2	1	3	1	1	1	2	2
03	1	1	2	2	1	1	1	1	2	1
04	1	1	2	2	1	1	1	1	2	1
05	4	2	1	1	3	3	3	1	2	3
06	2	2	2	2	1	3	3	2	3	2
07	2	2	3	2	1	1	1	1	4	4
08	3	3	1	1	2	1	1	1	1	1
09	1	1	1	2	1	1	1	1	2	3
10	2	2	1	1	1	1	2	1	3	3
11	2	1	1	2	1	1	1	1	2	1
12	1	1	1	1	1	1	1	1	1	1
13	2	1	1	1	1	1	1	1	1	3
14	2	4	2	1	1	4	3	2	5	2
15	2	2	1	1	1	1	1	1	2	3
16	3	3	2	2	2	2	1	1	1	4
17	1	1	1	1	1	1	1	1	1	1
18	2	3	1	2	3	1	2	1	2	4
19	2	2	1	2	2	1	2	1	2	1
20	4	4	3	4	4	4	3	4	4	4

试进行如下预处理操作。

（1）将每个医学生对 10 个问题的打分累计就是网络成瘾总得分，试生成一个新变量"网络成瘾得分"，自动得到每个被调查学生的网络成瘾总得分。

（2）若规定评判标准：网络成瘾得分 0~14 分为 1 级，属于网络正常使用；15~24 分为 2 级，属于网络使用过度；25~39 分为 3 级，属于网络成瘾倾向；40~50 分为 4 级，属于网络成瘾。请根据由（1）生成的"网络成瘾得分"变量，重新编码生成一个"网络成瘾等级"变量，得到每个被调查学生的网络成瘾等级，并将结果另存为文件"实例 2-2.sav"。

本实例的教学目标是熟悉"转换（Transform）"预处理常见命令，掌握计算变量、变量重新编码及替换缺失值等命令的操作实现。

▲ 操作步骤

（1）计算变量菜单操作：主菜单"转换（Transform）"→"计算变量（Computer Variables）"，出现计算变量主界面。

参数设置：在"目标变量（Target Variables）"框输入生成新变量的名称，本例输入"网络成瘾得分"；在"数字表达式（Numeric Expression）"框中定义计算的数学表达式，可以通过键盘或系统提供的计算面板直接在框中输入，也可以利用"函数组"提供的函数将变量选入，本例为 10 个变量 T1~T10 相加的式子，如图 2-10 所示，最后点击"确定（OK）"，结果如表 2-6 所示。

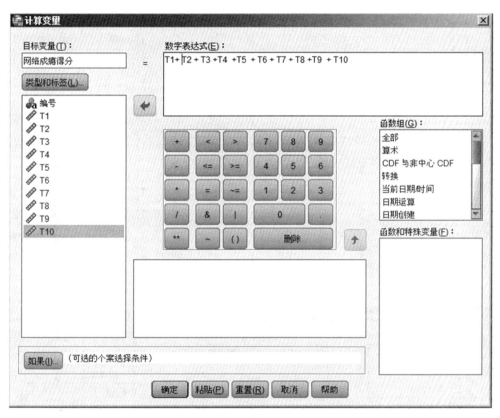

图 2-10 计算变量主界面

（2）重新编码变量菜单操作：主菜单"转换（Transform）"→"重新编码为不同变量（Recode into Different Variables）"，出现重新编码为不同变量主界面。

参数设置：选"网络成瘾得分"进入"数字变量→输出变量"框，在"输出变量"区域的"名称（Name）"处输入"网络成瘾等级"，点击"变化量（改变，Change）"按钮，完成输出变量名称的定义，如图 2-11 所示；点击"旧值和新值（Old and New Values）"按钮，出现旧值和新值转换编码界面，如图 2-12 所示。

表 2-6　变量计算结果

	编号	T1	T2	T3	T4	T5	T6	T7	T8	T9	T10	网络成瘾得分
1	01	1	1	1	1	1	1	1	1	1	1	10.00
2	02	2	2	2	1	3	1	1	1	2	2	17.00
3	03	1	1	2	2	1	1	1	1	2	1	13.00
4	04	1	1	2	2	1	1	1	1	2	1	13.00
5	05	4	2	1	1	3	3	3	1	2	3	23.00
6	06	2	2	2	2	1	3	3	2	3	2	22.00
7	07	2	2	3	1	1	1	1	1	4	4	21.00
8	08	3	3	1	1	2	1	1	1	1	1	15.00
9	09	1	1	1	2	1	1	1	1	2	3	14.00
10	10	2	2	1	1	1	1	2	1	3	3	17.00
11	11	2	1	1	2	1	1	1	1	2	1	13.00
12	12	1	1	1	1	1	1	1	1	1	1	10.00
13	13	2	1	1	1	1	1	1	1	1	3	13.00
14	14	2	4	2	1	1	4	3	2	5	2	26.00
15	15	2	2	1	1	1	1	1	1	2	3	15.00
16	16	3	3	2	2	2	2	1	1	1	4	21.00
17	17	1	1	1	1	1	1	1	1	1	1	10.00
18	18	2	3	1	2	3	1	2	1	2	4	21.00
19	19	2	2	1	2	2	1	2	1	2	1	16.00
20	20	4	4	3	4	4	4	3	4	4	4	38.00

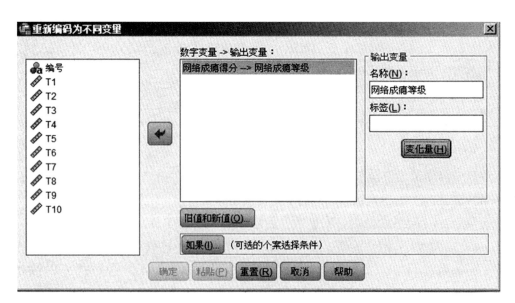

图 2-11　重新编码为不同变量主界面

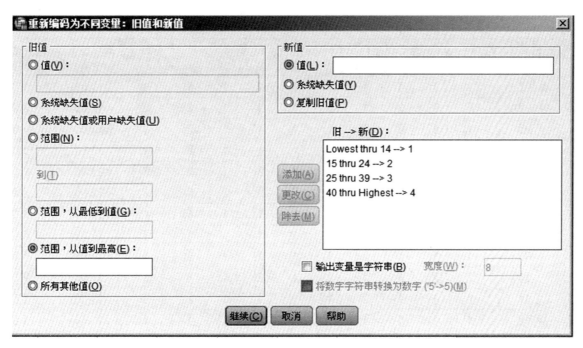

图 2-12　旧值和新值转换编码界面

在图 2-12 中按照评判标准依次输入：

（1）在"旧值（Old Value）"区域，选"范围，从最低到值（Range，Lowest through Value）"框输入 14；在"新值（New Value）"区域，选"值（Value）"框输入 1，点击"添加（Add）"；

（2）在"旧值（Old Value）"区域，选"范围（Range）"框输入 15，"到（Through）"输入 24；在"新值（New Value）"区域，选"值（Value）"输入 2，点击"添加（Add）"；

（3）在"旧值（Old Value）"区域，选"范围（Range）"输入 25，"到（Through）"输入 39；在"新值（New Value）"区域，选"值（Value）"输入 3，点击"添加（Add）"；

（4）在"旧值（Old Value）"区域，选"范围，从值到最高（Range，Value through Highest）"输入 40；在"新值（New Value）"区域，选"值（Value）"输入 4，点击"添加（Add）"，点击"继续（Continue）"按钮返回主界面，点击"确定（OK）"按钮。结果如表 2-7 所示。最后另存为文件名"实例 2-2.sav"。

需要注意的是，在数值范围的重新编码过程中，每一个范围均包含边界数字，所以边界的选择要做好，以保证同一数字不得出现在两个数据范围中。

【思考题】

1. 在"数据"预处理命令中，"合并文件""加权个案"及"分类汇总"的主要功能是什么？

2. 在"转换"预处理命令中，"计算变量""重新编码为不同变量"及"替换缺失值"的主要功能是什么？

表 2-7　重新编码为不同变量结果

	编号	T1	T2	T3	T4	T5	T6	T7	T8	T9	T10	网络成瘾得分	网络成瘾等级
1	01	1	1	1	1	1	1	1	1	1	1	10.00	1.00
2	02	2	2	2	1	3	1	1	1	2	2	17.00	2.00
3	03	1	1	2	2	1	1	1	1	2	1	13.00	1.00
4	04	1	1	2	2	1	1	1	1	2	1	13.00	1.00
5	05	4	2	1	1	3	3	3	1	2	3	23.00	2.00
6	06	2	2	2	2	1	3	3	2	3	2	22.00	2.00
7	07	2	2	3	2	1	1	1	1	4	4	21.00	2.00
8	08	3	3	1	1	2	1	1	1	1	1	15.00	2.00
9	09	1	1	1	2	1	1	1	1	2	3	14.00	1.00
10	10	2	2	1	1	1	1	2	1	3	3	17.00	2.00
11	11	2	1	1	2	1	1	1	1	2	1	13.00	1.00
12	12	1	1	1	1	1	1	1	1	1	1	10.00	1.00
13	13	2	1	1	1	1	1	1	1	1	3	13.00	1.00
14	14	2	4	2	1	1	4	3	2	5	2	26.00	3.00
15	15	2	2	1	1	1	1	1	1	2	3	15.00	2.00
16	16	3	3	2	2	2	2	1	1	1	1	21.00	2.00
17	17	1	1	1	1	1	1	1	1	1	1	10.00	1.00
18	18	2	3	1	2	3	1	2	1	2	4	21.00	2.00
19	19	2	2	1	2	2	1	2	1	2	1	16.00	2.00
20	20	4	4	3	4	4	4	3	4	4	4	38.00	3.00

【习题】

调查员甲、乙分别随机调查某医院查体人员各 15 名，查体的基本情况如表 1 和表 2 所示。

表 1　调查员甲调查的查体人员基本情况

编号	性别	年龄（岁）	心率（次/分）	身高（cm）	体重（kg）
1	男	77	88	165	65
2	女	56	65	173	66
3	女	51	78	165	88
4	男	80	80	151	68
5	男	62	76	166	64
6	男	47	76	183	88
7	男	62	80	162	72
8	女	68	81	173	69
9	女	57	76	175	68
10	女	52	80	162	68

续表

编号	性别	年龄（岁）	心率（次/分）	身高（cm）	体重（kg）
11	女	53	65	173	64
12	男	57	78	165	65
13	女	74	80	151	68
14	男	66	76	166	64
15	男	63	81	151	65

表2　调查员乙调查的查体人员基本情况

编号	性别	年龄（岁）	心率（次/分）	身高（cm）	体重（kg）
16	女	50	70	162	55
17	男	52	75	183	90
18	女	63	78	162	60
19	男	75	80	173	88
20	男	62	76	165	72
21	女	49	80	151	49
22	男	53	81	166	68
23	女	57	76	155	64
24	女	74	–	165	65
25	男	66	88	165	66
26	女	63	65	162	68
27	女	46	78	173	72
28	女	81	77	165	59
29	女	47	76	151	68
30	男	62	80	166	68

试作如下预处理操作。

（1）请将表1和表2分别录入SPSS，并保存为"习题2-1-1.sav"和"习题2-1-2.sav"，再将两数据文件合并，另存为"习题2-1.sav"，后续操作针对数据文件"习题2-1.sav"。

（2）按变量"性别"升序和"年龄"降序对个案进行排序。

（3）按变量"性别"分组对年龄、身高、体重、心率进行汇总，计算年龄、身高及体重的均值，心率的中位数。

（4）计算每人的体重指数（体重指数 = 体重/身高^2，单位：kg/m^2），要求生成"体重指数"变量。

（5）对变量"心率"中的缺失值按序列平均值进行补齐。

（6）按变量"年龄"进行分组，要求50岁及以下为1组，51~60岁为2组，61~70岁为3组，71岁及以上为4组，并生成变量"年龄组"，将最后结果另存为"习题2-1-3.sav"。

第三章
描述性分析

描述性分析是统计分析的基础，其分析手段主要包括频数（频率）分布表的汇总分析、分布图的直观分析及个案属性汇总的描述性分析等，主要目的是掌握数据资料的基本统计特征，初步了解数据资料中重点变量的分布形态，便于进一步推断分析。鉴于计量资料和计数（定类、定序）资料的描述性分析统计量有较大差异，本章就两类资料的描述性分析分别介绍。

第一节　计量资料的描述性分析

一、频数（频率）分布表和分布图

▲ 统计学知识点

对计量资料（也称数值资料）进行描述性分析时，如果样本量较大，根据需要常对原始资料进行统计分组、整理，列出频数（频率）分布表，继而画出频数（频率）分布图（常用直方图），通过频数（频率）分布表及分布图，观察数据资料的变化趋势及大致分布形态。

计量资料数据有连续型和离散型两种，对于离散型计量资料，一般以一个或几个取值作为一个组段进行统计分组，然后统计各组的频数（频率），形成频数（频率）分布表；而对于连续型计量资料，一般要将原始数据按照一定的区间标准（每个区间作为一组）进行统计分组，然后统计各组的频数（频率），转变为定序数据资料，形成频数（频率）分布表，继而绘制成频数（频率）分布图。

频数（频率）分布表及分布图主要用途：

①用来初步分析数据资料的分布形态；

②观察频数（频率）资料的变化趋势；

③便于发现异常值，以确定取舍；

④为选择适当的描述统计量或推断分析方法提供指导。

【实例3-1】某地 120 名 18~35 岁健康男性居民血清铁含量（μmol/L）数据如表 3-1 所示，试按区间标准：[0，5）[5，10）[10，15）[15，20）[20，25）[25，30] 分为 6 组，试制作频数（频率）分布表及分布图。

表 3-1　某地 120 名 18~35 岁健康男性居民血清铁含量　　　　　　单位：μmol/L

7.42	8.65	23.02	21.61	21.31	21.46	9.97	22.73
20.38	8.40	17.32	29.64	19.69	21.69	23.90	17.45
18.36	23.04	24.22	24.13	21.53	11.09	18.89	18.26
14.27	17.40	22.55	17.55	16.10	17.98	20.13	21.00
14.89	18.37	19.50	17.08	18.12	26.02	11.34	13.81
24.52	19.26	26.13	16.99	18.89	18.46	20.87	17.51
17.14	13.77	12.50	20.40	20.30	19.38	23.11	12.67
14.77	14.37	24.75	12.73	17.25	19.09	16.79	17.19
21.75	19.47	15.51	10.86	27.81	21.65	16.32	20.75
12.65	18.48	4.83	23.12	19.22	19.22	16.72	27.90
14.94	20.18	21.62	23.07	10.25	4.94	15.83	18.54
19.08	20.52	24.14	23.77	13.12	11.75	17.40	21.36
23.29	17.67	15.38	18.61	23.02	24.36	25.61	19.53
14.56	19.89	19.82	17.48	19.32	19.59	19.12	15.31
11.74	24.66	14.18	16.52	22.11	13.17	17.55	19.26

本实例的教学目标是熟悉计量资料的统计分组方法，掌握制作频数（频率）分布表及分布图的 SPSS 操作实现。

▲ 操作步骤

首先，建立变量名为"血清铁含量"的数据文件，并利用"转换（Transform）"预处理命令"重新编码为不同变量（Recode into Different Variables）"，生成新变量"血清铁含量组别"，部分结果如表 3-2 所示，数据文件另存为"实例 3-1.sav"。

表 3-2　血清铁含量及组别

	血清铁含量	血清铁含量组别
1	7.42	2.00
2	20.38	5.00
3	18.36	4.00
4	14.27	3.00
5	14.89	3.00
6	24.52	5.00
7	17.14	4.00
8	14.77	3.00
9	21.75	5.00
10	12.65	3.00
11	14.94	3.00
12	19.08	4.00

其次，制作频数（频率）分布表及分布图。

菜单操作：主菜单"分析（Analyze）"→"描述统计（Descriptive Statistics）"→"频率（Frequencies）"，出现频数（频率）分析主界面。

参数设置：选择"血清铁含量组别"进入"变量（Variables）"框，如图 3-1 所示；单击"图表（Charts）"按钮，选中"直方图（Histograms）"，并选"在直方图中显示正态曲线（with Normal Curve）"，如图 3-2 所示，点击"继续"返回主界面，点击"确定（OK）"。

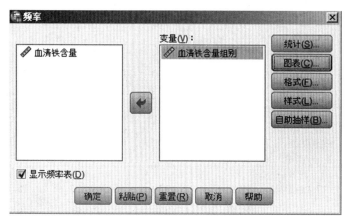

图 3-1　频数（频率）分析主界面　　　　　图 3-2　图表选择界面

▲ 结果与分析

表 3-3　血清铁含量组别频数及频率分布表

血清铁含量组别		频率	百分比（%）	有效百分比（%）	累积百分比（%）
有效	1.00	2	1.7	1.7	1.7
	2.00	4	3.3	3.3	5.0
	3.00	21	17.5	17.5	22.5
	4.00	50	41.7	41.7	64.2
	5.00	37	30.8	30.8	95.0
	6.00	6	5.0	5.0	100.0
	总计	120	100.0	100.0	

由表 3-3 可见，区间组 [10，15）[15，20）[20，25）人数较多，分别为 21、50、37 人，再结合图 3-3 可见，血清铁含量分布呈近似正态分布。

二、常用统计量

▲ 统计学知识点

计量资料描述性分析的常用统计量有集中趋势、离散趋势及数据分布形态三类。集中趋势统计量主要有算术均值、中位数、百分位数、众数及总和等；离散趋势统计量主要有方差、标准差、标准误、四分位间距、最大值、最小值及极差等；数据分布形态统计量有峰度系数和偏度系数。

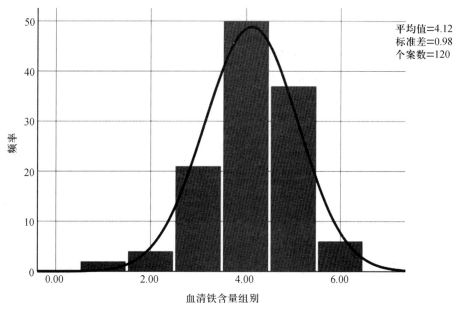

图 3-3　频数直方图

1. 集中趋势统计量

（1）算术均值（Arithmetic Mean）：简称均值或均数，是用来描述单峰对称分布（尤其是正态分布或近似正态分布）资料集中趋势的最常用统计量，反映数据分布的平均水平。

总体均值一般用希腊字母 μ 表示，在实际中，总体均值往往是未知的，常用样本均值来估计，样本均值用 $\bar{x}$ 表示。针对数据资料形式的不同，样本均值计算方法有两种：直接平均法和加权平均法。

直接平均法的计算公式为

$$\bar{x} = \frac{x_1 + x_2 + \cdots + x_n}{n} = \frac{\sum_{i=1}^{n} x_i}{n} \tag{3-1}$$

式中，x_i 为样本值（i=1，2，3，$\cdots$，n），n 为样本容量。

加权平均法一般用于统计分组后的数据资料，其计算公式为

$$\bar{x} = \frac{\sum_{i=1}^{k} f_i x_{i0}}{\sum_{i=1}^{k} f_i} = \frac{\sum_{i=1}^{k} f_i x_{i0}}{n} \tag{3-2}$$

式中，x_{i0} 为第 i 组的组中值（组的中间值），f_i 为第 i 组的频数，k 为统计分组的组数，n 为样本容量。

（2）中位数（Median，Me）与百分位数（Percentile，P_x）：中位数 Me 是把一组观测值按升序或降序排列后，位于中间位置的数值。在全部观测值中，有一半的观测值比它小，另一半的观测值比它大；第 x 百分位数 P_x 则是把资料的全部观测值分为两部分，其中有 $x\%$ 的观测值比 P_x 小，其余的部分比 P_x 大。

在实际中，两者常用于描述偏态分布资料、开口资料及分布类型不清的资料。

中位数 Me 的计算方法：

首先对全部观测值按升序或降序排列，然后

当 n 为奇数时，$Me=$ 中间观测值；

当 n 为偶数时，$Me=$ 中间两观测值之和的一半。

第 x 百分位数 P_x 计算方法：

首先把全部观测值中最大者与最小者之差分为100等分，得到100个组段，然后按式（3-3）计算

$$P_x = L + \frac{i}{f_x}\left(n\frac{x}{100} - f_L\right) \qquad (3-3)$$

式中 L 为所求百分位数所在组段的下限，i 为第 x 组段的组距，f_x 为第 x 组段的频数，f_L 为第 x 组段之前的累计频数，n 为样本容量。

中位数实际上是百分位数的特例，百分位数 P_{50} 就是中位数 Me。

在应用过程中，百分位数表示某百分位置上的数值，多个百分位数联合使用将会更全面地描述总体或样本的分布特征。一般地，位于中部的百分位数较为稳定，代表性也好，位于两端的百分位数只有在样本量足够大时，才比较稳定。因此在样本量较小时，不宜采用靠近两端的百分位数。

（3）众数（Mode，Mo）：众数 Mo 是指在统计分布上具有明显集中趋势的观测值。一般地，对于一组观测值，众数是指出现次数较两侧多的观测值；若是在统计分组后的频数分布表中，众数是指频数较两侧多的组的组中值。在一组观测值中，众数可能不止一个，也可能不存在。如数列 1、3、-1、2、1、3、4 中，1、3 都是这组数据中的众数。

【实例 3-2】对实例 3.1 中 120 名健康男性居民的血清铁含量，计算该样本的均值、中位数、众数及百分位数 P_{25} 和 P_{75}。

本实例的教学目标是熟悉均值、中位数、众数及百分位数的含义，掌握计算常用集中趋势统计量的 SPSS 操作实现。

▲ 操作步骤

打开数据文件"实例 3-1.sav"。

菜单操作：主菜单"分析（Analyze）"→"描述统计（Descriptive Statistics）"→"频率（Frequencies），出现频数分析主界面。该模块不仅可以计算各种统计量，还可以制作统计图表。

参数设置：选择"血清铁含量"进入"变量（Variables）"框，如图 3-4 所示；点击"统计（Statistics）"按钮，得到统计量选择界面，在"集中趋势（Central Tendency）"区域，选中"平均值（Mean）""中位数（Median）"及"众数（Mode）"；在"百分位值（Percentile Values）"区域，选中"百分位数（Percentile）"框，依次输入百分位数 25 和 75，点击"添加（Add）"，如图 3-5 所示，点击"继续（Continue）"返回主界面，点击"确定（OK）"。

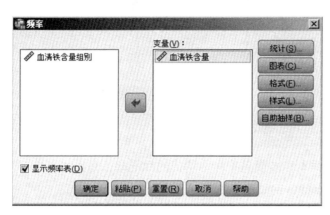

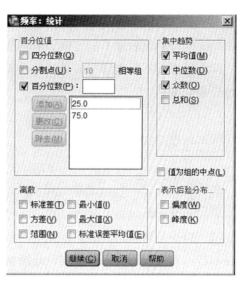

图 3-4　频数（频率）分析主界面　　　　　　　图 3-5　统计量选择界面

▲ 结果与分析

表 3-4　血清铁含量集中趋势统计量结果

统计		
个案数	有效	120
	缺失	0
平均值		18.3969
中位数		18.8900
众数		17.40[a]
百分位数	25	15.5900
	75	21.5900

a. 存在多个众数。显示了最小的值

由表 3-4 可知，120 名健康男性居民的血清铁含量均值为 18.3969、中位数为 18.89、P_{25}=15.59、P_{75}=21.59、众数为 17.40。

2. 离散趋势统计量　在实际应用过程中，仅用集中趋势统计量一般难以很好地描述一组数据的分布特征，常要结合离散趋势统计量，从集中趋势和离散趋势两方面进行分析。

（1）样本方差（Variance，S^2）和样本标准差（Standard Deviation，S）：方差和标准差是用来描述单峰对称分布，尤其是正态分布或近似正态分布资料离散趋势的常用统计量，反映数据分布的变异程度。

总体方差一般用 σ^2 表示，在实际中，总体方差往往是未知的，常用样本方差来估计，样本方差一般用 S^2 表示，其计算公式为

$$S^2 = \frac{\sum\limits_{i=1}^{n}(x_i - \bar{x})^2}{n-1}$$

（3-4）

方差的自由度为$n-1$，因为其计量单位不便于从实际意义上进行解释，所以实际统计工作中多用标准差（方差的算术平方根）来测度样本数据分布的变异程度。

样本标准差不仅能够较好地反映样本数据分布的变异程度，还是计算标准误和变异系数等其他统计量的基础。

样本标准差的计算公式为

$$S=\sqrt{\frac{\sum_{i=1}^{n}(x_i-\bar{x})^2}{n-1}}$$
（3-5）

在实际工作中，标准差常与均值搭配（$\bar{x}\pm S$），用来描述单峰对称分布，尤其是正态分布或近似正态分布资料的分布特征。

（2）样本标准误（Standard Error，$S_{\bar{x}}$）：样本标准误是指样本均值的标准差，是描述所有可能的抽取样本对应均值的离散程度，是衡量样本抽样误差大小的尺度，其计算公式为

$$S_{\bar{x}}=\frac{S}{\sqrt{n}}$$
（3-6）

（3）极差（范围）（Range，R）与四分位间距（Quartile range，Q）：极差又称全距，表示一组数据中最大值与最小值之差，反映数据的变异范围，适应于任意分布的资料。

极差考虑了数据的最大值和最小值，未考虑其他的观测数据，因此容易受异常值的影响，不够稳定，极差计算公式为

$$R=\text{最大值}-\text{最小值}$$
（3-7）

为克服极差的不稳定性，常用四分位间距来描述数据分布的变异程度，四分位间距是上四分位数（P_{75}）与下四分位数（P_{25}）之差，其计算公式为

$$Q=P_{75}-P_{25}$$
（3-8）

在实际工作中，四分位间距常与中位数搭配，用来描述偏态分布资料的分布特征。

3. 数据分布形态统计量

（1）偏度（Skewness，Sk）：也称偏态系数，用于描述变量数据分布的非对称程度，当$Sk>0$时，分布正偏或右偏；当$Sk<0$时，分布负偏或左偏；当$Sk=0$时，分布对称。$|Sk|$越大，表示分布偏斜程度越大。

（2）峰度（Kurtosis，Ku）：也称峰态系数，用于描述变量数据分布的尖峰或平峰程度，可以分析相较于标准正态分布，变量的数据分布是更尖还是更平。当$Ku>0$时，为尖峰分布；当$Ku<0$时，为平峰分布；当$Ku=0$时，为标准峰度。$|Ku|$越大，表示更尖或更平的程度越大。

【实例3-3】对实例3-1中120名健康男性居民的血清铁含量，试计算：①该样本的方差、标准差、四分位间距、标准误及极差；②该样本分布的峰度和偏度。

本实例的教学目标是熟悉方差、标准差、四分位间距、标准误、极差、峰度和偏度的含义，掌握常用离散趋势统计量的SPSS操作实现。

▲ 操作步骤

打开数据文件"实例3-1.sav"。

菜单操作：主菜单"分析（Analyze）"→"描述统计（Descriptive Statistics）"→"频率（Frequencies）"，出现频数分析主界面。

参数设置：选择"血清铁含量"进入"变量（Variables）"框，如图3-4所示；点击"统计（Statistics）"按钮，得统计量选择界面，在"离散（Dispersion）"区域，选中"标准差（Std deviation）""方差（Variance）""范围（Range）"（极差）及"标准误差平均值"（标准误）；在"百分位值（Percentile Values）"区域，选中"四分位数（Quartiles）"；在"表示后验分布的…"区域，选中"偏度（Skewness）""峰度（Kurtosis）"，如图3-6所示。点击"继续（Continue）"返回主界面，点击"确定（OK）"。

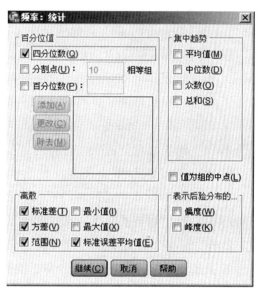

图 3-6　统计量选择界面

▲ 结果与分析

表 3-5　血清铁含量离散趋势统计量结果

统计		
个案数	有效	120
	缺失	0
标准误		0.42731
标准差		4.68094
方差		21.911
偏度		−0.443
偏度的标准差		0.221
峰度		0.399
峰度的标准差		0.438
极差（范围）		24.81
百分位数	25	15.5900
	50	18.8900
	75	21.5900

由表 3-5 可见，120 名健康男性居民血清铁含量的方差为 21.911，标准差为 4.68094，四分位间距 $Q=P_{75}-P_{25}=6$，标准误为 0.42731，极差（范围）为 24.81；偏度 $Sk=-0.443$，说明血清铁含量的数据分布稍左偏，峰度 $Ku=0.339$，说明数据分布较标准正态分布稍尖，综合两者可见，数据分布近似呈正态分布。

三、描述性分析的其他模块

1．"描述"和"探索"两个模块　它们的功能各有所长，可以结合起来灵活运用，菜单操作为：主菜单"分析（Analyze）" → "描述统计（Descriptive Statistics）" → "描述（Descriptives）"或"探索（Explore）"。比如在"描述（Descriptives）"界面中选中"将标准化值另存为变量"，可以得到标准化后的新变量，以使不同量纲或不同数量级的变量的数据分布更具可比性；在"探索（Explore）"界面中可以绘制箱图、直方图及茎叶图等，用于直观判断数据变量的分布形态，如正态性等，可以求得变量的置信区间，并可以按分类变量的不同类别分别求统计量值。

另外，主菜单"分析" → "比较均值" → "均值"，也具有类似功能。

2．"P-P 图"和"Q-Q 图"模块　用于直观分析变量分布的形态，菜单操作为：主菜单"分析" → "描述统计" → "P-P 图"或"Q-Q 图"。P-P 图是一种残差图，反映的是按所选检验分布计算的理论值与实际值之差的分布情况，比较的是两者的累积概率分布；Q-Q 图的基本原理与 P-P 图类似，但它是根据变量的实际百分位数与理论百分位数绘制的。

P-P 图和 Q-Q 图可以直观分析变量本身或对变量对数变换后或对变量标准化后等的分布形态，可以选择多种检验分布，如正态分布、t 分布、卡方分布、指数分布等。分析方法很简单，就是观察图中所有点，全部点越接近直线，则变量拟合所选检验分布越好。

3．"比率"模块　用于两变量间变量值比率变化的描述性分析，菜单操作为：主菜单"分析" → "描述统计" → "比率"。可以求得变量比的各种描述性分析统计量值及置信区间等。

第二节　计数资料的描述性分析

一、频数（频率）分布表和分布图

▲ 统计学知识点

计数资料包括定类资料（也称名义资料）和定序资料（也称等级资料），计数资料本身已经做好了分组，只需统计每组中个案的频数或频率，即可列出频数（频率）分布表，继而绘制频数（频率）分布图（定类资料常用条形图或饼图，定序资料常用直方图），通过频数（频率）分布表及分布图观察频数（频率）变化规律。

计数资料的频数（频率）分布表和分布图的 SPSS 操作实现与计量资料类似。菜单操作：主菜单"分析" → "描述统计" → "频率"，再对"图表"进行统计图类型的选择设置。

二、常用统计量

▲ 统计学知识点

对计数资料进行的描述性分析，通常采用相对数统计量，主要有三种：构成比、率和相对比。

1. 构成比（Proportion）　构成比是指事物内部各个组成部分观察个数与观察总数之比，说明事物内部各个组成部分的构成比重或分布，是一种结构相对数。其计算公式为

$$构成比 = \frac{某组成部分的观察个数}{同一事物各组成部分观察总数} \times 100\% \qquad （3-9）$$

构成比常用来表示事件（疾病、死亡等）发生的结构分布情况，不能表示其发生频率或严重程度，在应用中需要注意与率的区别。

2. 率（Rate）　率是指单位时间内某事件发生的频率，说明事件发生的强度，是一种强度相对数，如发病率、死亡率等。其计算公式为

$$率 = \frac{某时期内发生某事件观察个数}{同期可能发生某事件观察总数} \times K \qquad （3-10）$$

其中 K 为比例基数，可取 100%、1000‰、100000/10 万等。

3. 相对比（Ratio）　又称比，是指有关联的两变量间的比值，通常用倍数或百分数表示。两变量之间性质可以相同，也可以不同，可以是相对数，也可以是绝对数或平均数。

$$相对比 = \frac{A}{B} \times 100\% \qquad （3-11）$$

比较常见的相对比有变异系数、OR（odd ratio）值、RR（rate ratio）值等。

在实际应用中，要注意区分好三种相对比，有时它们是一致的，但大部分情况下是不同的。

【实例3-4】已知某医院 20 名患者年龄组、性别、高血压等级及糖尿病类型等信息，如表3-6 所示，试对高血压等级及糖尿病类型分别制作频数（频率）分布表及分布图。

表 3-6　20 名患者高血压及糖尿病等信息

患者编号	年龄组	性别	高血压等级	糖尿病类型
1	3	1	1	1
2	1	2	2	2
3	1	2	0	2
4	1	1	0	2
5	1	1	3	0
6	3	2	2	0
7	1	1	1	0
8	3	1	1	1
9	3	1	2	2
10	1	1	3	2
11	1	1	2	1
12	3	1	3	1
13	2	2	3	0
14	3	1	0	0
15	3	1	0	2
16	2	2	1	1

续表

患者编号	年龄组	性别	高血压等级	糖尿病类型
17	3	2	2	2
18	3	1	2	1
19	3	1	1	1
20	3	1	3	2

本实例的教学目标是熟悉构成比、率和相对比的含义，掌握计数资料描述性分析的 SPSS 操作实现。

▲ **操作步骤**

新建数据文件"实例3-4.sav"。

菜单操作：主菜单"分析（Analyze）"→"描述统计（Descriptive Statistics）"→"频率（Frequencies）"，出现频数（频率）分析主界面。

参数设置：选择"高血压等级"及"糖尿病类型"进入"变量（Variables）"框，如图3-7所示；点击"图表（Charts）"按钮，出现图表，选择界面（图3-8），选中"条形图（Bar Charts）"（也可选择饼图，每次只能选一种），点击"继续（Continue）"返回主界面，点击"确定（OK）"。

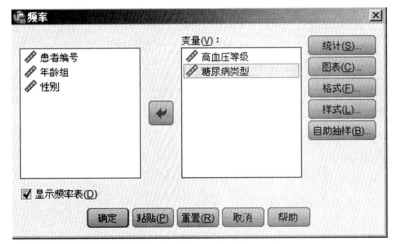

图 3-7 频数（频率）分析主界面

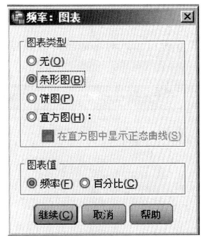

图 3-8 图表选择界面

▲ **结果与分析**

表 3-7 高血压等级频数及构成比结果

高血压等级		频率	百分比	有效百分比	累积百分比
有效	0	4	20.0	20.0	20.0
	1	5	25.0	25.0	45.0
	2	6	30.0	30.0	75.0
	3	5	25.0	25.0	100.0
	总计	20	100.0	100.0	

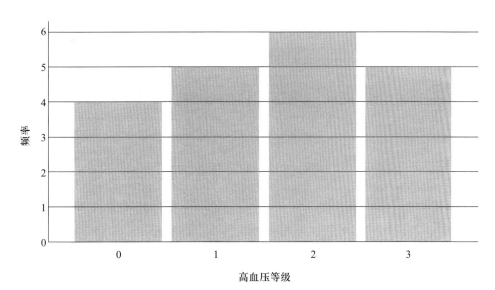

图 3-9　高血压等级频数条形图

表 3-8　糖尿病类型频数及构成比结果

糖尿病类型		频率	百分比	有效百分比	累积百分比
有效	0	5	25.0	25.0	25.0
	1	7	35.0	35.0	60.0
	2	8	40.0	40.0	100.0
	总计	20	100.0	100.0	

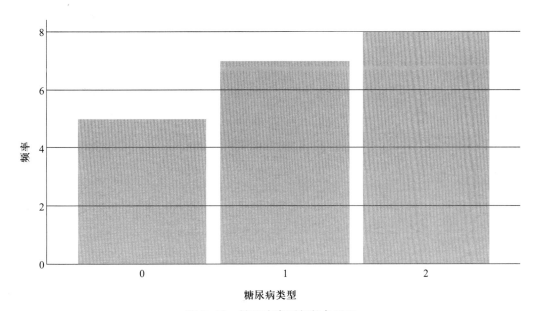

图 3-10　糖尿病类型频数条形图

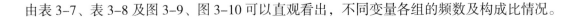

由表3-7、表3-8及图3-9、图3-10可以直观看出，不同变量各组的频数及构成比情况。

三、多重响应分析

在计数资料分析中，特别是调研类问卷资料，有很多问题是多选题（限选题或任选题），对于这类多选题，如何进行统计分析，充分挖掘其蕴含的信息是很多研究者纠结的问题，SPSS中提供了一个"多重响应分析"模块，较好地解决了这一问题。

利用SPSS对多选题进行多重响应分析，通常需要三个环节：一是定义多重响应集，因为不管是任选题还是限选题，每个问题都定义为多个变量，但SPSS并不能自动将这些变量识别为一个多选题的变量，若想从整体上来描述分析，就要将每个多选题对应的多个变量集合起来，分别定义为一个多重响应集合；二是对每个多重响应集进行频数（频率）分析；三是根据需要对某些分类变量与相关多重响应集进行交叉频数（频率）分析。

【实例3-5】在实例1.1的公共卫生认知调查问卷中有两个多选题，一个是任选题："6.您认为公共卫生包括哪些内容？"（答案选项为：防疫知识、垃圾分类、乡村医疗、科学运动、心理健康）；另一个为限选题："7.您主要通过何种渠道了解防疫知识？（限选三项）"（答案选项为：电视新闻、网络社交媒体、报纸与书刊、社区宣传、其他），问题的变量定义见实例1-2，现有部分调查数据如表3-9所示，试结合学历（答案选项：高中及以下、大专、本科、研究生）及性别对上述两个问题进行描述性分析。

表3-9　公共卫生认知调查问卷数据

性别	学历	公卫之防疫知识	公卫之垃圾分类	公卫之乡村医疗	公卫之科学运动	公卫之心理健康	防疫了解渠道1	防疫了解渠道2	防疫了解渠道3
0	3	1	1	1	0	1	1	2	4
1	2	0	1	1	0	0	2	3	1
1	3	1	0	1	0	0	2	1	3
0	4	1	0	1	1	1	2	3	1
1	4	1	0	0	1	1	2	3	4
1	3	0	0	0	0	1	1	4	2
0	3	0	1	1	0	0	1	2	3
0	3	1	1	0	0	0	4	2	5
0	2	1	1	1	0	1	4	2	3
1	2	0	1	0	1	0	3	5	1
1	1	0	1	0	1	1	2	3	1
1	1	0	1	0	1	1	2	3	1
1	3	1	0	1	0	0	2	4	1
0	3	1	0	1	0	1	1	4	2
0	4	1	1	0	1	1	1	3	2

本实例的教学目标是熟悉对多项选择问题的统计分析思路，掌握多重响应分析的SPSS操作实现和结果解读。

▲ 操作步骤

（1）定义多重响应集：菜单操作：主菜单"分析（Analyze）"→"多重响应（Mutiple Response）"→"定义变量集（Define Variable Sets）"，出现定义多重响应集主界面。

参数设置：①从"集合定义"框（注：框中出现变量必须为数值型）选择一个多选题的对应变量进入"集合中的变量"框；②在"变量编码方式"区域进行数据编码，有两种方式：二分法和类别法。二分法也称二重分类法，是指多选题有几个备选项就定义几个变量，每个变量都赋值为1或0，1为选中，0为不选中。显然，任选题的数据编码一般就是二分法。类别法也称多重分类法，是指限制的最多选项数就是变量个数，每个变量的赋值为选中各选项的序号。显然，限选题的数据编码一般就是类别法。

本例对任选题6，从"集合定义"框选择相应5个变量进入"集合中的变量"框，在"变量编码方式"区域，选"二分法"，计数值框输入1，"名称"框输入"公共卫生内容"，点击"添加"按钮；对限选题7，从"集合定义"框选择相应3个变量进入"集合中的变量"框，在"变量编码方式"区域，选"类别"，范围框输入1到5，"名称"框输入"防疫了解渠道"，点击"添加"按钮，得到两个多重响应集：$公共卫生内容、$防疫了解渠道，如图3-11所示，点击"关闭"按钮。需要注意的是，定义的多重响应集只能当前操作使用，保存数据退出系统后，再打开则失效。

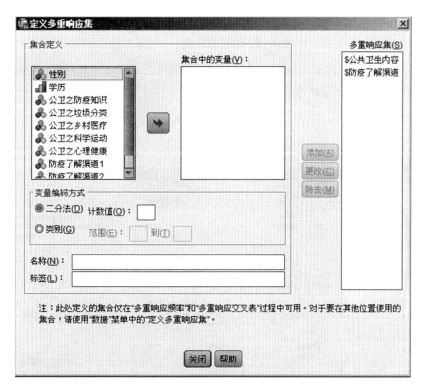

图3-11　多重响应集定义主界面

（2）对两个多重响应集分别进行频数（频率）分析

菜单操作：主菜单"分析（Analyze）"→"多重响应（Mutiple Response）"→"频率（Frequencies）"，

出现多重响应集频数（频率）分析主界面。

参数设置：从"多重响应集"框选择两个多重响应集"＄公共卫生内容""＄防疫了解渠道"进入"表"框，如图3-12所示，点击"确定"按钮。

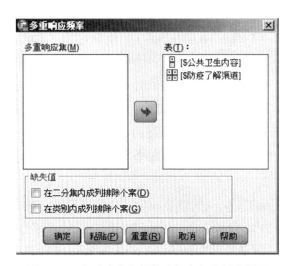

图3-12　多重响应集频数（频率）分析主界面

（3）对性别、学历与两个多重响应集进行交叉频数（频率）分析

菜单操作：主菜单"分析（Analyze）"→"多重响应（Mutiple Response）"→"交叉表（Cross Charts）"，出现多重响应交叉表分析主界面。

参数设置：从变量框选择"性别"和"学历"进入"行"框，并分别点击"定义范围"按钮，定义各自的取值范围；选择已经定义的两个多重响应集进入"列"框，如图3-13所示；点击"选项"按钮，选中"单元格百分比"区域的"行""列"及"总计"，百分比默认基于个案计算，也可以选择基于选项（响应），如图3-14所示，点击"继续"返回主界面，点击"确定"按钮。

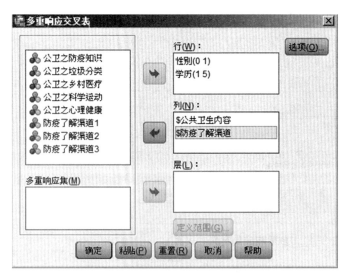

图3-13　多重响应交叉表分析主界面

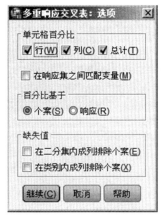

图3-14　选项选择界面

▲ 结果与分析

（1）多重响应集的频数（频率）分析

表 3-10　$公共卫生内容频数（频率）

变量		响应		
		个案数	百分比	个案百分比
$公共卫生内容ª	公卫之防疫知识	9	21.4%	60.0%
	公卫之垃圾分类	9	21.4%	60.0%
	公卫之乡村医疗	9	21.4%	60.0%
	公卫之科学运动	6	14.3%	40.0%
	公卫之心理健康	9	21.4%	60.0%
总计		42	100.0%	280.0%

a. 使用了值 1 对二分组进行制表。

　　由表 3-10 可以看出，15 个个案对"公共卫生包含内容"的 5 个选项共计选中 42 次，其中选中"科学运动"6 次，占总次数的 14.3%，占总个案的 40%。选中其余选项都是 9 次，分别占总次数的 21.4%，占总个案的 60%。说明不少公众对公共卫生包含内容认知有差异，需要适当加强宣传引导。

表 3-11　$防疫了解渠道 频数（频率）

变量		响应		
		个案数	百分比	个案百分比
$防疫了解渠道ª	电视	12	26.7%	80.0%
	网络	14	31.1%	93.3%
	报刊	10	22.2%	66.7%
	社区	7	15.6%	46.7%
	其他	2	4.4%	13.3%
总计		45	100.0%	300.0%

a. 类别

　　由表 3-11 可以看出，15 个个案对"防疫知识了解渠道"的 3 个限选项中，"电视新闻""网络社交媒体""报纸与书刊""社区宣传""其他"分别选中 12 次、14 次、10 次、7 次、2 次，分别占 26.7%、31.1%、22.2%、15.6%、4.4%，说明公众主要通过网络、电视、报刊等手段了解防疫知识。

（2）性别、学历与两个多重响应集的交叉频数（频率）分析

表 3-12　性别 *$ 公共卫生内容交叉表

			公卫之防疫知识	公卫之垃圾分类	公卫之乡村医疗	公卫之科学运动	公卫之心理健康	总计
性别	女	计数	6	5	5	2	5	7
		占性别的百分比	85.7%	71.4%	71.4%	28.6%	71.4%	
		占 $ 公共卫生内容的百分比	66.7%	55.6%	55.6%	33.3%	55.6%	
		占总计的百分比	40.0%	33.3%	33.3%	13.3%	33.3%	46.7%
	男	计数	3	4	4	4	4	8
		占性别的百分比	37.5%	50.0%	50.0%	50.0%	50.0%	
		占 $ 公共卫生内容的百分比	33.3%	44.4%	44.4%	66.7%	44.4%	
		占总计的百分比	20.0%	26.7%	26.7%	26.7%	26.7%	53.3%
总计		计数	9	9	9	6	9	15
		占总计的百分比	60.0%	60.0%	60.0%	40.0%	60.0%	100.0%

* 百分比和总计基于响应者。

a. 使用了值 1 对二分组进行制表。

表 3-12 给出了不同性别与多重响应集"公共卫生包含内容"的交叉表，包括频数、行百分比、列百分比和总计百分比。如女性 6 人选择"防疫知识"，占女性的 85.7%（女性共 7 人），占选中"防疫知识"的 66.7%（共 9 个人选择防疫知识），占总人数的 40%（共 15 人）。如果需要分析不同性别选中各选项的差异有无统计学意义，需要结合第八章交叉列联表的卡方检验进行分析。

表 3-13　学历 *$ 防疫了解渠道交叉表

			电视	网络	报刊	社区	其他	总计
学历	高中及以下	计数	2	2	2	0	0	2
		占学历的百分比	100.0%	100.0%	100.0%	0.0%	0.0%	
		占 $ 防疫了解渠道的百分比	16.7%	14.3%	20.0%	0.0%	0.0%	
		占总计的百分比	13.3%	13.3%	13.3%	0.0%	0.0%	13.3%
	大专	计数	2	2	3	1	1	3
		占学历的百分比	66.7%	66.7%	100.0%	33.3%	33.3%	
		占 $ 防疫了解渠道的百分比	16.7%	14.3%	30.0%	14.3%	50.0%	
		占总计的百分比	13.3%	13.3%	20.0%	6.7%	6.7%	20.0%

续表

$防疫了解渠道[a]		电视	网络	报刊	社区	其他	总计
学历	本科	计数	6	7	2	5	1	7
		占学历的百分比	85.7%	100.0%	28.6%	71.4%	14.3%	
		占 $ 防疫了解渠道的百分比	50.0%	50.0%	20.0%	71.4%	50.0%	
		占总计的百分比	40.0%	46.7%	13.3%	33.3%	6.7%	46.7%
	研究生	计数	2	3	3	1	0	3
		占学历的百分比	66.7%	100.0%	100.0%	33.3%	0.0%	
		占 $ 防疫了解渠道的百分比	16.7%	21.4%	30.0%	14.3%	0.0%	
		占总计的百分比	13.3%	20.0%	20.0%	6.7%	0.0%	20.0%
总计		计数	12	14	10	7	2	15
		占总计的百分比	80.0%	93.3%	66.7%	46.7%	13.3%	100.0%

* 百分比和总计基于响应者。

a. 类别

　　表3-13给出了不同学历与多重响应集"防疫了解渠道"的交叉表，包括频数、行百分比、列百分比和总计百分比。如果需要分析不同学历在防疫知识了解渠道的差异有无统计学意义，需要结合第八章交叉列联表的卡方检验进行分析。

【思考题】

　　1. 计量资料的描述性分析常采用哪些统计量？如何搭配？
　　2. 计数资料的描述性分析常采用哪些统计量？它们的含义是什么？

【习题】

　　已知某医院对20名结石患者进行手术，其部分手术指标及其数据如下表所示。利用SPSS进行下列操作：

　　（1）经验证灌注量、结石侧肾盂压力基本服从正态分布，试计算灌注量、结石侧肾盂压力的均数和标准差。

　　（2）经验证手术时间、结石表面积是偏态分布，试计算手术时间、结石表面积的中位数和四分位间距。

　　（3）绘制20名患者的性别、肾部位、肾周积液（有无）的频数及构成比分布表和饼图，并分析之。

编号	性别	肾周积液	结石表面积 （mm²）	手术时间 （min）	灌注量 （ml）	肾部位	结石侧肾盂压力 mmHg
1	女	有	69.08	115	7400	上段	105.32
2	男	有	43.18	45	4500	上段	110.63
3	女	有	112.26	56	4900	上段	170.85
4	男	有	91.89	40	3500	上段	120.64
5	男	有	27.48	80	5000	上段	130.65
6	女	有	141.30	65	7000	上段	140.58
7	男	有	91.85	78	4700	上段	132.64
8	女	有	77.72	85	6000	上段	160.53
9	女	无	81.68	60	1000	上段	135.65
10	男	无	37.70	110	2300	上段	152.12
11	女	无	65.94	58	3600	中段	67.83
12	女	无	105.98	120	4300	中段	75.68
13	女	无	27.49	30	800	中段	90.83
14	女	无	70.65	40	1500	中段	110.64
15	男	无	290.28	30	2000	中段	100.74
16	女	无	68.78	55	4500	中段	96.72
17	女	无	42.39	40	3800	中段	109.45
18	女	无	49.46	50	3000	中段	96.56
19	男	无	56.52	55	1800	中段	89.89
20	女	无	98.91	48	2600	中段	80.73

第四章
统计图的绘制

统计图（Statistical Graphs）是直观观察数据分布特征和规律，展示数据分析结果的重要手段，主要通过点、线、条、面积等的位置与大小的变化，表现或说明统计数据的变化趋势及规律。其特点是简洁、直观、可读性强和易理解，在统计分析中被广泛应用，因此统计图的绘制是统计分析人员必不可少的数据分析技能。

第一节 统计图绘制概述

一、绘制统计图的方式

SPSS 提供了四类绘制统计图的方式。

1. 图表构建器界面 菜单操作：主菜单"图形（Graphs）"→"图表构建器（Chart Builder）"，该界面可以绘制：条形图（Bar Chart）、饼图（Pie Chart）、直方图（Histograms Chart）、折线图（Line Chart）、箱图（Boxplot Chart）、散点图 / 点图（Scatter/Dot Chart）、面积图（Area Chart）、高低图（High-low Chart）及双 y 轴图（Dual y-axis Chart）等。

2. 图形画板模板选择器界面 菜单操作：主菜单"图形（Graphs）"→"图形画板模板选择器（Graphboard Template Chooser）"，该界面可以绘制一维、二维或三维的多种图形：如条形图、饼图、直方图、折线图、箱图、散点图、点图、表面图、密度图、面积图及热点图等。

3. 传统绘图界面 菜单操作：主菜单"图形（Graphs）"→"旧对话框（Legacy Dialogs）"→各种统计图绘制的下一级子菜单。包括条形图（Bar Chart）、三维条形图（3-D Bar Chart）、饼图（Pie Chart）、直方图（Histograms Chart）、折线图（Line Chart）、人口金字塔图（Population Pyramid）、箱图（Boxplot）、误差条形图（Error Bar Chart）、散点图 / 点图（Scatter/Dot Chart）、高低图（High-low Chart）及面积图（Area Chart）等。

4. 其他界面或统计过程 SPSS 在主菜单"分析"下的多个子菜单，也可以绘制统计图。如"描述统计"可以绘制 P-P 图和 Q-Q 图，"时间序列预测"可以绘制序列图、自相关图及偏自相关图，"质量控制"可以绘制控制图及帕累托图，"ROC 曲线"可以绘制 ROC 曲线图等。

另外，一些统计过程也可以通过选项的设置绘制出多种统计图。如菜单"描述统计"下的"频数分析"中，可以设置绘制条形图、饼图和直方图；"描述统计"下的"探索性分析"中可以设置绘制箱图、茎叶图、直方图及正态图等。

二、图表构建器界面

菜单操作：主菜单"图形"→"图表构建器"，一般首先弹出提示是否正确定义变量属性的对话框，若需更改变量属性，点击"定义变量属性"按钮，按提示操作；若不需要更改变量属性，则点击"确定"按钮，打开图表构建器主界面，如图4-1所示。

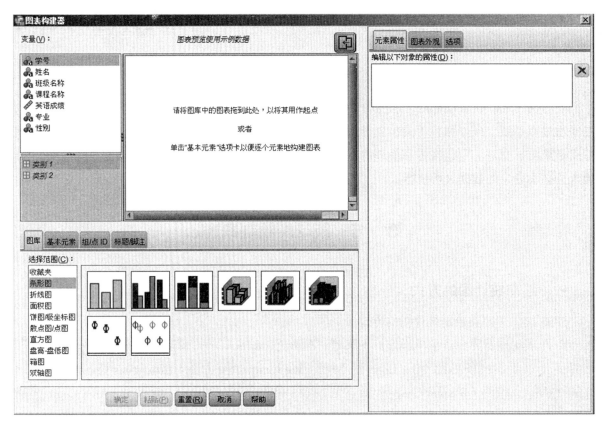

图4-1 图表构建器主界面

图表构建器主要是通过拖拽的方式建立统计图，"图库"中的统计图类型、"基本元素"中的轴系及元素、"变量"列表中的变量都可以用鼠标拖入图形预览区，在预览区还可以拖动各种元素改变它们的位置或拖出预览区。

需要注意的是，在创建统计图之前，"数据视图"窗口必须有数据，否则单击"图形"菜单栏下某个作图选项后，会弹出提示用户打开数据文件；变量类型对建立统计图是非常重要的，在绘制统计图前，建议先检查数据类型是否适合要建立的统计图。

图表构建器主要组成部分的功能及基本操作如下。

1. "变量"列表 位于图表构建器主界面的左上角，显示打开数据文件中所有可用变量，如果选择该列表中的分类变量，则"变量列表"下方的"类别列表"会显示该变量已经定义的类别。若需要，还可以通过对某个变量按右键，改变其属性以适合作图（注意此操作仅对作图有效，不会改变原始数据中的属性）。

2. "画布"预览区 位于图表构建器主界面的上侧中间，作图时，可以将"图库""基本元素""变量"等所列选项选择拖入画布相应位置，生成统计图预览。

3. "图库"选项卡　位于图表构建器主界面左下侧，"选择范围"框涵盖了图表构建器可以绘制的各种统计图及收藏夹，当单击"选择范围"中某一类型时，右侧即显示该图表类型的所有可用统计图。可以单击选中统计图类型，将其拖入"画布"，也可双击自动放入"画布"。如果"画布"已经有图表，则会自动替换。

4. "基本元素"选项卡　点击"图库"右侧的"基本元素"选项卡，打开"基本元素"选项卡界面，如图4-2所示，包括左侧5种"选择轴"和右侧10种"选择元素"。

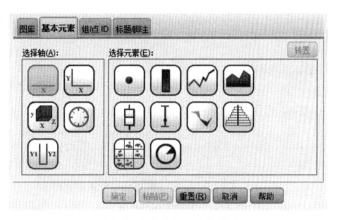

图 4-2　"基本元素"选项卡

所谓轴系是指特定坐标空间中的一个或多个轴，将图库项拖入"画布"时，图表构建器会自动创建轴系，也可以从"基本元素"的"选择轴"区域选择一个轴系。在"画布"中每个轴旁边都包含一个轴变量放置区，放置区呈现蓝色时，表示该区域需要放置变量，可以从"变量"列表中选中一个合适的变量拖入。

需要注意的是，并非所有"选择元素"都可以用于5种轴系中，每种轴系只支持特定的元素，一般用户先将轴系拖入"画布"，再将元素拖入。

对于初级使用者，建议使用"图库"，因为其能够自动设置属性并添加功能，可以简化创建图表的过程。

5. "组/点 ID"选项卡　点击"基本元素"右侧的"组/点 ID"选项卡，打开"组/点 ID"选项卡界面，如图4-3所示。若勾选某个复选框，将会在"画布"中相应增加一个放置区，若取消一个复选框，将会取消"画布"中相应放置区。

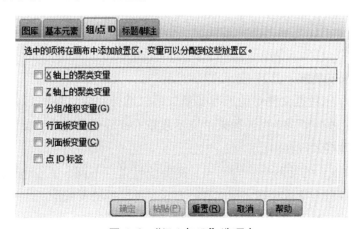

图 4-3　"组/点 ID"选项卡

6. "标题 / 脚注"选项卡　点击"组 / 点 ID"右侧的"标题 / 脚注"选项卡，打开"标题 / 脚注"选项卡界面，如图 4-4 所示。通过勾选复选框，并在右侧弹出的"元素属性"对话框的"内容"文本框中，输入相应标题名或脚注名，然后单击"应用"按钮，就可使输出的图形添加标题或脚注。同理通过取消复选框可以去除已设置的标题或脚注。

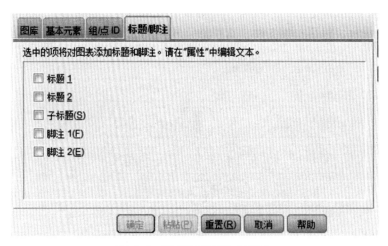

图 4-4　"标题 / 脚注"选项卡

7. "元素属性""图表外观"及"选项"选项卡　位于图表构建器主界面右侧。"元素属性"可以按照预定目标对相应元素进行属性设置，"图表外观"用于设置图表的颜色、边框等，"选项"可以对缺失值、汇总统计量和个案值进行设置。

三、图形画板模板选择器界面

菜单操作：主菜单"图形"→"图形画板模板选择器"，打开图形画板模板选择器主界面，如图 4-5 所示。

在"图形构建器"中构建图表时，首先需要根据目的与资料类型，在图库中选择某种图形，再进行轴系的修改或添加，以及轴系变量的选择。而"图形画板模板选择器"则与"图表构建器"相反，可以先选择"基本"选项卡变量列表中的变量，SPSS 根据变量的类型与个数，自动筛选出可以绘制的统计图，然后根据需要进行统计图的选择即可。

"图形画板模板选择器"包含"基本""详细""标题"及"选项"4 个选项卡，其功能与基本操作如下。

1. "基本"选项卡　点击"基本"选项卡，界面见图 4-5，"基本"选项卡适合于不明确统计图类型的情况。其主要功能如下。

（1）变量列表：显示数据文件中的所有变量。可以选择变量列表框上部"自然""名称"和"类型"单选项对变量进行排序。当选择某个变量或按 Ctrl 键选择多个变量时，相应变量可以绘制的统计图就会在右侧展示区列出。

（2）"摘要"下拉框：统计图类型的不同，摘要统计量也不同，主要包括：和、均值、极小值和极大值、众数及频数（计数）等，用以进行直观展示时的摘要统计。

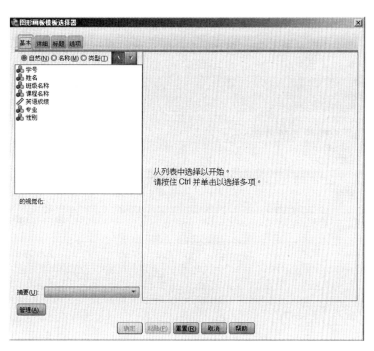

图 4-5　图形画板模板选择器主界面

2."详细"选项卡　点击"详细"选项卡，界面如图 4-6 所示。其主要功能有：

（1）可视化类型：单击打开"可视化类型"下拉列表，选择好图表类型后，界面将自动显示所选的图形。

（2）可选审美原则，根据所选"可视化类型"中的图形，可选择不同的审美原则（包括色彩、大小、透明度），以改变显示内容。

（3）面板与动画：该选项用以选择面板变量和动画变量，从而得到个性化的图形。

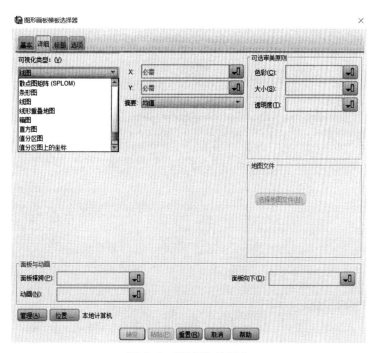

图 4-6　"详细"选项卡

3.“标题”选项卡　点击“标题”选项卡，界面如图4-7所示，当选择“使用定制标题”复选框时，会出现“标题”“副标题”和“脚注”3个框，可以自行设置输入。

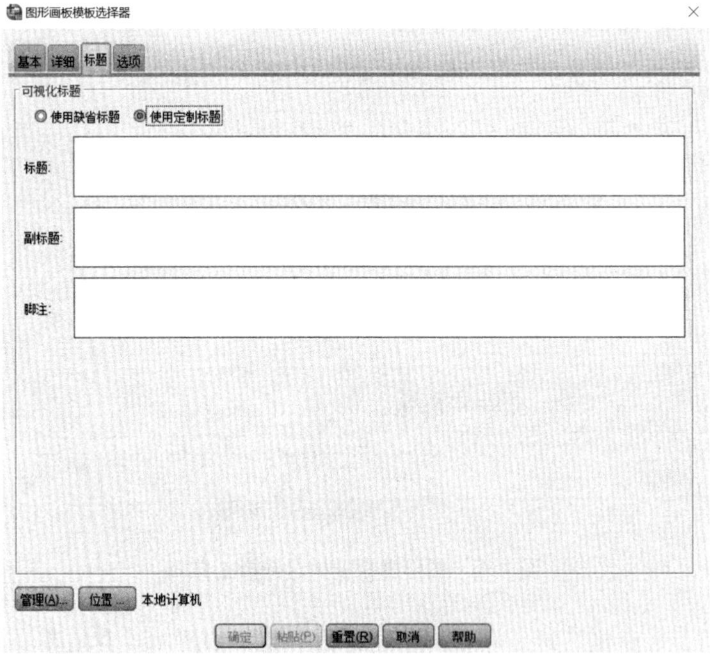

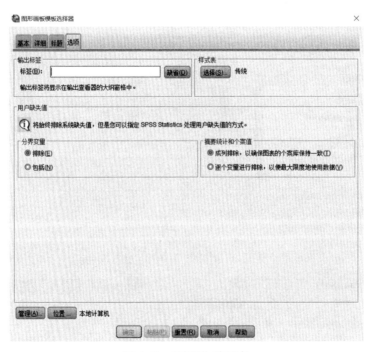

图4-7　“标题”选项卡

4.“选项”选项卡　点击“选项”选项卡，界面如图4-8所示。可以单击“标签”右侧框设置输出标签，“样式表”下面的“选择”按钮可以设置可视化的样式属性，缺失值可以设置分析数据出现缺失值时的处理方式。

图4-8　“选项”选项卡

因篇幅所限，"图表构建器"和"图形画板模板选择器"仅做功能与基本操作的简要介绍，本章后面介绍的各种统计图绘制将采用"传统绘图界面"。

第二节 条形图和饼图

▲ 统计学知识点

1. 条形图（Bar Chart） 也称甘特图，是由一系列等宽直条构成的统计图，每一直条代表分类变量（一般为定类变量）的一个类别，直条长短表示类别内的频数或比例（累积频数或比例、某数值变量的常用统计量值，如均值、标准差、中位数等）。常用于一个（或两个）分类变量中类别（或交叉类别）间的比较分析。

条形图可分为简单条形图、复式（簇状、集群）条形图、堆积条形图等类型。

（1）简单条形图：只有一个分类变量，各直条之间有间隔。

（2）复式条形图：分为二维（2-D）条形图和三维（3-D）条形图两种形式，都需要两个分类变量。二维条形图是将一个分类变量作为第一层，另一个作为第二层，第一层直条间有间隔，第二层直条间无间隔；三维条形图是二维条形图的三维立体表现形式。

（3）堆积条形图：需要两个分类变量，一个作为直条的分类，另一个作为每一直条上的分段，分段长度代表了类别内的频数或比例（累积频数或比例、某数值变量的常用统计量值）大小，直条总长度代表了汇总值。

2. 饼图（Pie Chart） 二维饼图也称圆形图，是由一组扇形构成的圆形统计图，整个圆面积表示整体的频数（比例100%、某指标值总和），扇形面积表示一个分类变量某类别的频数（构成比、某指标值和），常用于一个分类变量各类别的构成分析。

【实例4-1】现有某高校各专业部分学生的英语考试成绩，如表4-1所示，试按要求绘制以下统计图：

（1）针对各专业学生人数绘制简单条形图，针对各专业学生人数比例绘制饼图。

（2）针对各专业学生的性别比例绘制二维和三维条形图。

（3）针对各专业不同性别的学生英语平均成绩绘制堆积条形图。

表4-1 某高校各专业的部分学生英语考试成绩

学号	成绩	专业	性别	学号	成绩	专业	性别
190166	85	护理	女	190175	73	护理	女
190167	86	护理	女	190176	83	护理	男
190168	90	护理	男	190177	96	护理	女
190169	75	护理	男	190178	58	护理	女
190170	64	护理	女	190179	76	护理	男
190171	76	护理	女	190180	64	健康管理	女
190172	76	护理	女	191166	90	健康管理	女
190173	77	护理	男	191167	75	健康管理	女
190174	66	护理	女	191168	77	健康管理	男

续表

学号	成绩	专业	性别	学号	成绩	专业	性别
191169	74	健康管理	女	192190	71	康复治疗	女
191171	84	健康管理	女	193162	92	口腔医学	男
191171	76	健康管理	女	193163	88	口腔医学	女
191172	65	健康管理	男	193164	79	口腔医学	女
191173	84	健康管理	女	193165	76	口腔医学	女
191174	71	健康管理	女	193166	85	口腔医学	男
191175	57	健康管理	女	193167	63	口腔医学	女
191176	82	健康管理	女	193168	83	口腔医学	女
191177	76	健康管理	男	193169	75	口腔医学	男
191178	78	健康管理	女	193170	84	口腔医学	女
191179	59	健康管理	女	193171	74	口腔医学	男
191180	78	健康管理	女	193172	74	口腔医学	女
191181	69	健康管理	女	193173	86	口腔医学	女
192182	86	康复治疗	男	193174	85	口腔医学	女
192193	96	康复治疗	女	193175	79	口腔医学	男
192184	82	康复治疗	男	193176	67	口腔医学	女
192185	67	康复治疗	女	193177	64	口腔医学	女
192186	87	康复治疗	男	193178	86	口腔医学	女
192187	64	康复治疗	女	193179	71	口腔医学	女
192188	77	康复治疗	女	193180	73	口腔医学	男
192189	90	康复治疗	女	193181	82	口腔医学	女

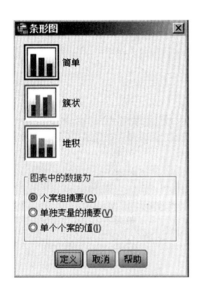

图 4-9　条形图类型选择界面

本实例的教学目标是熟悉三类条形图和饼图的形态、作用及应用对象，掌握 SPSS 的操作实现和结果解读。

（1）针对各专业学生人数和人数比例分别绘制简单条形图和饼图

▲　操作步骤

变量要求：至少一个分类变量，变量类型为数值型或字符型。本例有一个定类变量"专业"。

1）简单条形图绘制

菜单操作："图形"→"旧对话框"→"条形图"，出现条形图类型选择界面，如图 4-9 所示。点击"简单"→"个案组摘要"→"定义"按钮（或双击"简单"图标），出现简单条形图定义主界面，如图 4-10 所示。

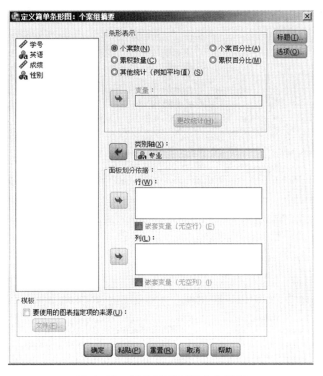

图 4-10　简单条形图定义主界面

参数设置：①左上侧框为制作条形图可用的"变量列表框"，从中可选择变量拖至需要位置。

②在"条形表示"区域选择条形图的比较指标："个案数"是频数；"个案百分比"是频数所占整体的百分比；"累积数量"是累积频数；"累积百分比"是累积百分比；"其他统计"是对选入"变量"框中的数值变量计算常用统计量（均值、标准差、中位数等），单击其下方的"更改统计"按钮可以选择更改统计量，如图4-10、图4-11所示。

③"类别轴"框，用于选择作为条形图横轴的分类变量。本例中，从"变量列表框"中将"专业"拖入，如图4-10所示，点击"确定"绘制出简单条形图，在"结果查看器"中经适当编辑，结果如图4-14所示。

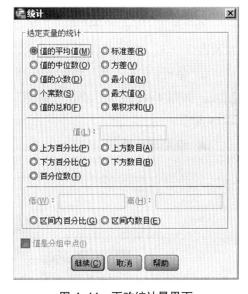

图 4-11　更改统计量界面

④"面板划分依据"区域，可用于一次制作多个简单条形图，若"行"框中选入一个分类变量，则按上下结构依据该变量的不同类别绘制多个简单条形图；若"列"框选入，则按左右结构依据该变量的不同类别绘制多个简单条形图。

2）饼图绘制

菜单操作："图形"→"旧对话框"→"饼图"，出现饼图数据类型选择界面，如图4-12所示；点击"个案组摘要"→"定义"按钮，出现饼图定义主界面，如图4-13所示。

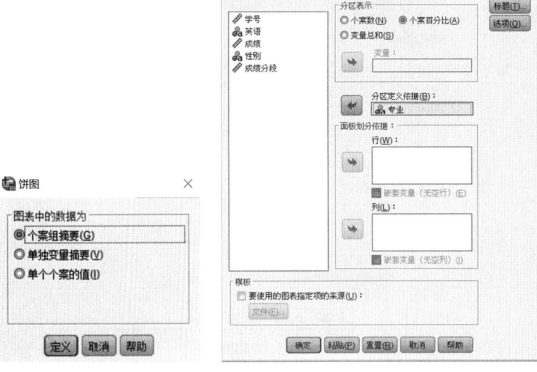

图 4-12　饼图数据类型界面　　　　　图 4-13　饼图定义主界面

参数设置：①在"分区表示"区域选择饼图的比较指标："个案数"是频数，"个案百分比"是频数所占百分比，"变量总和"是对选入"变量"框中的数值变量求和。本例中，选择"个案百分比"。

②"分区定义依据"框用于选择制图的分类变量。本例中，从"变量列表框"中将"专业"拖入，如图 4-13 所示，点击"确定"绘制出饼图，在"结果查看器"中经适当编辑，结果如图 4-15 所示。

▲ 结果与分析

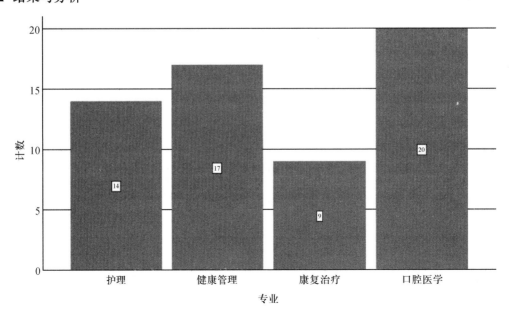

图 4-14　各专业学生人数简单条形图

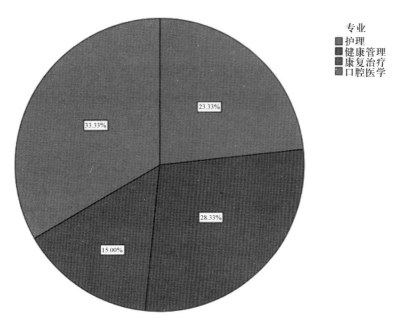

图 4-15 各专业学生人数比例饼图

由图 4-14 和图 4-15 可见,各专业人数由高到低的排序为口腔医学、健康管理、护理及康复治疗。

(2) 针对各专业学生的性别比例绘制二维和三维条形图

▲ 操作步骤

变量要求:至少两个分类变量,变量类型为数值型或字符型。本例有两个定类变量"专业"和"性别"。

1) 二维条形图绘制

菜单操作:"图形"→"旧对话框"→"条形图",出现条形图类型选择界面(图 4-9),双击"簇状"图标,出现簇状条形图定义主界面,如图 4-16 所示。

参数设置:"类别轴"用于选择所需的第一层分类变量,"聚类定义依据"用于选择所需的第二层分类变量。

本例中,在"条形表示"区域,选中"个案百分比",从"变量列表框"中将"专业"拖入"类别轴"、将"性别"拖入"聚类定义依据",如图 4-16 所示,点击"确定"绘制出二维条形图,在"结果查看器"中经适当编辑,结果如图 4-19 所示。

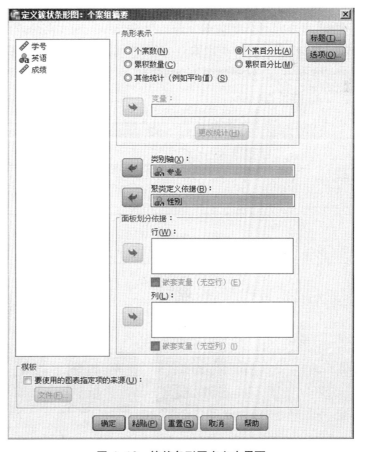

图 4-16 簇状条形图定义主界面

2）三维条形图绘制

菜单操作："图形"→"旧对话框"→"三维条形图"，出现三维条形图选择界面，如图 4-17 所示；点击"定义"按钮，出现三维条形图定义主界面，如图 4-18 所示。

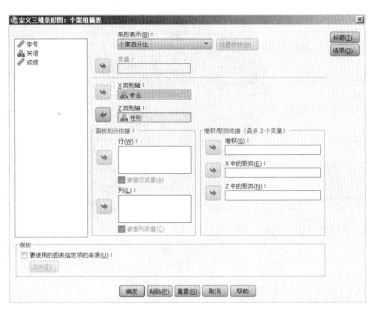

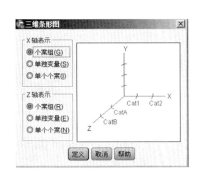

图 4-17　三维条形图选择界面　　　　　　图 4-18　三维条形图定义主界面

参数设置：①在"条形表示"框选择条形图的比较指标，本例选"个案百分比"。②"X 类别轴"用于选择 X 轴分类变量，"Z 类别轴"用于选择 Z 轴分类变量。本例中，从"变量列表框"将"专业"拖入"X 类别轴"、将"性别"拖入"Z 类别轴"，如图 4-18 所示，点击"确定"绘制出三维条形图，结果如图 4-20 所示。

▲ 结果与分析

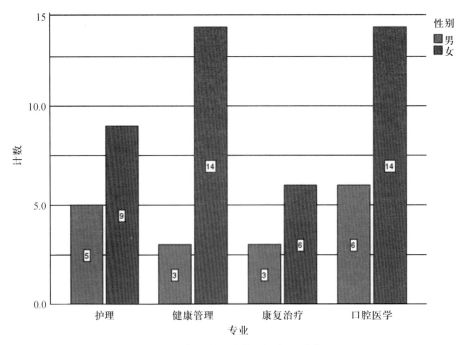

图 4-19　各专业学生的性别比例二维条形图

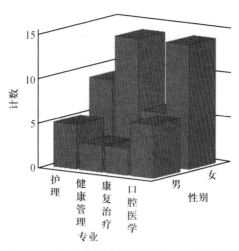

图 4-20　各专业学生的性别比例三维条形图

由图 4-19 和图 4-20 可见，各专业人数的性别差异最高的为健康管理专业，最低的为康复治疗专业。

（3）针对各专业不同性别的学生英语平均成绩绘制堆积条形图

▲ **操作步骤**

变量要求：至少两个分类变量，变量类型为数值型或字符型，至少一个数值变量。本例有两个定类变量"专业"和"性别"，一个数值变量"成绩"。

菜单操作："图形"→"旧对话框"→"条形图"，出现条形图类型选择界面，双击"堆积"图标，出现堆积条形图定义主界面，如图 4-21 所示。

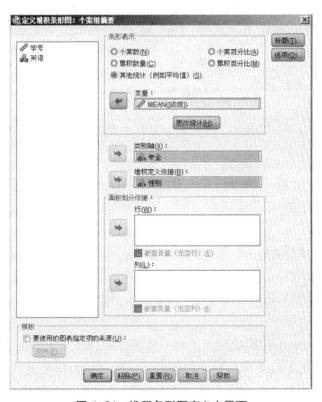

图 4-21　堆积条形图定义主界面

参数设置："类别轴"用于选择直条分类变量，"堆积定义依据"用于选择分段分类变量。本例中，在"条形表示"区域，选中"其他统计"，从"变量列表框"将"成绩"拖入"变量"框，默认均值（也可点击"更改统计"按钮选择其他统计量），将"专业"拖入"类别轴"、将"性别"拖入"堆积定义依据"，如图4-21所示，点击"确定"绘制出堆积条形图，在"结果查看器"中经适当编辑，结果如图4-22所示。

▲ 结果与分析

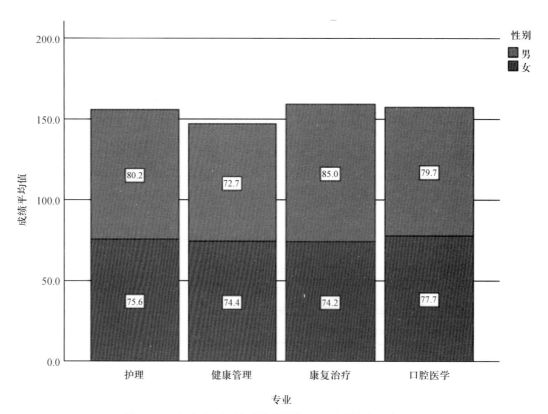

图4-22　各专业不同性别学生的英语平均成绩堆积条形图

由图4-22可见，各专业不同性别学生的英语平均成绩差异不大。

第三节　直方图、折线图和人口金字塔图

▲ 统计学知识点

1. 直方图（Histogram Chart）　又称频数分布图，是由一组无间隔的直条形成的统计图，直条高度代表频数。一个直方图常用于一个定序变量或数值变量（因数值变量取值的频数一般较分散，通常需要利用统计分组转换为定序变量）的频数分布分析，一般以定序变量为横轴，频数为纵轴。

2. 折线图（Line Chart）　简称线图，是由一条或多条折线形成的统计图，每条折线是以一个定序变量（或时间变量）取值与其对应的频数（比例、某数值变量的常用统计量，如均值、标准差、中位数等）作为平面坐标系的点，利用线段将这些点按照顺序连接起来形成的。常

用于有顺序关系（如时间顺序）的变量取值的频数（比例、某数值变量的常用统计量）趋势分析。

　　以定序变量（或时间变量）为横轴，频数（比例、某数值变量的常用统计量）为纵轴。若横轴为时间变量，纵轴为某数值变量均值，此时的折线图即为数值变量的时序图。

　　折线图可分为简单线图、多线线图和垂直线图。

　　（1）简单线图：主要用于展示一个定序变量（或时间变量）取值变化与对应的频数（比例、某数值变量的常用统计量）变化的规律。

　　（2）多线线图：主要用于展示一个定序变量（或时间变量）取值及另一个分类变量类别交叉变化与对应的频数（比例、某数值变量的常用统计量）变化的规律。

　　（3）垂直线图：主要纵向展示一个定序变量（或时间变量）取值及另一个分类变量类别交叉变化与对应的频数（比例、某数值变量的常用统计量）变化的规律。

　　3. 人口金字塔图（Population Pyramid）　是以年龄为纵轴、人口数为横轴，用横柱长度表示人口数，按左男右女绘制而成的统计图，因其形似古埃及金字塔而得名，金字塔底部代表低年龄组人口，顶部代表高年龄组人口。用于描述分段年龄和性别的人口分布状况，反映过去人口的状况，现在人口的结构，以及今后人口可能出现的趋势，如图4-23所示。

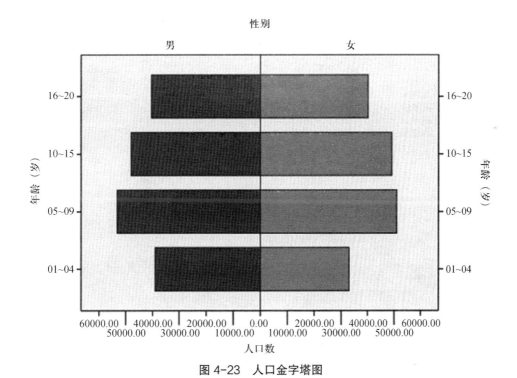

图4-23　人口金字塔图

　　在实际中，可以利用其原理，通过绘制金字塔图来分析一些类似问题，常用于一个定序变量或数值变量（因数值变量值的频数一般较分散，通常需要利用统计分组转换为定序变量）与一个二分类变量交叉类别频数分布的比较分析。

　　需要注意的是，直方图和金字塔图是利用频数来反映数据分布规律的，所以需要较大的样本，一般要求案例数应大于50。

【**实例4.2**】对实例4.1中数据，首先生成一个新的定序变量"成绩分段"，生成规则：55表示0~59分，65表示60~69分，75表示70~79分，85表示80~89分，95表示90~100分，然后按要求绘制以下统计图：

（1）按成绩分段对全部及各专业学生分别绘制直方图。

（2）按成绩分段对全部学生人数绘制简单线图、对不同专业学生人数占比绘制多线线图。

（3）依据成绩分段对所有学生按不同性别人数绘制金字塔图。

本实例的教学目标是熟悉直方图、折线图和人口金字塔图的形态、作用及应用对象，掌握SPSS的操作实现和结果解读。

首先利用数值变量"成绩"，通过主菜单"转换"→"重新编码为不同变量"，按照生成规则，生成新的定序变量"成绩分段"。

（1）按成绩分段对全部及各专业学生分别绘制直方图

▲ **操作步骤**

变量要求：一个定序变量或数值变量，变量类型为数值型；一个分类变量，变量类型为数值型或字符型。

本例有一个定序变量"成绩分段"，一个定类变量"专业"。

菜单操作："图形"→"旧对话框"→"直方图"，出现直方图主界面，如图4-24所示。

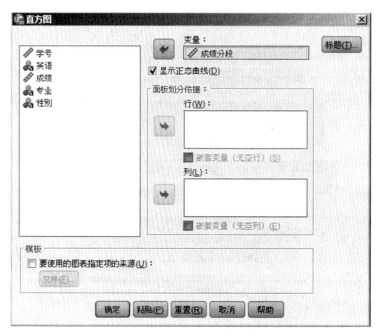

图4-24 直方图绘制主界面

参数设置：从"变量列表框"将"成绩分段"拖入"变量"框，并选中"显示正态曲线"，如图4-24所示，点击"确定"绘制出全部学生直方图，如图4-25所示。

再次菜单操作："图形"→"旧对话框"→"直方图"，进入直方图主界面，从"变量列表框"将"成绩分段"拖入"变量"框，并选中"显示正态曲线"，将"专业"拖入"行"框，点击"确定"绘制出各专业直方图，如图4-26所示。

▲ 结果与分析

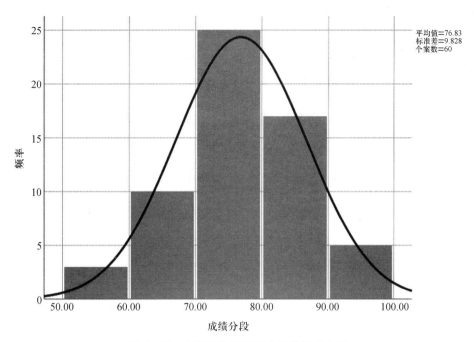

图 4-25　全部学生的英语成绩分段直方图

由图 4-25 可见，英语成绩各分数段的人数分布基本呈对称，高分人数稍多。

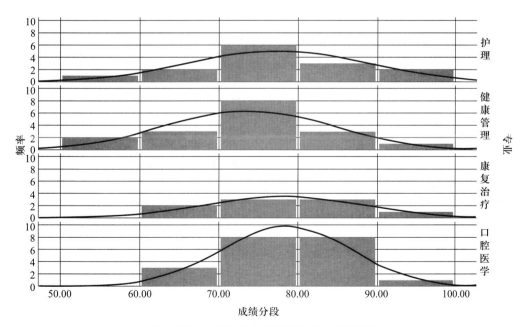

图 4-26　各专业学生的英语成绩分段直方图

由图 4-26 可以直观对比分析各专业分段英语成绩的人数分布形态。

（2）按成绩分段对全部学生人数绘制简单线图、对各专业学生人数占比绘制多线线图

▲ 操作步骤

变量要求：一个定序变量或时间变量，变量类型为数值型；一个分类变量，变量类型为数值

型或字符型。

本例有一个定序变量"成绩分段",一个定类变量"专业"。

1)绘制简单线图

菜单操作:"图形"→"旧对话框"→"折线图",出现折线图类型选择界面,如图 4-27 所示;单击"简单"→"定义"按钮,进入简单折线图定义主界面,如图 4-28 所示。

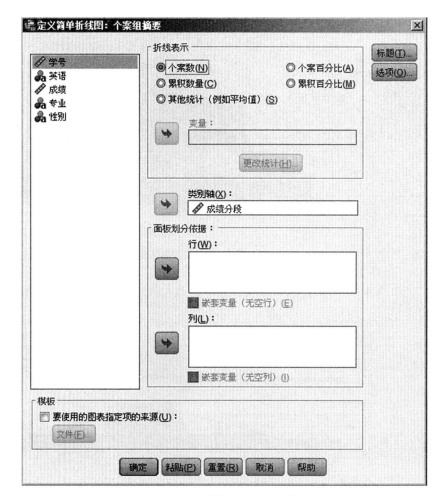

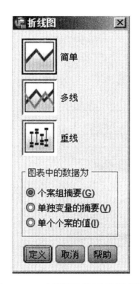

图 4-27　折线图类型选择界面　　　　　　图 4-28　简单折线图定义主界面

参数设置:在"折线表示"区域选中"个案数";从"变量列表框"将"成绩分段"拖入"类别轴"框,点击"确定"绘制出简单线图,如图 4-30 所示。

2)绘制多线线图

菜单操作:"图形"→"旧对话框"→"折线图",出现折线图类型选择界面,单击"多线"→"定义"按钮,进入多线线图定义主界面,如图 4-29 所示。

参数设置:在"折线表示"区域选中"个案百分比";从"变量列表框"将"成绩分段"拖入"类别轴"框、将"专业"拖入"折线定义依据"框,点击"确定"绘制出多线线图,如图 4-31 所示。

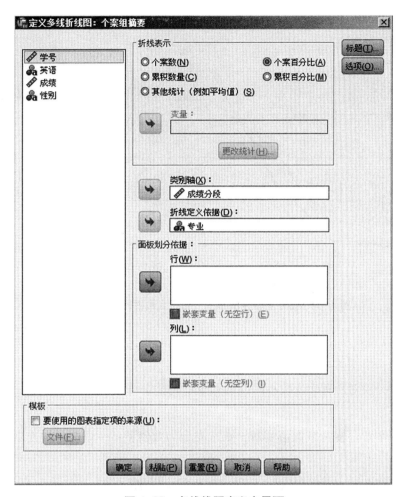

图 4-29　多线线图定义主界面

▲ 结果与分析

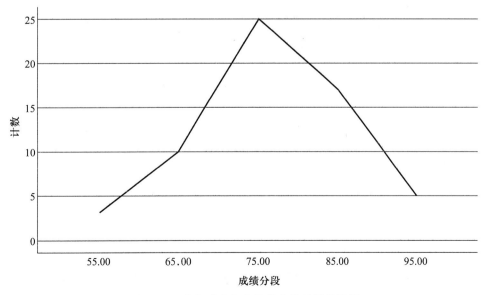

图 4-30　全部学生各分数段人数的简单线图

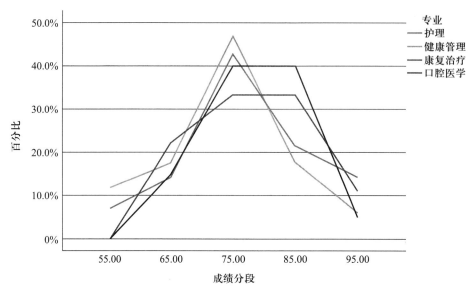

图 4-31　各专业学生的不同分数段人数占比的多线线图

由图 4-30 可以直观看出各分数段的全部学生人数的变化，趋于高低分数段基本对称，说明试题难度基本适当；由图 4-31 可以直观比较各专业学生不同分数段人数占比差异。

（3）依据成绩分段对所有学生按不同性别人数绘制金字塔图

▲ 操作步骤

变量要求：一个定序变量或数值变量，变量类型为数值型；一个二分类变量，变量类型为数值型或字符型。

本例有一个定序变量"成绩分段"，一个定类变量"性别"。

菜单操作："图形"→"旧对话框"→"人口金字塔"，进入人口金字塔定义主界面，如图 4-32 所示。

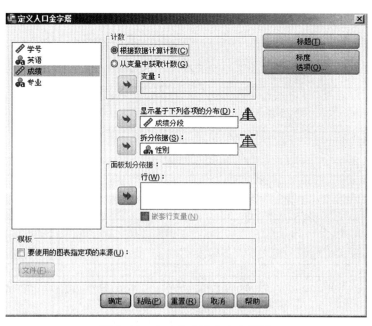

图 4-32　人口金字塔定义主界面

参数设置：在"计数"区域选中"根据数据计算计数"；从"变量列表框"将"成绩分段"拖入"显示基于下列各项的分布"框、将"性别"拖入"拆分依据"框，点击"确定"绘制出人口金字塔图，如图 4-33 所示。

▲ 结果与分析

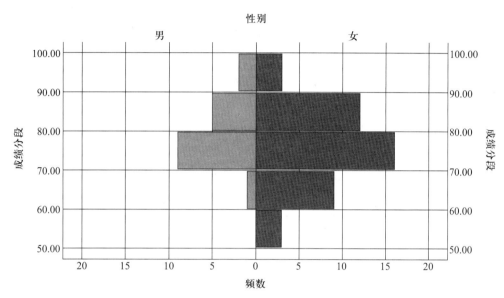

图 4-33　所有学生按不同性别的成绩分段人数的金字塔图

由图 4-33 可以直观比较分析男、女学生各分数段人数差异。

第四节　箱图与误差条图

一、箱图

箱图（Boxplot Chart）又称箱线图、盒状图，主要是由一组数据的最小值、下四分位数（P_{25}）、中位数（P_{50}）、上四分位数（P_{75}）和最大值等特征值构造的统计图，主体部分如图 4-34 所示。

箱图主体是由中间一个"箱体"和两端各一条线段组成，其中箱体两端边线分别为 P_{25} 和 P_{75}，中间线为中位数 P_{50}，两条线段的外端是去除异常值和极端值外的最小值和最大值。异常值是指大于 1.5 倍四分位间距的数值，在箱图主体的两端用小圆圈"o"表示，极端值则是指大于 3 倍四分位间距的数值，在"o"外侧用星号"*"表示。

箱图常用于直观分析一个数值变量取值的分布特征或多个数值变量取值分布特征的比较。

二、误差条图

误差条图（Error Bar Chart）是用直条代表一个分类变量的类别，直条长短表示各类别内某数值变量的均值和可信区间（均值和标准差、均值和

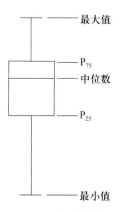

图 4-34　箱图主体部分

标准误）的一种条形图。

误差条图可分为简单误差条图和复式（簇状）误差条图。

（1）简单误差条图：要求至少一个分类变量，一个数值变量，主要用来分析分类变量各类别内数值变量取值的均值及其误差范围。

（2）复式误差条图：要求至少两个分类变量，一个数值变量，将一个分类变量作为第一层，另一个作为第二层。主要用来比较一、二层分类变量各交叉类别内数值变量取值的均值及其误差范围的差异。

【实例4-3】某城市2018年1~2月的部分空气质量数据（质量等级设置值标签：良 –1、轻度污染 –2、中度污染 –3、重度污染 –4、严重污染 –5），如表4-2所示，试按要求绘制以下统计图：

（1）对2018年1~2月的PM2.5数据按月绘制简单箱图。

（2）按空气质量等级对2018年1、2月的最高气温数据绘制复式误差条图。

（3）对2018年1~2月的PM2.5所有数据按日期绘制折线图。

表4-2　某城市2018年1~2月部分空气质量数据

日期	月份	质量等级	PM2.5	最高气温	日期	月份	质量等级	PM2.5	最高气温
18/01/01	1	重度污染	180	10	18/01/24	1	良	72	1
18/01/02	1	重度污染	167	4	18/01/25	1	良	48	–1
18/01/03	1	良	35	3	18/01/26	1	良	66	0
18/01/04	1	良	26	–1	18/01/27	1	轻度污染	77	–1
18/01/05	1	轻度污染	79	1	18/01/28	1	中度污染	146	–1
18/01/06	1	轻度污染	102	2	18/01/29	1	中度污染	125	2
18/01/07	1	轻度污染	88	3	18/01/30	1	轻度污染	81	5
18/01/08	1	轻度污染	75	3	18/01/31	1	轻度污染	74	6
18/01/09	1	良	19	5	18/02/01	2	轻度污染	68	8
18/01/10	1	良	30	5	18/02/02	2	轻度污染	43	1
18/01/11	1	良	24	0	18/02/03	2	良	36	3
18/01/12	1	良	43	3	18/02/04	2	良	65	5
18/01/13	1	良	59	7	18/02/05	2	轻度污染	68	5
18/01/14	1	轻度污染	101	10	18/02/06	2	良	55	5
18/01/15	1	严重污染	209	9	18/02/07	2	轻度污染	75	6
18/01/16	1	严重污染	265	9	18/02/08	2	良	40	6
18/01/17	1	严重污染	236	8	18/02/09	2	轻度污染	111	10
18/01/18	1	严重污染	310	7	18/02/10	2	轻度污染	47	5
18/01/19	1	严重污染	222	9	18/02/11	2	轻度污染	50	5
18/01/20	1	重度污染	171	4	18/02/12	2	良	31	8
18/01/21	1	重度污染	172	5	18/02/13	2	轻度污染	67	15
18/01/22	1	轻度污染	82	5	18/02/14	2	轻度污染	85	11
18/01/23	1	良	54	2	18/02/15	2	良	52	7

续表

日期	月份	质量等级	PM2.5	最高气温	日期	月份	质量等级	PM2.5	最高气温
18/02/16	2	重度污染	180	13	18/02/23	2	良	57	18
18/02/17	2	中度污染	115	10	18/02/24	2	轻度污染	54	7
18/02/18	2	良	58	12	18/02/25	2	良	71	12
18/02/19	2	良	55	11	18/02/26	2	轻度污染	105	18
18/02/20	2	轻度污染	104	10	18/02/27	2	中度污染	140	15
18/02/21	2	中度污染	132	8	18/02/28	2	重度污染	158	17
18/02/22	2	轻度污染	92	14					

　　本实例的教学目标是熟悉箱图、误差条图的形态、作用及应用对象，掌握 SPSS 的操作实现和结果解读。

　　（1）对 2018 年 1~2 月的 PM2.5 数据按月绘制简单箱图

　　▲ **操作步骤**

　　变量要求：一个数值变量，变量类型为数值型；一个分类变量，变量类型为数值型或字符型。

　　本例有一个数值变量"PM2.5"，一个定类变量"月份"。

　　菜单操作："图形"→"旧对话框"→"箱图"，出现箱图类型选择界面，如图 4-35 所示；点击"简单"→"定义"按钮，出现简单箱图定义主界面，如图 4-36 所示。

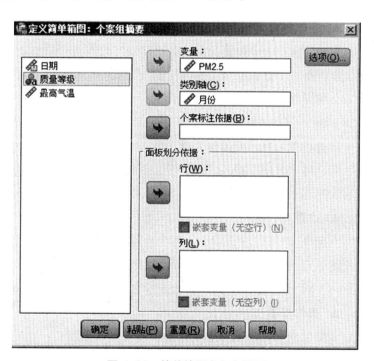

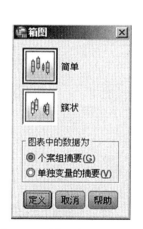

图 4-35　箱图类型选择界面

图 4-36　简单箱图定义主界面

　　参数设置：从"变量列表框"将"PM2.5"拖入"变量"框、将"月份"拖入"类别轴"框，点击"确定"绘制出简单箱图，如图 4-37 所示。

▲ 结果与分析

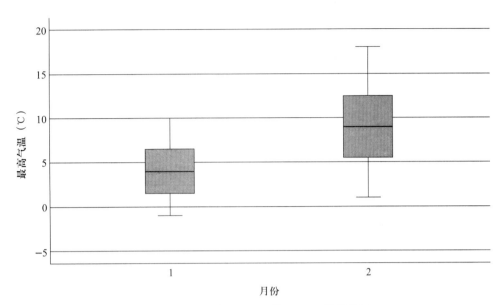

图 4-37　2018 年 1、2 月的 PM2.5 数据箱图

由图 4-37 可以直观看出，1、2 月 PM2.5 数据的最小值、下四分位数（P_{25}）、中位数（P_{50}）、上四分位数（P_{75}）和最大值等 5 个特征值的大小，并可以直观进行比较分析。

（2）按质量等级对 2018 年的 1、2 月的最高气温数据绘制复式误差条图

▲ 操作步骤

变量要求：一个数值变量，变量类型为数值型；两个分类变量，变量类型为数值型或字符型。

本例有一个数值变量"最高气温"，两个分类变量"月份"和"质量等级"。

菜单操作："图形"→"旧对话框"→"误差条形图"，出现误差条形图类型选择界面，如图 4-38 所示；点击"簇状"→"定义"按钮，出现复式误差条形图定义主界面，如图 4-39 所示。

参数设置：从"变量列表框"将"最高气温"拖入"变量"框、将"质量等级"拖入"类别轴"框、将"月份"拖入"聚类定义依据"框，点击"确定"绘制出复式误差条形图，如图 4-40 所示。

▲ 结果与分析

由图 4-40 可以直观看出，各个质量等级中 1、2 月最高气温的均值（小圆圈）及其置信区间的长度（直条长度），并可以进行直观比较分析。

（3）对 2018 年 1~2 月的 PM2.5 所有数据按日期绘制折线图

▲ 操作步骤

变量要求：一个数值变量，变量类型为数值型；一个定序变量或时间变量，变量类型为数值型或日期型。

本例有一个数值变量"PM2.5"，一个时间变量"日期"。

菜单操作："图形"→"旧对话框"→"折线图"，出现线图类型选择界面，单击"简单"→"定义"按钮，进入简单折线图定义主界面，如图 4-41 所示。

72

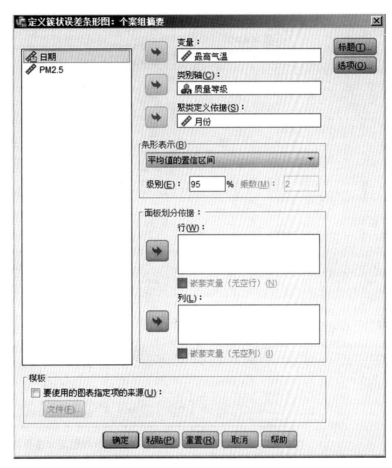

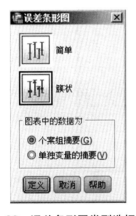

图 4-38　误差条形图类型选择界面　　　　图 4-39　复式误差条形图定义主界面

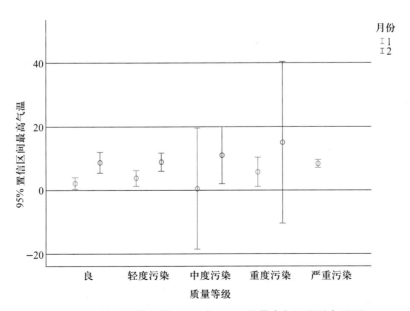

图 4-40　按质量等级的 2018 年 1、2 月最高气温误差条形图

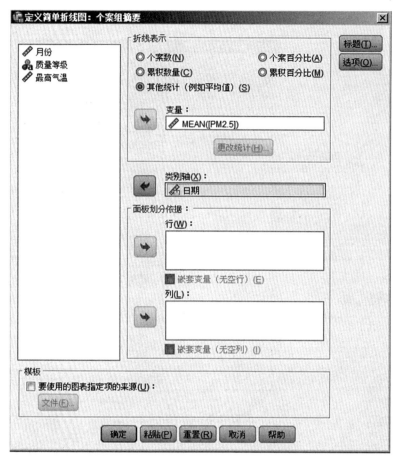

图 4-41 简单折线图定义主界面

参数设置：在"折线表示"区域选中"其他统计"：从"变量列表框"将"PM2.5"拖入"变量"框、将"日期"拖入"类别轴"框，点击"确定"绘制出简单线图，如图 4-42 所示。

▲ 结果与分析

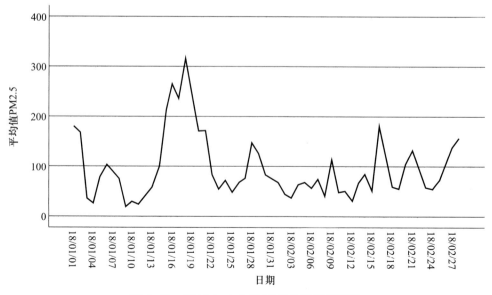

图 4-42 2018 年 1~2 月 PM2.5 的日折线图

由图 4-42 可以直观看出，1、2 月 PM2.5 的时间序列数据的变化规律（在实际中，类似绘制这种折线图的应用是很广泛的）。

第五节　散点图与点状图

▲ 统计学知识点

1. 散点图（Scatter Chart）是将两个或多个变量（一般为数值变量或有序变量）对应取值作为坐标点而形成的统计图。常用于通过点的变动规律来分析变量之间有无相关关系。需要注意的是，绘制散点图要求变量间的取值是一一对应的。

散点图可分为简单散点图、矩阵散点图、重叠散点图和三维（3-D）散点图。

（1）简单散点图：用于描述两个变量之间的关系，每个点代表一个案例的两个变量对应取值。

（2）矩阵散点图：采用矩阵形式描述多个变量之间的两两关系。

（3）重叠散点图：用于描述多个自变量与一个因变量或多个因变量与一个自变量间的关系。应注意每一坐标轴上的度量衡单位应保持一致。

（4）三维散点图：用于描述三个变量之间的综合关系。

2. 点状图（Dot Chart） 也称简单点图，采用点纵向累加的形式描述某一变量的频数分布，每个点代表一个案例的变量值，简单点图与频数分布的直方图类似。

【实例 4-4】对实例 4.3 中数据，试按要求绘制以下统计图：

（1）对 PM2.5 和最高气温绘制简单散点图。

（2）对最高气温绘制 1、2 月简单点图。

本实例的教学目标是熟悉散点图、点图的形态、作用及应用对象，掌握 SPSS 的操作实现和结果解读。

（3）对 PM2.5 和最高气温绘制简单散点图

▲ 操作步骤

变量要求：两个数值变量，变量类型为数值型。

本例有两个数值变量"PM2.5"和"最高气温"。

菜单操作："图形"→"旧对话框"→"散点图 / 点图"，出现散点图 / 点图类型选择界面，如图 4-43 所示；点击"简单散点图"→"定义"按钮，出现简单散点图定义主界面，如图 4-44 所示。

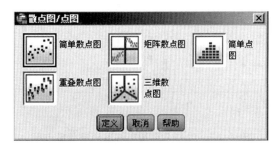

图 4-43　散点图 / 点图类型选择界面

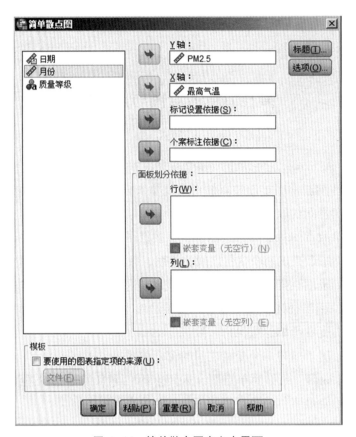

图 4-44   简单散点图定义主界面

参数设置：从"变量列表框"将"PM2.5"拖入"Y 轴"框、将"最高气温"拖入"X 轴"框，点击"确定"绘制出简单散点图，如图 4-45 所示。

▲ 结果与分析

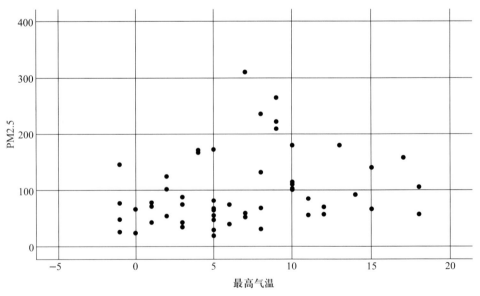

图 4-45   PM2.5 和最高气温的简单散点图

由图 4-45 可以直观看出，PM2.5 和最高气温关系未见明显的规律。

（2）对最高气温绘制 1、2 月简单点图

▲ 操作步骤

变量要求：一个数值变量，变量类型为数值型。

本例有一个数值变量"最高气温"。

菜单操作："图形"→"旧对话框"→"散点图 / 点图"，出现散点图 / 点图类型选择界面，点击"简单点图"→"定义"按钮，出现简单点图定义主界面，如图 4-46 所示。

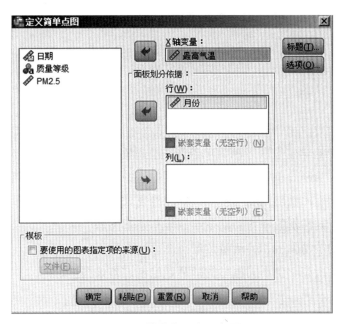

图 4-46　简单点图定义主界面

参数设置：从"变量列表框"将"最高气温"拖入"X 轴变量"框，将"月份"拖入"行"框，点击"确定"绘制出简单点图，如图 4-47 所示。

▲ 结果与分析

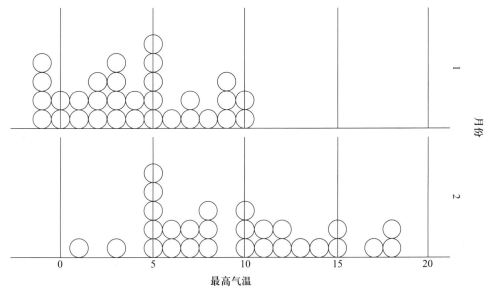

图 4-47　最高气温的 1、2 月简单点图

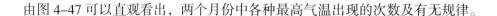

由图 4-47 可以直观看出，两个月份中各种最高气温出现的次数及有无规律。

【思考题】

1. 统计图绘制通常有哪几种方式？
2. 三类条形图的作用及应用对象如何？
3. 直方图与折线图的作用及应用对象如何？
4. 散点图作用及应用对象如何？

【习题】

1. 某高校对 2021 级学生进行体检，数据如下表所示，试按要求绘制以下统计图：

（1）针对不同性别的学生人数绘制简单条形图，针对不同性别的学生人数比例绘制饼图；针对不同血型的学生人数绘制简单条形图，针对不同血型的学生人数比例绘制饼图。

（2）针对各专业学生的性别比例绘制二维和三维复式条形图。

（3）针对各专业不同性别的平均肺活量绘制堆积条形图。

（4）针对不同性别绘制胸围和肺活量的散点图。

（5）按照各专业对所有学生不同血型的肺活量绘制误差条图。

性别	专业	胸围（cm）	肺活量（ml）	血型	性别	专业	胸围（cm）	肺活量（ml）	血型
男	预防	106.0	4838	B	男	护理	94.0	4203	A
男	预防	90.0	4072	B	男	护理	87.0	5095	A
男	预防	82.0	3637	B	男	护理	87.0	3858	B
男	预防	87.0	2658	A	男	护理	79.0	3561	AB
男	预防	86.5	4333	A	男	护理	86.5	3185	AB
男	预防	82.0	4054	O	男	护理	81.0	3320	AB
男	预防	83.0	3765	O	男	护理	80.0	3540	B
男	预防	86.0	4131	A	男	护理	84.0	3902	A
男	预防	99.5	4207	B	男	护理	87.0	4046	A
男	预防	90.0	4464	AB	男	护理	92.5	4411	B
男	预防	101.0	5706	A	男	护理	80.0	3565	AB
男	预防	104.0	3949	A	男	护理	82.0	3375	AB
男	预防	84.5	4344	A	男	护理	88.0	4841	AB
男	预防	82.0	3523	A	男	护理	78.0	3905	AB
男	预防	76.0	3451	B	男	护理	81.5	3885	AB
男	预防	76.0	3899	B	男	护理	86.0	5507	B

续表

性别	专业	胸围（cm）	肺活量（ml）	血型	性别	专业	胸围（cm）	肺活量（ml）	血型
男	预防	74.0	3323	B	男	护理	85.5	4346	B
女	预防	79.0	2585	AB	男	护理	80.0	3516	B
女	预防	77.0	2713	AB	女	护理	87.0	2420	O
女	预防	85.0	2800	AB	女	护理	80.0	1152	O
女	预防	80.0	2340	AB	女	护理	73.0	2381	AB
女	预防	82.0	2573	A	女	护理	86.0	3723	AB
女	预防	79.0	2964	B	女	护理	85.0	2468	B
女	预防	80.0	2332	B	女	护理	82.0	2811	B
女	预防	83.0	2696	AB	女	护理	75.0	2510	B
女	预防	78.0	2412	A	女	护理	82.0	2800	O
女	预防	75.5	2431	A	女	护理	84.5	2174	O
女	预防	96.0	3107	A	女	护理	92.0	2954	AB
女	预防	76.0	2458	AB	女	护理	81.0	2775	AB
女	预防	85.0	2485	AB	女	护理	75.0	2434	AB

2. 现对某高校预防医学课程成绩进行成绩分析，数据如下表所示，试按要求绘制以下统计图：

（1）计算总成绩（试卷成绩占70%，平时成绩占30%），并对总成绩、试卷成绩、平时成绩绘制折线图，描述其分布形式。

（2）对总成绩进行分段（<60，60~70，70~80，80~90，>90），按成绩分段对全部及各班级学生分别绘制直方图。

（3）依据分数段对所有学生按照不同班级绘制人口金字塔图。

（4）利用箱图比较分析两班级的总成绩差异。

学号	班级	平时成绩	试卷成绩	学号	班级	平时成绩	试卷成绩
202101	预防1班	75.84	79	202131	预防1班	75.36	71
202102	预防1班	73.58	77	202132	预防1班	75.80	69
202103	预防1班	67.82	75	202133	预防1班	72.46	81
202104	预防1班	79.78	77	202134	预防2班	74.86	65
202105	预防1班	77.80	74	202135	预防2班	77.96	67
202106	预防1班	78.68	86	202136	预防2班	79.78	77
202107	预防1班	30.96	67	202137	预防2班	79.78	77
202108	预防1班	78.58	63	202138	预防2班	53.66	53
202109	预防1班	79.78	76	202139	预防2班	78.76	71

续表

学号	班级	平时成绩	试卷成绩	学号	班级	平时成绩	试卷成绩
202110	预防1班	74.18	83	202140	预防2班	49.08	52
202111	预防1班	79.78	78	202141	预防2班	71.66	69
202112	预防1班	76.46	73	202142	预防2班	72.26	86
202113	预防1班	79.78	82	202143	预防2班	73.14	74
202114	预防1班	47.76	64	202144	预防2班	98.68	92
202115	预防1班	69.32	76	202145	预防2班	76.46	66
202116	预防1班	71.82	79	202146	预防2班	96.46	92
202117	预防1班	75.58	83	202147	预防2班	70.72	67
202118	预防1班	75.12	69	202148	预防2班	70.70	74
202119	预防1班	60.00	76	202149	预防2班	57.22	68
202120	预防1班	37.60	59	202150	预防2班	76.46	79
202121	预防1班	79.78	81	202151	预防2班	94.06	74
202122	预防1班	74.18	73	202152	预防2班	56.68	62
202123	预防1班	52.40	53	202153	预防2班	65.26	61
202124	预防1班	75.66	84	202154	预防2班	79.56	69
202125	预防1班	79.56	82	202155	预防2班	96.46	86
202126	预防1班	78.44	73	202156	预防2班	79.78	78
202127	预防1班	76.46	83	202157	预防2班	79.78	89
202128	预防1班	72.90	62	202158	预防2班	72.38	70
202129	预防1班	70.78	68	202159	预防2班	75.36	69
202130	预防1班	76.02	82	202160	预防2班	79.78	86

第五章
总体均值的参数假设检验

假设检验是统计推断的基本内容，也是多元统计分析的基础，包括参数假设检验和非参数假设检验。假设检验方法很多，但其基本原理和步骤是一致的，一般地，可以将假设检验过程分为5个步骤：建立统计假设→确定检验统计量，并求其值→查表确定 P 值或临界值→判断比较→分析结论。各种假设检验方法的本质差异就在于统计假设和检验统计量的不同，SPSS 承担的工作就是选定检验方法后，自动匹配统计量，求出统计量值，并给出 P 值，解决了假设检验中最为繁琐的两个步骤，其他步骤则需要统计学的基础。

参数假设检验是指在总体分布类型已知条件下，关于总体参数假设的一类检验方法，因其利用已知信息较为充分，检验精度相对较高，稳健性较好。本章主要介绍三种常用的 t 检验：单样本 t 检验、两独立样本 t 检验及配对样本 t 检验。

第一节　单样本 t 检验

▲ 统计学知识点

一、基本理论

单样本 t 检验旨在通过样本数据检验总体均值与某常数间的差异是否具有统计学意义。

单样本 t 检验的原假设 H_0：总体均值与某常数相等（$\mu=\mu_0$）

单样本 t 检验的统计量为

$$t = \frac{\overline{X} - \mu_0}{S/\sqrt{n}} \sim t(n-1) \tag{5-1}$$

二、适应条件

（1）样本数据资料类型为数值型且总体服从或近似服从正态分布。

（2）样本对应总体的方差未知。

【实例 5-1】某心理学家认为，一般汽车司机的视反应时平均为 175 ms，有人随机抽取 15 名汽车司机作为研究样本进行了测定，结果分别为 181、177、197、243、209、156、154、141、170、172、166、190、169、194、193。假定人的视反应时近似服从正态分布，能否根据测试结果否定该心理学家的结论？

本实例的教学目标是熟悉单样本 t 检验的基本理论、适应条件和应用对象，掌握其 SPSS 的操作实现和结果解读。

▲ 操作步骤

变量要求：一个（或多个）检验变量，变量类型为数值型，一个常数。

本例定义一个检验变量"视反应时"，将所有数据录入，已知常数为 175。

菜单操作：主菜单"分析（Analyze）"→"比较均值（Compare Means）"→"单样本 T 检验（One-sample T test）"，出现单样本 t 检验主界面。

参数设置：选择"视反应时"进入"检验变量（Test Variables）"框；将常数 175 输入"检验值（Test Value）"框，如图 5-1 所示，点击"确定（OK）"。

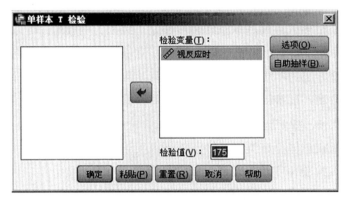

图 5-1　单样本 t 检验主界面

▲ 结果与分析

表 5-1　单样本统计量表

单样本统计				
	个案数	平均值	标准差	标准误
视反应时	15	180.80	25.098	6.480

由表 5-1 可以看出，15 名被试的视反应时均值为 180.80，标准差为 25.098。

表 5-2　单样本 t 检验结果

单样本检验						
	检验值 =175					
	t	自由度	Sig.（双尾）	平均值差值	差值95% 置信区间	
					下限	上限
视反应时	0.895	14	0.386	5.800	−8.10	19.70

由表 5-2 可以看出，单样本 t 检验中，$t=0.895$，$P=0.386>0.05$，而总体均值差值的 95% 置信区间为（−8.10，19.70），总体均值差的置信区间包括了 0，说明视反应时的总体均值与 175 ms 差异无统计学意义，因此，本次测试结果尚无充分理由否认该心理学家的结论。

第二节　两独立样本 t 检验

▲ 统计学知识点

一、基本理论

两独立样本 t 检验旨在通过两个独立样本数据检验两总体均值之间的差异是否具有统计学意义。

两独立样本 t 检验的原假设 H_0：两总体均值相等（$\mu_1=\mu_2$）或两总体均值之差为 0（$\mu_1-\mu_2=0$）。

两独立样本 t 检验分两步进行：

（1）检验两总体方差的齐性（H_0：$\sigma_1^2=\sigma_2^2$）

SPSS 利用 F 检验方法检验两总体方差的一致性。

（2）根据两总体方差是否齐性，决定检验统计量 t 和自由度 v 的选择。

若两总体方差齐性，则统计量为

$$t = \frac{(\bar{X}_1 - \bar{X}_2) - (\mu_1 - \mu_2)}{S_\omega\sqrt{\dfrac{1}{n_1} + \dfrac{1}{n_2}}} \sim t(n_1 + n_2 - 2), \qquad S_\omega{}^2 = \frac{(n_1-1)S_1^2 + (n_2-1)S_2^2}{n_1 + n_2 - 2} \qquad （5-2）$$

若两总体方差不齐，则统计量为

$$t' = \frac{(\bar{X}_1 - \bar{X}_2) - (\mu_1 - \mu_2)}{\sqrt{\dfrac{S_1^2}{n_1} + \dfrac{S_2^2}{n_2}}} \sim t(v), \qquad v = (n_1 + n_2 - 2)(\frac{1}{2} + \frac{S_1^2 \cdot S_2^2}{S_1^4 + S_2^4}) \qquad （5-3）$$

二、适应条件

（1）两个样本数据资料类型为数值型，总体服从或近似服从正态分布。

（2）两个样本为独立样本。

（3）两个样本对应总体的方差未知。

【实例 5-2】为了比较独生子女与非独生子女在社会性方面的差异，随机抽取独生子女 7 人，非独生子女 10 人，进行社会认知测验。独生子女成绩分别为 32、32、29、17、25、18、20，非独生子女成绩分别为 33、37、33、23、24、22、18、29、16、39，问独生子女与非独生子女社会认知能力是否存在差异？

本实例的教学目标是熟悉独立样本 t 检验的基本理论、适应条件和应用对象，掌握其 SPSS 的操作实现和结果解读。

▲ 操作步骤

变量要求：一个（或多个）检验变量，变量类型为数值型，一个分组变量，变量类型是数值型或字符型；两样本数据全部是检验变量的取值，两样本的组别通过分组变量取值（如 0、1 或 1、2 等）区分。

本例定义一个检验变量"社会认知成绩"，一个分组变量"是否独生子女"；将两组成绩全部录入到检验变量，在分组变量中，独生子女组录入1，非独生子女组录入0。

菜单操作：主菜单"分析（Analyze）"→"比较均值（Compare Means）"→"独立样本T检验（Independent-samples T test）"，出现独立样本 t 检验主界面。

参数设置：选择"社会认知成绩"进入"检验变量（Test Variables）"框；选择"是否独生子女"进入"分组变量（Grouping Variables）"框，并点击"定义组（Define Groups）"按钮，在"组1（Group1）"和"组2（Group2）"框中分别输入分组变量的两个取值1和0，如图5-2所示，点击"确定（OK）"。

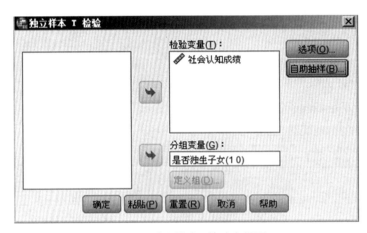

图 5-2　独立样本 t 检验主界面

▲ 结果与分析

表 5-3　独立样本统计量表

组统计					
	是否独生子女	个案数	平均值	标准差	标准误
社会认知成绩	是	7	24.71	6.473	2.447
	否	10	27.40	7.961	2.517

由表5-3可以看出，独生子女社会认知成绩的平均值为24.71，非独生子女社会认知成绩的平均值为27.40。独生子女较非独生子女的样本测验的社会认知平均得分要低，但这个差异是否具有统计学意义，需要查看 t 检验结果。

表 5-4　独立样本 t 检验表

独立样本检验		方差等同性检验		平均值等同性 t 检验						
		F	显著性	t	自由度	Sig.（双尾）	平均值差值	标准差差值	差值95%置信区间	
									下限	上限
社会认知成绩	假定等方差	0.729	0.407	−0.736	15	0.473	−2.686	3.648	−10.461	5.089
	不假定等方差			−0.765	14.554	0.456	−2.686	3.511	−10.188	4.817

表 5-4 包括两种检验结果：一是两总体方差齐性的 F 检验。本例检验统计量值 $F=0.729$，$P=0.407>0.05$，说明两总体方差是齐性的；二是两总体均值是否相等的 t 检验，分为"假定等方差"和"不假定等方差"两行数据结果，这两行数据的选择要依据 F 检验结果。

本例经检验是方差齐性的，所以应选择"假定等方差"行的结果，即 $t=-0.736$，$P=0.473>0.05$；同时，差值的 95% 置信区间为（-10.461，5.089），置信区间包含 0，说明两者差异无统计学意义，因此，尚不能认为独生子女与非独生子女在总体上的社会认知能力方面有差异。

第三节　配对样本 t 检验

▲ 统计学知识点

一、基本理论

配对样本 t 检验旨在通过配对样本数据检验两总体均值之间的差异是否具有统计学意义。

配对样本 t 检验的原假设 H_0：两总体均值之差为 0（$\mu_1=\mu_2$）或两总体均值相等（$\mu_1=\mu_2$）。

配对样本 t 检验过程可以这样理解：先求配对样本的差值样本（差值样本均值为 $\overline{D}$，标准差为 S_d），从而将配对样本 t 检验转化为单样本 t 检验，检验原假设 H_0 变为差值样本的总体均数为 0（$\mu_d=\mu_1-\mu_2=0$）。

配对样本 t 检验的统计量为

$$t=\frac{\overline{D}-\mu_d}{S_d/\sqrt{n}}\sim t(n-1) \tag{5-4}$$

二、适应条件

（1）两个样本数据资料类型为数值型，总体服从或近似服从正态分布。

（2）两个样本为配对样本。

（3）两个样本对应总体的方差未知。

【实例 5-3】对 9 名被试进行两种夹角（15°，30°）的缪勒－莱伊尔错觉实验，结果如表 5-5 所示，问两种夹角的情况下，错觉量是否有差异？

表 5-5　缪勒－莱伊尔错觉实验数据

被试	1	2	3	4	5	6	7	8	9
15°	14.7	18.9	17.2	15.4	15.3	13.9	20.0	16.2	15.3
30°	10.6	15.1	16.2	11.2	12.0	14.7	18.1	13.8	10.9

本实例的教学目标是熟悉配对样本 t 检验的基本理论、适应条件和应用对象，掌握 SPSS 的操作实现和结果解读。

▲ 操作步骤

变量要求：一对（或多对）检验变量，变量类型为数值型；两样本数据分别为两个配对变量的取值。

本例定义两个配对变量"十五度错觉量"和"三十度错觉量",两组数据分别录入两个配对变量。

菜单操作:主菜单"分析(Analyze)"→"比较均值(Compare Means)"→"配对样本 T 检验(Paired–samples T test)",出现配对样本 *t* 检验主界面。

参数设置:选择"十五度错觉量"和"三十度错觉量"进入"成对变量(Paired Variables)"框的"Variable1"和"Variable2",如图 5–3 所示,点击"确定(OK)"。

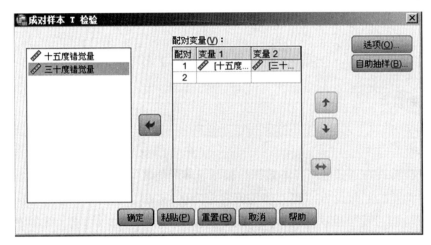

图 5-3　配对样本 *t* 检验主界面

▲ 结果与分析

表 5-6　配对样本统计量表

配对样本统计					
		平均值	个案数	标准差	标准误
配对 1	十五度错觉量	16.322	9	2.0123	0.6708
	三十度错觉量	13.622	9	2.6248	0.8749

由表 5–6 可以看出,"十五度错觉量"的样本均数为 16.322,"三十度错觉量"的样本均数为 13.622,"十五度错觉量"的样本均数较"三十度错觉量"大,但这个差异是否具有统计学意义,需要查看配对样本 *t* 检验结果。

表 5-7　配对样本相关性检验表

配对样本相关性				
		个案数	相关性	显著性
配对 1	十五度错觉量 & 三十度错觉量	9	0.745	0.021

由表 5–7 结果显示,两组样本相关系数 $r=0.745$,$P=0.021<0.05$,说明相关性有统计学意义,且相关程度也较高,适合做配对检验。

表 5-8　配对样本 t 检验结果

		配对差值					t	自由度	Sig.（双尾）
		平均值	标准差	标准误	差值 95% 置信区间				
					下限	上限			
配对 1	十五度错觉量 –三十度错觉量	2.7000	1.7514	0.5838	1.3537	4.0463	4.625	8	0.002

表 5-8 给出检验结果，$t=4.625$，$P=0.002<0.05$，同时，总体差值的 95% 置信区间为（1.3537，4.0463），置信区间不包含 0，说明两者差异有统计学意义，因此可以认为两种夹角情况下，缪勒 – 莱伊尔错觉量有差异。

【思考题】

1. SPSS 处理独立样本 t 检验与配对样本 t 检验时，对变量的要求有何区别？
2. 配对样本 t 检验是如何转换为单样本 t 检验的？

【习题】

1. 正常人的脉搏平均为 72 次 / 分，某医院测得 15 例慢性四乙基铅中毒患者的脉搏（次 / 分）如下：54，67，68，70，66，78，67，70，65，69，75，66，78，67，60，试问四乙基铅中毒患者和正常人的脉搏次数有无差异？（$\alpha =0.05$）

2. 某医院用新药与常规药物治疗婴幼儿贫血，将 16 名贫血患儿随机分为两组，分别接受两种药物治疗，测得血红蛋白增加量（单位：g/L）如下表所示，问新药与常规药的疗效有无差异？（$\alpha =0.05$）

新药组	24	36	25	14	26	34	23	30
常规药组	14	18	20	15	22	24	21	25

3. 8 只 60 日龄大鼠在某种处理前后的体重（单位：g）改变如下表所示，试问大鼠处理前后体重的改变有无统计学意义？（$\alpha =0.05$）

处理前	25.7	24.4	21.1	25.2	26.4	23.8	21.5	22.9
处理后	22.5	23.2	21.4	23.4	25.4	20.4	21.5	21.7

第六章
方差分析

▲ 统计学知识点

一、方差分析的四个基本概念

1. 试验效应（Test Effect） 指随机试验的基本结果。

2. 因变量（Test Indicator） 也称试验指标或观测变量，指衡量试验效应的具体指标变量。在一个随机试验中，一般有单（因）变量、多（因）变量及重复测量取值（因）变量等类型。

3. 因素变量（Factor） 也称因素，指影响试验效应的变量或条件。在一个随机试验中，因素变量一般可分为可控因素变量（固定因子）、随机因素变量（随机因子）以及协变量。可控因素变量是指研究中施加的对结果形成影响的可控因素，是重点研究的变量；随机因素变量是指不可控的随机因素；协变量则是指对效应影响较大且难以控制的混杂因素，且为计量变量（若为定类变量，常作为随机因子）。

4. 因素水平（Level） 指各因素（可控因素或随机因素）在随机试验中所处的不同状态（对应因素变量的不同取值），每个因素至少有两个水平。

二、方差分析的基本原理及基本适应条件

方差分析（Analysis of Variance，ANOVA），又称"变异数分析"或"F检验"，由 R.A.Fisher 设计，是一类分析单因素或多因素的不同水平间因变量的均值是否有差异的假设检验方法。目的是通过数据分析找出对因变量有显著影响的因素、各因素之间的交互作用以及影响因素的最佳水平等。

方差分析的基本原理是从总离差平方和（总变异）中分解出可追溯到指定来源的部分离差平方和，构造 F 统计量，进行假设检验。

方差分析的基本适应条件：①独立性：各总体的样本是相互独立的随机样本；②正态性：各独立样本对应总体服从正态分布；③方差齐性：各总体方差差异无统计学意义。

在实际应用中，要进行方差分析，还要明确获得样本数据的试验设计类型，因为不同的试验设计类型 [如析因设计、随机区组（配伍组）设计、二阶段交叉设计、正交设计等]，在方差分析中对总变异的分解是不同的，相应方差分析的统计量也不同，在分析时要注意正确选择 SPSS 提供的方差分析模块，有些试验设计还需要先作一些预处理操作（正交设计）。

三、SPSS 的方差分析模块

SPSS 提供了 4 个方差分析功能模块：

1. 单因素方差分析　主菜单"分析（Analyze）"→"比较均数（Compare Means）"→"单因素 ANOVA（One-Way ANOVA）"，可以进行单因变量或多因变量的单因素（可控因素）方差分析。

2. 单因变量方差分析　主菜单"分析（Analyze）"→"一般线性模型（General Linear Model）"→"单变量（Univariate）"，可以进行单因变量的单因素、多因素以及协方差分析等（至少有一个可控因素）。

3. 单因变量重复测量方差分析　主菜单"分析（Analyze）"→"一般线性模型（General Linear Model）"→"重复测量（Repeated Measures）"，可以进行单因变量重复测量的单因素、多因素以及协方差分析等（至少有一个可控因素）。

4. 多因变量方差分析　主菜单"分析（Analyze）"→"一般线性模型（General Linear Model）"→"多变量"，可以进行多因变量的单因素、多因素以及协方差分析等（至少有一个可控因素）。

第一节　单因素方差分析

▲ 统计学知识点

单因素方差分析（单因素 ANOVA 检验）是分析完全随机设计的多个独立样本总体均数差异是否有统计学意义的一种参数检验方法。

单因素方差分析的原假设 H_0：多总体均值相等（$\mu_1=\mu_2=\cdots=\mu_k$）。

一、基本原理

将全部观测值间的总变异（总离均差平方和）分解成组间（处理）变异和组内（误差）变异，即 $SS_{总}=SS_{组间}+SS_{组内}$，总的自由度 ν 也相应分解成组间自由度和组内自由度，即 $\nu_{总}=\nu_{组间}+\nu_{组内}$；组间变异主要体现处理因素的作用，组内变异主要表示随机误差的影响；然后由式 $MS=SS/\nu$ 分别算出各部分的均方，最终求出 $F=\dfrac{MS_{组间}}{MS_{组内}}$ 值，判断处理因素在各组间的差异。

当检验结果拒绝原假设时，一般要进一步进行两两比较（事后多重比较）检验。两两比较的检验方法有很多，一般的选择策略为：若存在明确的对照组，进行验证性研究，几个实验组与对照组进行比较，宜用邓尼特（Dunnett）法，当实验次数较少，也可用 LSD 法；若多个均数间的两两比较，进行探索性研究，当试验次数不多时，常采用 S-N-K 法；当各组试验次数（个案数）相等时，也可用图基（Tukey）法或邦佛伦尼（Bonferroni）法（实验组数 <5）；而各组试验次数（个案数）不相等时，可用雪费（Scheffe）法。

二、适应条件

（1）各组样本观测变量随机独立。

（2）各组样本观测变量来自正态总体。

（3）各组样本观测变量对应总体满足方差齐性。

【实例6-1】某医生为研究一种降糖新药的疗效，以统一的标准选择了34名2型糖尿病患者，按完全随机设计方案将患者分为3组进行双盲临床试验。其中，降糖新药高剂量组12人、低剂量组12人、对照组10人。对照组服用公认的降糖药物，治疗4周后测得其餐后2 h血糖的下降值（mmol/L），结果如表6-1所示，问治疗4周后，3组餐后2 h血糖下降值的总体平均水平是否有差异？

表6-1　糖尿病患者治疗4周餐后2 h血糖的下降值（mmol/L）

高剂量组	低剂量组	对照组
5.6	0.6	2.4
9.5	5.7	0.9
6	12.8	7
8.7	4.1	3.9
9.2	1.8	1.6
5	0.1	6.4
16.3	2	2.7
11.8	5.6	6.9
14.6	7	1.5
4.9	7.9	3.8
8.1	4.3	
3.8	6.4	

本实例的教学目标是熟悉单因素方差分析的基本原理、适应条件和应用对象，掌握其SPSS操作实现和结果解读。

▲ 操作步骤

变量要求：一个因变量（观测变量），变量类型为数值型；一个分组（因子）变量（处理因素），变量类型为数值型或字符型。

各样本观测数据都是因变量取值，分组变量取值是各样本数据对应处理组的编号（如1、2、3…）。

本例中定义一个因变量"血糖下降值"，一个分组变量"组别"，并设置值标签为"1= 高剂量组，2= 低剂量组，3= 对照组"，将所有各组观测数据都录入因变量，数据对应的组别值1、2、3录入分组变量。

菜单操作：主菜单"分析（Analyze）"→"比较均数（Compare Means）"→"单因素 ANOVA（One-Way ANOVA）"，出现单因素方差分析主界面。

参数设置：选"血糖下降值"到"因变量列表（Dependent List）"框；将分组变量"组别"选至"因子（Factor）"框，如图6-1所示。

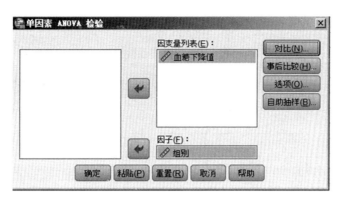

图 6-1 单因素方差分析主界面

点击"选项"按钮，勾选"方差齐性检验"，如图 6-2 所示，点击"继续（Continue）"；单击"事后比较"按钮，本例中关注前两组与对照组的比较，故选中"邓尼特（Dunneet）"，若需要三组间两两比较，也可以选中"LSD"或"S-N-K"，如图 6-3 所示，点击"继续（Continue）"返回主界面，点击"确定（OK）"。

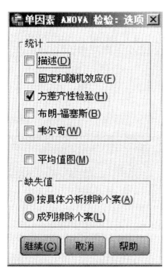

图 6-2 选项按钮界面

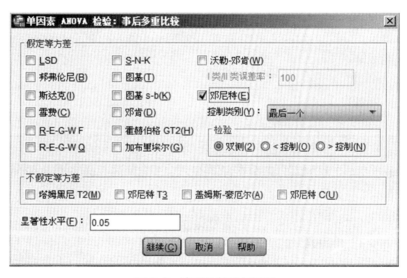

图 6-3 事后比较按钮界面

▲ 结果与分析

（1）单因素方差分析的适应条件分析

独立性判定：各组样本观测变量的独立性一般要通过实际意义判定，由本题的实验设计看，显然是满足的。

正态性判定：观测变量的正态性判定可以利用多种方法，如 P-P 图、Q-Q 图、拟合分布检验等。在这里介绍正态性拟合检验，在"探索"模块里实现。

菜单操作："分析"→"描述统计"→"探索"，出现探索分析主界面。

界面参数设置：选"血糖下降值"到"因变量列表"框，将分组变量"组别"选至"因子"框；单击"绘制"按钮，打开"探索：图"对话框，勾选"待检验的正态图"，点击"继续"。经验证，3 组的血糖下降值均服从正态分布。

方差齐性判定：方差齐性检验结果如表 6-2 所示。

表 6-2　方差齐性检验

方差齐性检验		莱文统计	自由度 1	自由度 2	显著性
血糖下降值	基于平均值	0.959	2	31	0.394
	基于中位数	0.938	2	31	0.402
	基于中位数并具有调整后自由度	0.938	2	26.817	0.404
	基于剪除后平均值	0.954	2	31	0.396

由表 6-2 基于平均值的方差齐性检验结果显示，统计量值为 0.959，$P=0.394>0.05$，差异无统计学意义，表明 3 组总体方差满足齐性条件。

（2）单因素方差分析结果

表 6-3　单因素方差分析表

ANOVA					
血糖下降值					
	平方和	自由度	均方	F	显著性
组间	150.004	2	75.002	6.452	0.005
组内	360.381	31	11.625		
总计	510.385	33			

表 6-3 单因素方差分析结果显示，3 组间的总体均数比较的统计量 $F=6.452$，$P=0.005<0.05$，说明 3 组总体均数差异有统计学意义，所以可以认为 3 组间总体均数不全相等。为进一步了解两处理组与对照组间是否均有差别，尚需进行多重比较。

（3）单因素方差分析的事后多重比较

表 6-4　两组与对照组间比较表

多重比较						
因变量：血糖下降值						
邓尼特 t（双侧）[a]						
（I）组别	（J）组别	平均值差值（I-J）	标准差	显著性	95% 置信区间	
					下限	上限
高剂量组	对照组	4.91500[*]	1.45989	0.004	1.5418	8.2882
低剂量组	对照组	1.14833	1.45989	0.644	-2.2249	4.5216

*. 平均值差值的显著性水平为 0.05

a. 邓尼特 t 检验将一个组视为控制组，并将所有其他组与其进行比较

表 6-4 显示，高剂量组和对照组总体均数比较检验的 $P=0.004<0.05$，两者间差异有统计学意义，且高剂量组与对照组的均值差为 4.915，可认为高剂量组血糖下降值高于对照组；低剂量组

和对照组总体均数检验的 $P=0.644>0.05$，两者间差异无统计学意义，尚不能认为低剂量组与对照组血糖下降值有差别。

第二节　单因变量双因素方差分析

▲ 统计学知识点

双因素方差分析适应于随机区组设计的两组或多组间样本总体均数的比较，用于判断处理因素和区组因素作用的差异是否有统计学意义。

一、基本原理

将全部观测值间的总变异（总离均差平方和）分解成处理变异、区组变异和误差变异，即 $SS_{总}=SS_{处理}+SS_{区组}+SS_{误差}$，总的自由度 v 也相应分解为 $v_{总}=v_{处理}+v_{区组}+v_{误差}$；然后通过公式 $MS=SS/v$ 算出各部分的均方 MS；最终用 $MS_{处理}$ 和 $MS_{区组}$ 分别除以 $MS_{误差}$，求得各自的 F 值，从而判断处理因素和区组因素有无作用。双因素方差分析既能分析处理因素有无作用，又能分析区组因素是否有作用，检验效能高于单因素方差分析。

二、适应条件

（1）各组样本观测变量随机独立。
（2）各组样本观测变量来自正态总体。
（3）各组样本观测变量总体满足方差齐性。

【实例6-2】拟用小白鼠为研究对象，了解 A、B、C 3 种不同营养素的增重效果。本研究采用随机区组设计，用窝别作为划分区组的特征，以消除遗传因素对体重增长的影响，现将同品系同体重的 24 只小白鼠分为 8 个区组，每个区组 3 只小白鼠，分别给予 A、B、C 3 种不同的营养素喂养，3 周后体重增量（g）结果如表 6-5 所示，问小白鼠经 3 种不同的营养素喂养后体重增量有无差别？

表6-5　3种不同营养素喂养小白鼠后体重增量（单位：g）

组号	A 营养素	B 营养素	C 营养素
1	50.10	58.20	64.50
2	47.80	48.50	62.40
3	53.10	53.80	58.60
4	53.50	64.20	72.50
5	71.20	68.40	79.30
6	41.40	45.70	38.4
7	61.90	53.00	51.20
8	42.20	39.80	46.20

本实例的教学目标是熟悉双因素方差分析的基本原理、适应条件和应用对象，掌握其SPSS操作实现和结果解读。

▲ 操作步骤

变量要求：一个因变量（观测变量），变量类型为数值型；两个分组变量（也称固定因子，即一个为处理组变量，一个为区组变量），变量类型为数值型或字符型。

各样本观测数据都是因变量取值，两分组变量取值是各样本观测数据对应处理组和区组的编号（如1、2、3…）（注：SPSS提供的单因变量方差分析还可以处理多个固定因子、多个随机因子及多个协变量的方差分析问题）。

本例中定义一个因变量"体重增量"，两个分组变量"区组"和"营养素"，并对"营养素"设置值标签为"1= A营养素，2= B营养素，3= C营养素"，将所有各组观测数据都录入因变量，观测数据对应的区组值（1~8）和处理组值（1、2、3）分别录入分组变量。

菜单操作：主菜单"分析（Analyze）"→"一般线性模型（General Linear Model）"→"单变量（Univariate）"命令，进入单因变量双因素分析主界面。

参数设置：选"体重增量"至"因变量（Dependent Variable）"框；将"区组"和"营养素"选至"固定因子（Fixed Factors）"框，如图6-4所示。

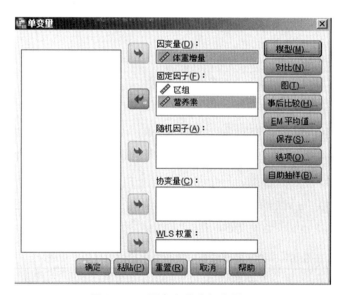

图6-4 双因素方差分析主界面

单击"模型（Model）"按钮，打开"单变量：模型（Univariate：Model）"对话框，选中"构建项（B）"选项，"构建项类型（Build Term）"选择"主效应（Main effects）"，然后将"区组"和"营养素"移到右侧"模型（Model）"框，如图6-5所示，点击"继续（Continue）"；点击"事后比较（Post Hoc）"按钮，进入两两比较界面；本例中主要比较营养素间有无差别，故将"营养素"选入右侧"事后检验（Post Hoc Tests for）"框，选中LSD或S-N-K，如图6-6所示，点击"继续（Continue）"返回主界面，单击"确定（OK）"。

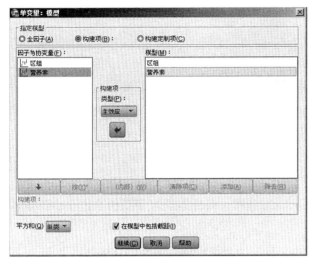

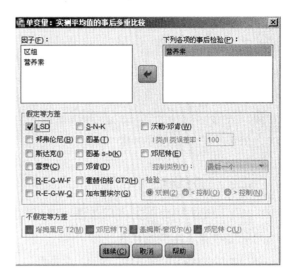

图 6-5 模型按钮界面　　　　　　　　　图 6-6 事后比较按钮界面

▲ 结果与分析

表 6-6 双因素方差分析表

主体间效应检验					
因变量：体重增量					
源	Ⅲ 类平方和	自由度	均方	F	显著性
修正模型	2372.627[a]	9	263.625	8.617	0.000
截距	73250.450	1	73250.450	2394.406	0.000
区组	2184.126	7	312.018	10.199	0.000
营养素	188.501	2	94.250	3.081	0.078
误差	428.292	14	30.592		
总计	76051.370	24			
修正后总计	2800.920	23			

a. $R^2 = 0.847$（调整后 $R^2 = 0.749$）

表 6-6 方差分析结果显示，区组的影响（$F=10.199$，$P=0.000<0.05$）差异有统计学意义，说明不同区组间小白鼠体重增量总体均数不同；处理因素（营养素）的影响（$F=3.081$，$P=0.078>0.05$）差异无统计学意义，尚不能认为不同营养素对小白鼠体重增量的总体均数有差异。

由于方差分析结果显示处理因素对小白鼠体重增量的影响差异无统计学意义，故不同营养素对小白鼠体重增量的影响，无需进行事后多重比较。

第三节　单因变量协方差分析

▲ 统计学知识点

协方差分析（Analysis of Covariance）是为消除难以控制的随机变量（混杂因素）的影响，将回归分析和方差分析结合起来检验多组样本间的总体均值差异是否有统计学意义的一种参数检验方法。

一、基本原理

将那些难以控制的数值随机变量作为协变量（若存在定类随机变量，则作为随机因子），建立因变量随协变量变化的线性回归方程，从因变量的总平方和中扣除协变量对因变量的回归平方和，排除协变量的影响，再对修正后的主效应进行方差分析，从而实现对控制变量效果的准确评价。

二、适应条件

（1）满足方差分析的应用条件：观测变量服从正态分布、各样本观测变量相互独立、各样本观测变量对应总体满足方差齐性。

（2）协变量与因变量间存在线性关系，各组协变量与因变量所建立的回归直线基本平行。

（3）协变量是不影响处理因素的变量，即协变量与处理因素之间没有交互影响。

三、应用对象

对两组或多组之间总体均值比较，存在一些难以控制的混杂因素，且这些混杂因素若不控制将对观测变量产生较为重要的影响，这时适合用协方差分析。需要注意的是协变量与因变量都是数值变量。

【实例6-3】为了解A、B、C 3种运动模式对体重的控制效果，将24位肥胖者按照完全随机设计分成3组，然后采用健康教育方式，引导每组受试者分别采取A、B、C 3种不同的运动模式，每天进行2 h的锻炼来控制体重。1个月后测量其体重，结果如表6-7所示，问3种不同的运动模式对体重控制有无差别？

表6-7　受试者锻炼前后体重（单位：kg）

模式 A		模式 B		模式 C	
初始体重	后测体重	初始体重	后测体重	初始体重	后测体重
85	70	97	77	89	82
83	68	90	76	91	84
75	65	100	78	83	80
76	67	95	78	95	83
80	67	103	81	100	85
91	71	106	82	102	87
84	69	99	79	105	90
90	72	94	78	110	92

本实例的教学目标是熟悉协方差分析的基本原理、适应条件及应用对象，掌握其SPSS操作实现和结果解读。

▲ 操作步骤

变量要求：一个因变量，变量类型为数值型；一个（或多个）分组变量（也称固定因子），变量类型为数值型或字符型；一个（或多个）协变量，变量类型为数值型；若存在随机因子变量，可以定义一个（或多个）随机因子变量，变量类型为数值型或字符型。

各样本两组数据分别是因变量和协变量的取值，一个（或多个）分组变量取值是各样本数据对应处理组的编号（如 1、2、3…）。

本例中定义一个因变量"后测体重"，一个协变量"初始体重"，一个分组变量"运动模式"，并对"运动模式"设置值标签为"1= 模式 A，2= 模式 B，3= 模式 C"，将各样本的两组数据分别录入因变量和协变量，数据对应的处理组值（1、2、3）录入分组变量。

用 SPSS 进行协方差分析，可以分两个步骤进行，首先进行回归斜率是否相等的检验，然后进行协方差分析。

1. 回归斜率相等分析

菜单操作："图形（Graphs）"→"旧对话框（Legacy Dialogs）"→"散点图 / 点图（Scatter/Dot）"，进入散点图主界面。

参数设置：点击"简单散点图（Simple Scatter）"，点击"定义（Define）"按钮；选"初始体重"到"Y 轴（Y Axis）"框，选"后测体重"到"X 轴（X Axis）"框，选"运动模式"到"标记设置依据"框，单击"确定"按钮，绘制散点图，如图 6-7 所示。然后双击散点图，出现"图表编辑器"页面，点击散点图上侧"添加子组拟合线"框，关闭"图表编辑器"页面，结果如图6-8 所示。

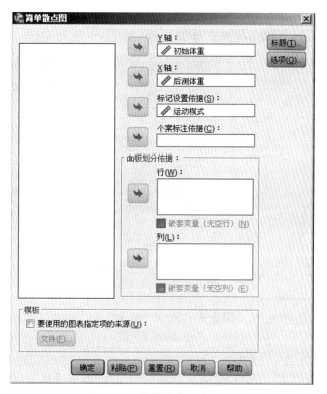

图 6-7 简单散点图主界面

图 6-8 可以看出 3 组样本中初始体重和后测体重有明显的直线趋势，且 3 组中直线趋势的斜率接近，可以进一步进行协方差分析。

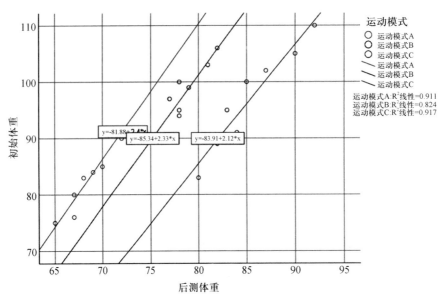

图 6-8　后测体重与初始体重散点图

2. 初始体重和运动模式之间有无交互作用分析

菜单操作："分析"→"一般线性模型"→"单变量"命令，进入协方差分析主界面。

参数设置：选"后测体重"到"因变量（Dependent Variable）"框，将"运动模式"选至"固定因子（Fixed Factors）"框，将"初始体重"选至"协变量（Covariate）"框，如图 6-9 所示。

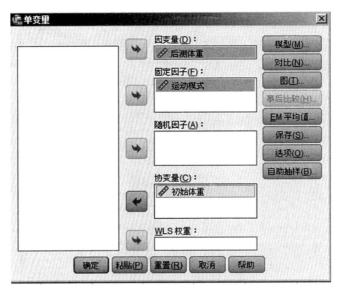

图 6-9　协方差分析主界面

在图 6-9 中单击"模型"按钮，出现"单变量：模型"（指定模型）界面。在"构建项"区域，先在"类型（P）"下选择"主效应"，将"运动模式""初始体重"选入右侧"模型"框，然后在"类型（P）"下选择"交互"，将"运动模式"和"初始体重"同时选中放入右侧"模型"框，产生一个初始体重与运动模式的交互作用项，如图 6-10 所示。

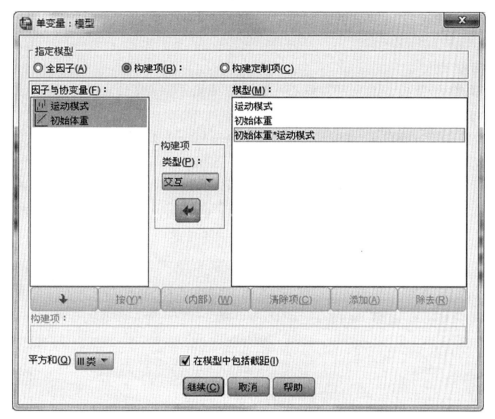

图 6-10 指定模型界面

▲ 结果与分析

表 6-8 协方差分析结果

主体间效应检验					
因变量：后测体重					
源	Ⅲ 类平方和	自由度	均方	F	显著性
修正模型	1300.011[a]	5	260.002	260.771	0.000
截距	158.700	1	158.700	159.169	0.000
运动模式	1.000	2	0.500	0.501	0.614
初始体重	119.474	1	119.474	119.827	0.000
运动模式 * 初始体重	1.093	2	0.546	0.548	0.588
误差	17.947	18	0.997		
总计	145623.000	24			
修正后总计	1317.958	23			

a. $R^2 = 0.986$（调整后 $R^2 = 0.983$）

由表 6-8 中可见，运动模式与初始体重交互作用检验的 $F=0.548$，$P=0.588>0.05$，说明运动模式和初始体重之间交互作用无统计学意义，即可以认为初始体重对后测体重的影响不会随运动模式的不同而不同，也就是说不同的运动模式下，初始体重对后测体重的影响是平行的，其实质也是通过了回归斜率相等的检验。

3. 协方差分析

菜单操作："分析（Analyze）"→"一般线性模型（General Linear Model）"→"单变量（Univariate）"命令，进入协方差分析主界面。

参数设置：选"后测体重"到"因变量（Dependent Variable）"框，将"运动模式"选至"固定因子（Fixed Factors）"框，将"初始体重"选至"协变量（Covariate）"框，如图6-9所示。

因上面分析已经说明初始体重与运动模式没有交互作用，因此模型中不应该放入两者的交互项，否则会对模型的变异度分解产生影响。点击"模型"按钮，出现"单变量：模型"（指定模型）界面，将初始体重与运动模式的交互项删除，如图6-11所示。

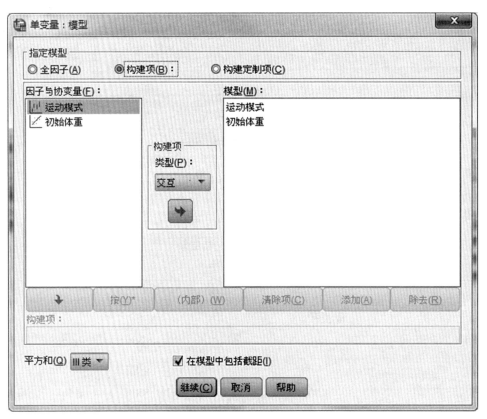

图6-11　指定模型界面

在协方差分析主界面（图6-9），点击"EM平均值"按钮，在"因子与因子交互"框，选"运动模式"至"平均值"框，选中"比较主效应"，对"运动模式"各组的后测体重平均值进行组间比较，且进行Tukey LSD事后比较检验，如图6-12所示；点击"选项"按钮，选中"（方差）齐性检验"，如图6-13所示，点击"继续（Continue）"回到主界面，点击"确定（OK）"。

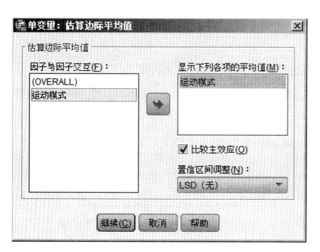

图 6-12　EM 平均值按钮界面

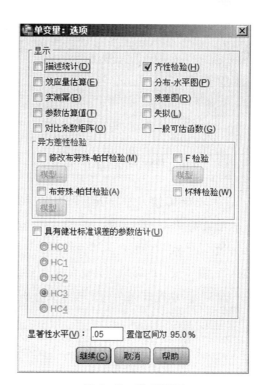

图 6-13　选项界面

▲ 结果与分析

（1）方差齐性检验

表 6-9　协方差分析方差齐性检验

误差方差的莱文等同性检验ᵃ			
因变量：后测体重			
F	自由度 1	自由度 2	显著性
1.379	2	21	0.274

检验"各个组中的因变量误差方差相等"这一原假设

a. 设计：截距 + 运动模式 + 初始体重

由表 6-9 方差齐性检验结果可知，$F=1.379$，$P=0.274>0.05$，说明各组总体方差差异无统计学意义，即可以认为各组之间总体方差满足方差齐性。

（2）协方差分析结果分析

表 6-10　协方差分析结果

主体间效应检验					
因变量：后测体重					
源	Ⅲ 类平方和	自由度	均方	F	显著性
修正模型	1298.919ᵃ	3	432.973	454.815	0.000
截距	184.108	1	184.108	193.396	0.000
运动模式	367.799	2	183.900	193.177	0.000
初始体重	162.585	1	162.585	170.787	0.000

续表

主体间效应检验			
因变量：后测体重			
误差	19.040	20	0.952
总计	145623.000	24	
修正后总计	1317.958	23	

a. $R^2 = 0.986$（调整后 $R^2 = 0.983$）

由表 6-10 协方差分析结果可知，协变量"初始体重"对因变量"后测体重"检验的统计量值 $F=170.787$，$P=0.000 < 0.05$，说明"初始体重"对"后测体重"的影响差异有统计学意义；处理因素变量"运动模式"对因变量"后测体重"检验的统计量值 $F=193.177$，$P=0.000<0.05$，说明"运动模式"对"后测体重"的影响差异也有统计学意义，即 3 个运动模式组间体重减少的总体均值不全相等。

（3）运动模式间两两比较结果分析

表 6-11　3 组间两两比较

成对比较						
因变量：后测体重						
（I）运动模式	（J）运动模式	平均值差值（I-J）	标准误差	显著性[b]	差值的 95% 置信区间[b]	
					下限	上限
运动模式 A	运动模式 B	-3.924*	0.674	0.000	-5.330	-2.518
	运动模式 C	-11.130*	0.650	0.000	-12.486	-9.773
运动模式 B	运动模式 A	3.924*	0.674	0.000	2.518	5.330
	运动模式 C	-7.206*	0.489	0.000	-8.226	-6.185
运动模式 C	运动模式 A	11.130*	0.650	0.000	9.773	12.486
	运动模式 B	7.206*	0.489	0.000	6.185	8.226

基于估算边际平均值

*. 平均值差值的显著性水平为 0.05。

b. 多重比较调节：最低显著差异法（相当于不进行调整）

表 6-11 给出了 3 组进行两两比较的结果，可见，所有检验都有 $P<0.001$，说明 3 组间两两总体均值的差异都有统计学意义，可以认为 3 种不同的运动模式对体重控制效果都有差别。

表 6-12　3 组调整后的平均值

估算值				
因变量：后测体重				
运动模式	平均值	标准误差	95% 置信区间	
			下限	上限
运动模式 A	72.524[a]	0.456	71.572	73.475
运动模式 B	76.448[a]	0.383	75.649	77.247
运动模式 C	83.653[a]	0.369	82.883	84.424

a. 按下列值对模型中出现的协变量进行求值：初始体重 =92.63

表6-12给出了各组"后测体重"的模型估算平均值及置信区间。

第四节　重复测量方差分析

▲ 统计学知识点

重复测量资料是指对受试对象给予一种或多种处理后，对同一受试对象的某观测变量进行多次测量所得到的数据。如同一种药物在患者使用后不同时间的血药浓度，对患者治疗（手术）后一天、三天、一周、两周等多个时间点进行变量检测和观察。

重复测量研究的目的是探讨同一研究对象的某观测变量在不同时间点上的变化情况。重复测量观测值之间因为来自同一受试对象的不同时间点，数据间存在相关性，不宜采用常规的方差分析，否则将会增大犯第一类错误的概率。

一、基本原理

将总变异$SS_{总}$和总自由度$v_{总}$进行相应的分解：假设处理因素为A，测量时间因素为B，且两因素相互独立无交互作用，则有

$$SS_{总} = SS_{组间}（观察对象）+ SS_{组内}（重复测量）$$

其中，

$$SS_{组间}（观察对象）= SS_{处理A}（处理因素）+ SS_{组间误差}$$

$$SS_{组内}（重复测量）= SS_{测量时间B}（时间因素）+ SS_{组内误差}$$

从而　$SS_{总} = SS_A + SS_B + SS_{组间误差} + SS_{组内误差}$

自由度也相应分解为　$v_{总} = v_A + v_B + v_{组间误差} + v_{组内误差}$

二、适应条件

（1）各测量总体满足正态性。

（2）各测量总体满足方差齐性。

（3）需要通过球形度检验（Mauchly's test of Sphericity）：球形度（Sphericity）或复合对称性（Compound Symmetry）是指误差的协方差矩阵满足主对角线上各方差及各协方差相等。若不满足"球对称"假设，则方差分析的F值是偏大的，增大了犯第一类错误的概率，需要应用"球对称"校正系数对受试对象内所有变异的自由度进行校正。

三、应用对象

应用于对受试对象进行多个时间点连续观测的数据，用于判断处理因素和时间因素是否对因变量产生影响。

【实例6-4】某医生为了解血液放置时间是否影响血糖测量浓度，分别对2组受试对象进行抽血化验血糖浓度（单位：mmol/L），并在抽血0 min、45 min、90 min和135 min后，分别对8个受试对象的血样进行血糖测定，数据如表6-13所示，试分析血液放置时间是否影响血糖的浓度。

表 6-13　受试者不同时间点血糖浓度（mmol/L）

组别	放置时间（min）			
	0	45	90	135
1	5.32	5.32	4.98	4.65
1	5.32	5.26	4.93	4.70
1	5.94	5.88	5.43	5.04
1	5.49	5.43	5.32	5.04
2	5.71	5.49	5.43	4.93
2	6.27	6.27	5.66	5.26
2	5.88	5.77	5.43	4.93
2	5.32	5.15	5.04	4.48

本实例的教学目标是熟悉重复测量方差分析的基本原理、适应条件及应用对象，掌握其 SPSS 操作实现和结果解读。

▲ 操作步骤

变量要求：至少 1 组因变量（重复测量至少 2 次，也称组内因变量），一般地，同组因变量命名方式如：血压 1、血压 2、血压 3（3 个时点测量血压），变量类型为数值型；一个（或多个）分组变量（处理因素），变量类型是数值型或字符型；若存在协变量，可以定义一个（或多个）协变量，变量类型是数值型。

各时点样本数据分别是组内因变量的取值，一个（或多个）分组变量取值是各样本数据对应处理组的编号（如 1、2、3…）。

本例中定义一组因变量"血糖浓度 Time1""血糖浓度 Time2""血糖浓度 Time3"及"血糖浓度 Time4"，一个分组变量"组别"；将抽血 0 min、45 min、90 min 和 135 min 后测得的样本数据分别录入组内因变量，数据对应的处理组值 1、2 录入分组变量。

菜单操作：主菜单"分析（Analyze）"→"一般线性模型（General Linear Model）"→"重复测量（Repeated Measures）"，打开"重复测量定义因子"界面。

参数设置：在"主体内因子名"框中输入"time"，定义重复测量的时间变量名；在"级别数（Number of Levels）"框输入重复的次数 4，单击"添加（Add）"按钮到列表框；在"测量名称（Measure Name）"框中输入"血糖浓度"定义观测变量，单击"添加（Add）"按钮到列表框，如图 6-14 所示，点击"定义（Define）"，进入重复测量分析主界面。

将"血糖浓度 Time1""血糖浓度 Time2""血糖浓度 Time3"及"血糖浓度 Time4"，分别对应选入"主体内变量"框；将"组别"选入"主体间因子"框，如图 6-15 所示，点击"确定"。

在图 6-15 中，点击"图"按钮，将"time"选入"水平轴"，"组别"选入"单独的线条"，点击"添加"，界面如图 6-16，点击"继续"。

在图 6-15 中，点击"选项"按钮，勾选"效应量估算"和"（方差）齐性检验"，点击"继续"，界面如图 6-17 所示。

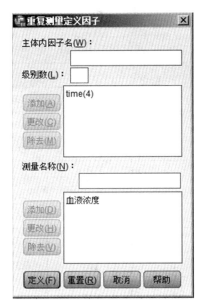

图 6-14 重复测量因子定义界面

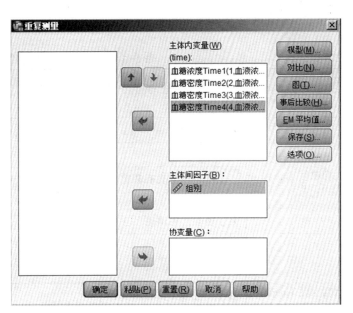

图 6-15 重复测量分析主界面

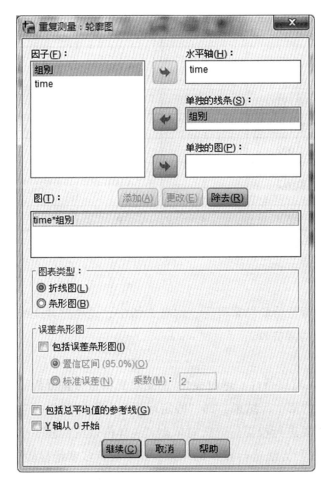

图 6-16 重复测量轮廓图界面

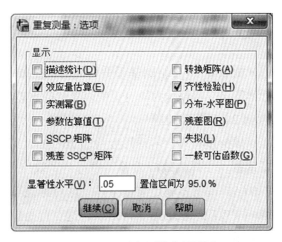

图 6-17 重复测量选项界面

▲ 结果与分析

（1）方差齐性检验

表 6-14　误差的方差齐性检验

误差方差的莱文等同性检验 ª		莱文统计	自由度 1	自由度 2	显著性
血糖浓度 Time1	基于平均值	0.246	1	6	0.638
	基于中位数	0.269	1	6	0.623
	基于中位数并具有调整后自由度	0.269	1	6.000	0.623
	基于剪除后平均值	0.279	1	6	0.616
血糖密度 Time2	基于平均值	1.014	1	6	0.353
	基于中位数	1.019	1	6	0.352
	基于中位数并具有调整后自由度	1.019	1	5.875	0.352
	基于剪除后平均值	1.052	1	6	0.345
血糖密度 Time3	基于平均值	0.176	1	6	0.689
	基于中位数	0.310	1	6	0.598
	基于中位数并具有调整后自由度	0.310	1	3.449	0.612
	基于剪除后平均值	0.192	1	6	0.677
血糖密度 Time4	基于平均值	0.068	1	6	0.802
	基于中位数	0.012	1	6	0.918
	基于中位数并具有调整后自由度	0.012	1	3.071	0.921
	基于剪除后平均值	0.059	1	6	0.816

检验"各个组中的因变量误差方差相等"这一原假设

a. 设计：截距 + 组别

主体内设计：time

由表 6-14 各组间基于平均值的误差方差均等性检验结果可见，均有 $P>0.05$，说明差异无统计学意义，可以认为所有组中因变量的误差满足方差齐性。

（2）球形度检验

球形度检验：若球形度检验 $P>0.05$，即满足前提条件"球对称性"，则重复测量方差分析需要依据"主体内效应检验"中每一"效应"栏的第 1 行结果，即"假定球形度"行的结果；若 $P<0.05$，说明不满足前提条件"球对称性"，需要进行校正，分析时依据"主体内效应检验"中每一"效应"栏的后 3 行结果，这 3 行是根据 3 种方法进行校正的结果，或依据"多变量检验"的结果。

表 6-15 球形度检验结果

莫奇来球形度检验 [a]							
测量：血液浓度							
主体内效应	莫奇来 W	近似卡方	自由度	显著性	Epsilon [b]		
					格林豪斯－盖斯勒	辛－费德特	下限
time	0.036	15.691	5	0.009	0.409	0.546	0.333

检验"正交化转换后因变量的误差协方差矩阵与恒等矩阵成比例"这一原假设

a. 设计：截距 + 组别

主体内设计：time

b. 可用于调整平均显著性检验的自由度。修正检验将显示在"主体内效应检验"表中

表 6-15 结果显示 $P=0.009<0.05$，说明 time 没有通过球形度检验，所以需要采用自由度校正后的检验，分析时依据"主体内效应检验"中每一"效应"栏的后 3 行结果，或"多变量检验"的结果。

（3）重复测量方差分析：由于 time 不满足球形度假设，需要依据"多变量检验"的结果，或"主体内效应检验"中 time 栏的后 3 行结果。

表 6-16 多变量方差分析表

多变量检验 [a]							
效应		值	F	假设自由度	误差自由度	显著性	偏 Eta 平方
time	比莱轨迹	0.986	90.942 [b]	3.000	4.000	0.000	0.986
	威尔克 Lambda	0.014	90.942 [b]	3.000	4.000	0.000	0.986
	霍特林轨迹	68.206	90.942 [b]	3.000	4.000	0.000	0.986
	罗伊最大根	68.206	90.942 [b]	3.000	4.000	0.000	0.986
time * 组别	比莱轨迹	0.742	3.826 [b]	3.000	4.000	0.114	0.742
	威尔克 Lambda	0.258	3.826 [b]	3.000	4.000	0.114	0.742
	霍特林轨迹	2.869	3.826 [b]	3.000	4.000	0.114	0.742
	罗伊最大根	2.869	3.826 [b]	3.000	4.000	0.114	0.742

a. 设计：截距 + 组别 主体内设计：time

b. 精确统计

表 6-16 多变量检验结果中每一"效应"栏包括 4 种检验方法：比莱轨迹、霍特林轨迹和罗伊最大根及威尔克 Lambda，若结果不一致，常采用比莱轨迹结果，因其更为稳健。显然，比莱轨迹检验的 $F=90.942$，$P=0.000<0.05$，说明血液放置时间对血糖浓度的影响差异有统计学意义；time 和组别间交互作用的各种检验都有 $P>0.05$，说明两者之间无交互作用。

表 6-17 主体内效应检验结果中 Time 栏后 3 行，显示了 3 种方法（格林豪斯－盖斯勒、辛－费德特、下限）校正后的检验结果，仍都有 $P=0.000<0.05$，说明血液放置时间对血糖浓度的影响差异有统计学意义，最后一列"偏 Eta 平方"表明 time 对模型的贡献为 93.7%；time 和组别间交互作用的各种检验都有 $P>0.05$，也说明两者之间无交互作用。

表 6-17 重复测量组内方差分析表

		主体内效应检验					
		测量：血液浓度					
源		III 类平方和	自由度	均方	F	显著性	偏 Eta 平方
time	假设球形度	2.960	3	0.987	88.544	0.000	0.937
	格林豪斯 - 盖斯勒	2.960	1.228	2.411	88.544	0.000	0.937
	辛 - 费德特	2.960	1.639	1.806	88.544	0.000	0.937
	下限	2.960	1.000	2.960	88.544	0.000	0.937
time * 组别	假设球形度	0.061	3	0.020	1.832	0.178	0.234
	格林豪斯 - 盖斯勒	0.061	1.228	0.050	1.832	0.221	0.234
	辛 - 费德特	0.061	1.639	0.037	1.832	0.211	0.234
	下限	0.061	1.000	0.061	1.832	0.225	0.234
误差（time）	假设球形度	0.201	18	0.011			
	格林豪斯 - 盖斯勒	0.201	7.367	0.027			
	辛 - 费德特	0.201	9.834	0.020			
	下限	0.201	6.000	0.033			

主体内效应检验结果和上面的多变量检验的结果是一致的。多种方法一致，也进一步说明了结果的可靠性。

由图 6-18 可以直观看出，随着血液放置时间的增加，血糖浓度呈现下降趋势，两组的下降趋势基本相同，从这个图也可以直观看出，时间和组别没有交互影响。

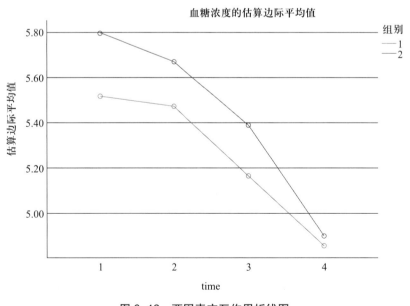

图 6-18 两因素交互作用折线图

表 6-18 组间方差分析结果显示，$F=0.733$，$P=0.425>0.05$，说明组间差异无统计学意义，可以认为组别因素对于血糖浓度无影响。

表6-18　重复测量组间方差分析表

主体间效应检验					
测量：血液浓度					
转换后变量：平均					
源	Ⅲ 类平方和	自由度	均方	F	显著性	偏 Eta 平方
截距	914.530	1	914.530	2432.212	0.000	0.998
组别	0.276	1	0.276	0.733	0.425	0.109
误差	2.256	6	0.376			

【思考题】

1. 方差分析基本原理和适应条件是什么？
2. 协方差分析与方差分析有何区别和联系？

【习题】

1. 为调查 A、B、C3 种治疗措施对患者谷丙转氨酶（ALT）的影响，某科室将 45 名患者随机分为 3 组，每组 15 人，分别采取 A、B、C3 种治疗措施。治疗后 ALT 水平（U/L）如下表所示。试问应用 3 种治疗措施后，患者的 ALT 水平是否有差异？

A 组	6.6	6.8	8.5	9.8	9.6	11.6	11.2	16.5	15.5	14.0	16.7	16.0	18.9	18.0	19.5
B 组	25.5	24.6	28.9	26.4	23.2	24.5	25.6	27.6	32.2	30.4	30.0	26.6	33.4	34.1	33.6
C 组	10.5	11.3	7.4	6.9	17.0	15.3	16.8	9.1	6.7	20.3	18.6	13.9	9.5	12.7	6.2

2. 为研究不同剂量雌激素对大白鼠子宫重量的影响，取 4 窝不同种系的大白鼠，每窝 3 只，随机地分配到 3 个组内接受不同剂量雌激素的注射，然后测定其子宫重量，数据如下表所示。问注射不同剂量的雌激素对大白鼠子宫重量是否有影响？

大白鼠种系	雌激素剂量		
	低剂量组	中剂量组	高剂量组
A 种系	106	116	145
B 种系	42	68	115
C 种系	70	111	133
D 种系	42	63	87

3. 为研究某新型降压药物治疗高血压的有效性，将高血压患者随机分为 A、B 两个组，两

组的基线收缩压值平衡，A组采用新药，B组采用传统药物，服用药物一个月后观察收缩压值（mmHg），数据如下表所示，已知年龄（岁）为影响血压的因素，试分析两种治疗的效果是否有差异。

编号	A组		B组	
	年龄（X）	收缩压（Y）	年龄（X）	收缩压（Y）
1	34	120	33	109
2	26	114	62	145
3	50	132	54	131
4	40	130	44	129
5	55	146	31	101
6	30	122	39	115
7	45	136	60	133
8	26	118	30	105
9	32	125	29	103
10	29	121	45	138
11	38	128	47	122
12	40	130	40	123
13	37	126	48	143
14	35	125	43	116
15	30	119	49	130
16	29	118	45	104
17	35	120	39	132

4. 为了研究某抗生素药物对肺炎的剂量效应，将18名单纯性肺炎患者随机分配到低剂量组和高剂量组。记录两组患者服药前后C反应蛋白（单位：mg/L）的水平，数据如下表所示。试比较该抗生素低剂量与高剂量对患者C反应蛋白的影响。

处理	患者序号	测量时间				
		治疗前	治疗后12 h	治疗后24 h	治疗后36 h	治疗后48 h
低剂量	1	23.86	12.67	9.33	8.61	8.01
低剂量	2	18.68	10.74	7.59	6.31	7.07
低剂量	3	21.73	13.41	9.67	8.75	8.24
低剂量	4	27.34	16.69	11.91	9.18	8.56
低剂量	5	23.97	17.37	16.67	12.01	11.02
低剂量	6	18.83	10.57	8.14	6.79	6.18
低剂量	7	19.44	10.89	8.20	7.45	6.27

处理	患者序号	测量时间				
		治疗前	治疗后 12 h	治疗后 24 h	治疗后 36 h	治疗后 48 h
低剂量	8	22.32	13.21	12.84	8.37	10.63
低剂量	9	19.45	10.75	8.02	6.51	6.43
高剂量	10	18.68	10.91	8.04	6.54	5.62
高剂量	11	18.7	10.92	7.74	6.25	5.99
高剂量	12	18.52	10.52	7.53	6.09	5.82
高剂量	13	19.34	10.92	8.24	6.43	6.07
高剂量	14	19.02	11.15	8.37	6.18	5.95
高剂量	15	19.51	11.38	11.35	11.48	8.82
高剂量	16	21.13	14.09	11.79	8.98	7.85
高剂量	17	19.85	11.87	8.95	6.95	6.51
高剂量	18	24.74	15.27	11.47	8.16	7.58

第七章
非参数假设检验

参数假设检验要求总体的分布类型已知，但在实际中，总体分布类型往往难以明确。非参数假设检验就是在总体分布类型未知条件下，对总体某些非参数信息假设进行检验的一类假设检验方法，其特点是方法简单，容易理解，但由于其利用已知信息较少，检验效能相比参数检验要差。所以在假设检验方法选择时，若满足条件，优先选择参数假设检验；当不满足参数检验条件时，才考虑非参数假设检验。

本章介绍几种常用的非参数检验方法：单样本的卡方拟合优度检验和 K-S 检验、独立样本的非参数检验以及相关样本的非参数检验等。

第一节　单样本的非参数检验

一、拟合优度检验

拟合优度检验主要包括两类：一是单样本总体的频数分布与期望频数分布的拟合检验，常采用 K.Pearson 卡方拟合优度检验；二是某一总体的分布与已知理论分布（如正态分布、泊松分布、均匀分布或指数分布等）的拟合检验，一般采用单样本的 K-S 检验（One Sample Kolmogorov Smirnov Test）。值得注意的是，拟合优度检验一般把原假设 H_0 设为拟合的，所以常希望不拒绝原假设 H_0，而为减少犯第二类错误的概率，一般要求较高的检验水准。

1. 卡方拟合优度检验

▲ 统计学知识点

皮尔逊卡方拟合优度检验是一种利用样本数据，检验总体频数分布与期望频数分布是否一致的常用方法。适应于计数资料，若是计量资料，则需要先进行统计分组处理，转化为计数资料。需要注意的是，该法要求每组的理论频数不小于 5。

原假设 H_0：总体频数分布与已知频数分布一致。

检验统计量为
$$\chi^2 = \sum_{i=1}^{k} \frac{(f_{0i} - f_{ei})^2}{f_{ei}} \sim \chi^2(k-1) \tag{7-1}$$

其中，f_{0i} 为第 i 组的实际频数，$f_{ei}=np_i$ 为第 i 组的理论频数（p_i 为落在第 i 个区间的概率值，n 为样本容量），k 为资料的分组数。

【实例 7-1】某市经过一年统计，发现星期一到星期日共 7 天中，各日居民的死亡平均数如表 7-1 所示，试检验一周内各日的死亡危险性是否有差异？

表 7-1　各日居民的死亡平均数

星期	一	二	三	四	五	六	日
死亡人数	11	19	17	15	16	16	19

本实例的教学目标是熟悉卡方拟合优度检验的基本理论、适应条件和应用对象，掌握其 SPSS 的操作实现和结果解读。

▲ 操作步骤

变量要求：一个频数变量，变量类型为数值型，所有频数是其取值，且频数变量需要加权处理；一个分组变量，变量类型为数值型或字符型；一组已知的期望频数数列（或比）（其分组方法与样本一致）。

本例定义两个变量："星期"和"死亡人数"，变量类型都为数值型，将死亡人数录入"死亡人数"变量，将星期值录入"星期"变量；期望频数数列的所有类别频数相等。

菜单操作：

（1）变量加权：主菜单"数据（Data）"→"加权个案（Weight Cases）"，出现加权个案主界面，选中"个案加权系数"，将"死亡人数"选入"频率变量（Frequency Variables）"框，点击"确定（OK）"按钮。

（2）卡方拟合优度检验：主菜单"分析（Analyze）"→"非参数检验（Nonparametric Tests）"→"旧对话框"→"卡方（Chi-square）"，出现卡方拟合优度检验主界面。

参数设置：选择"星期"进入"检验变量列表（Test Variables List）"框；在"期望值（Expected Values）"区域，选中"所有类别相等（All Categories Equal）"按钮，若是频数数列不全相等，则要选"值（Values）"按钮，在框中分别输入各组的期望频数，"添加（Add）"至框中，如图 7-1 所示，点击"确定（OK）"。

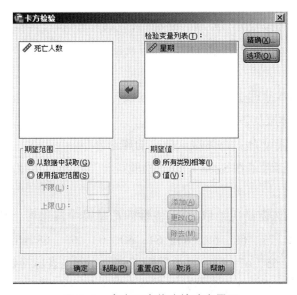

图 7-1　卡方拟合优度检验主界面

▲ 结果与分析

表 7-2　理论频数表

星期			
	实测个案数	期望个案数	残差
1	11	16.1	−5.1
2	19	16.1	2.9
3	17	16.1	0.9
4	15	16.1	−1.1
5	16	16.1	−0.1
6	16	16.1	−0.1
7	19	16.1	2.9
总计	113		

表 7-2 给出了实测频数值、理论频数值及两者之差，显然，各组理论频数都为 16.1。

表 7-3　卡方拟合优度检验结果

检验统计	
	星期
卡方	2.779[a]
自由度	6
渐近显著性	0.836

a. 0 个单元格（0.0%）的期望频率低于 5。期望的最低单元格频率为 16.1

由表 7-3 可见，统计量值 χ^2=2.779，P=0.836>0.05，说明一周内各日的死亡危险性差异无统计学意义，可以认定一周内各日的死亡危险性无差异。

2. 单样本 K-S 拟合分布检验

▲ 统计学知识点

单样本 K-S 检验是一种拟合分布检验，是利用样本数据，检验样本数据对应的总体是否服从某种特定分布（如正态分布、泊松分布、均匀分布或指数分布等）的非参数检验方法。该法一般要求样本量较大。

单样本 K-S 检验的基本原理是以样本的累计频数与特定理论分布函数进行比较，若两者差异不大，则推断该样本的总体服从该特定分布。

单样本 K-S 检验的原假设 H_0：总体服从指定的理论分布。

单样本 K-S 检验的统计量值在 SPSS 中以"检验统计"给出，伴随概率 P 值以"渐近显著性（双尾）"给出。

【实例 7-2】某职业病医院随机抽取 30 例慢性四乙基铅中毒患者，测量得脉搏（次 / 分钟）：66、60、65、70、64、64、71、66、68、63、64、60、63、63、68、62、61、71、57、67、62、61、65、62、64、62、65、65、67、66，试检验四乙基铅中毒患者脉搏数是否符合正态分布。

本实例的教学目标是熟悉拟合分布（如正态分布、泊松分布、均匀分布、指数分布）检验的基本理论、适应条件和应用对象，掌握其 SPSS 的操作实现和结果解读。

▲ 操作步骤

变量要求：一个（或多个）检验变量，变量类型为数值型；所有数据是其取值。

本例定义检验变量"脉搏次数"，将脉搏次数数据全部录入。

菜单操作：主菜单"分析（Analyze）"→"非参数检验（Nonparametric Tests）"→"旧对话框"→"单样本 K–S（1–Sample K–S）"，出现单样本 K–S 检验主界面。

参数设置：选择"脉搏次数"进入"检验变量列表（Test Variables List）"框；在"检验分布（Test Distributions）"区域，默认"正态分布（Normal）"按钮，如图 7-2 所示，点击"确定（OK）"。

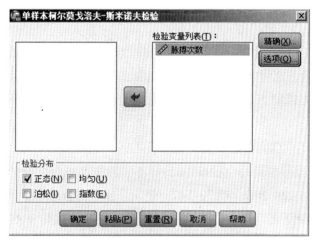

图 7-2　单样本 K-S 检验主界面

▲ 结果与分析

表 7-4　单样本 K-S 检验结果

单样本柯尔其戈洛夫 – 斯米诺夫检验		
		脉搏次数
个案数		30
正态参数 [a, b]	平均值	64.40
	标准差	3.286
最极端差值	绝对	0.094
	正	0.094
	负	−0.066
检验统计		0.094
渐近显著性（双尾）		0.200[c, d]

a. 检验分布为正态分布

b. 根据数据计算

c. 里利氏显著性修正

d. 这是真显著性的下限

由表 7-4 可见，统计量值为 0.094，$P=0.200>0.05$，且 P 值较大，说明在统计学意义上不拒绝四乙基铅中毒患者脉搏数服从正态分布，故可认为脉搏次数服从正态分布。

二、单样本随机性的游程检验

▲ 统计学知识点

游程检验是利用样本观测值，检验总体变量取值是否具有随机性的一种非参数检验方法。

游程是一个重复出现的字符串片段，游程中字符重复的次数称为游程长度，记为 L，游程出现的次数称为游程数，记为 r。如掷硬币试验 10 次（记 1- 正面朝上，0- 反面朝上），按投掷顺序试验结果序列为 1100011101，则该数据序列共有 11、000、111、0、1 五个游程，即游程数为 5，其长度分别为 2、3、3、1、1。一般地，对一个样本观测值序列，常将观测值小于中位数（或均值）的记为 0，大于或等于中位数（或均值）的记为 1，则可得到一个由 0 和 1 组成的序列，其中 0 的个数记为 n_1，1 的个数记为 n_2。

游程检验就是利用游程数或游程长度来检验总体变量取值是否具有随机性，其基本原理是若总体变量取值具有随机性，则样本的游程数不会太少，也不应该太多（太少说明观测值内部存在一定结构和趋势，太多则说明观测值可能受短期波动影响），或者说每个游程长度不会太大，否则就判定为不是随机的。

游程检验的原假设 H_0：总体变量取值具有随机性。

【实例 7-3】从某种批号的药品中抽取 11 份样本，测得某成分含量依次为 13.2、14.0、15.3、16.5、10.4、14.3、16.0、17.2、10.9、13.7、14.2，试问该样本对应总体变量取值是否具有随机性？

本实例的教学目标是熟悉游程检验的基本理论和应用对象，掌握其 SPSS 的操作实现和结果解读。

▲ 操作步骤

变量要求：一个（或多个）检验变量，变量类型为数值型；所有数据是其取值。

本例定义检验变量"成分含量"，将成分含量数据全部录入。

菜单操作：主菜单"分析（Analyze）"→"非参数检验（Nonparametric Tests）"→"旧对话框"→"游程（Runs）"，出现游程检验主界面。

参数设置：选择"成分含量"进入"检验变量列表（Test Variables List）"框；在"分割点"区域，默认"中位数"按钮，如图 7-3 所示，点击"确定（OK）"。

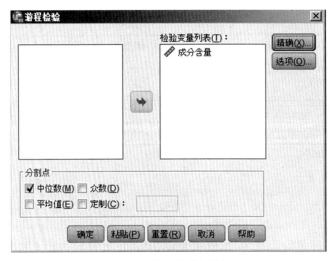

图 7-3　游程检验主界面

▲ 结果与分析

表 7-5　游程检验结果

游程检验	
	成分含量
检验值 [a]	14.20
个案数 < 检验值	5
个案数 ≥ 检验值	6
总个案数	11
游程数	6
Z	0.000
渐近显著性（双尾）	1.000

a. 中位数

由表 7-5 可见，检验值（中位数）为 14.2，游程数为 6，$P=1.000>0.05$，说明在统计学意义上不拒绝总体变量的随机性。

需要说明的是，本节的 SPSS 操作是利用了旧版本采用的界面，也可以利用新版本的新操作界面：操作菜单"分析"→"非参数检验"→"单样本"，出现新界面，该界面综合了单样本的各种非参数检验方法（卡方拟合优度检验、单样本 K–S 检验、变量取值序列的随机性检验等），可以采用系统自动配置检验方法，也可以自行定制检验方法。不过需要注意的是，新界面的操作要求分组变量的"测（度）量"必须为"名义"（定类）类型。

第二节　独立样本的非参数检验

一、两个独立样本的秩和检验

▲ 统计学知识点

两个独立样本非参数检验是在总体分布未知的情况下，通过样本数据检验两独立样本数据对应的总体分布或分布位置（中位数）差异是否有统计学意义（或两样本是否来自同一总体）。

两个独立样本非参数检验方法有多种，最常用的是两独立样本的秩和检验，也称曼 – 惠特尼（Mann–Whitney）U 检验。

原假设 H_0：两组独立样本数据来自的两总体分布相同。

检验统计量为　$U=\min(U_1, U_2)$

其中　$U_1 = n_1 n_2 + \frac{n_1(n_1+1)}{2} - R_1$，　$U_2 = n_1 n_2 + \frac{n_2(n_2+1)}{2} - R_2$　　（7–2）

n_1、n_2 分别为两样本的容量，R_1、R_2 分别为两样本的秩和。

在 SPSS 软件给出的检验结果表中，若是小样本，统计量以"曼 – 惠特尼 U"给出，伴随概率 P 值以"精确显著性（Exact Sig.）"给出；若是大样本，统计量以"Z"给出，伴随概率 P 值以"渐近显著性（Asymp. Sig.）"给出。

【实例 7-4】测量铅作业与非铅作业工人的血铅值（单位：μmol/L），结果如表 7-6 所示，试检验铅作业与非铅作业工人的血铅值是否有差异？

表 7-6　两种作业组工人血铅值数据

铅作业	0.82	0.87	0.97	1.21	1.64	2.08	2.13			
非铅作业	0.24	0.24	0.29	0.33	0.44	0.58	0.63	0.72	0.87	1.01

本实例的教学目标是熟悉两独立样本秩和检验的基本理论、适应条件及应用对象，掌握其 SPSS 的操作实现和结果解读。

▲ 操作步骤

变量要求：一个（或多个）检验变量，变量类型为数值型，一个分组变量，变量类型为数值型或字符型；两样本数据全部为检验变量取值，两样本的组别通过分组变量值（如 0、1 或 1、2 等）区分。

本例定义一个检验变量"血铅值"，一个分组变量"是否铅作业者"，变量类型均为数值型；将两组血铅值数据全部录入检验变量，在分组变量中，铅作业者组录入 1，非铅作业者组录入 0。

菜单操作：主菜单"分析（Analyze）"→"非参数检验（Nonparametric Tests）"→"旧对话框"→"2 个独立样本（2 Independent Samples）"，出现两独立样本秩和检验主界面。

参数设置：选择"血铅值"进入"检验变量列表（Test Variables List）"框；选择"是否铅作业者"进入"分组变量（Grouping Variables）"框，并点击"定义组（Define Groups）"按钮，在"组 1（Group1）"和"组 2（Group2）"框中分别输入分组变量的两个取值 1 和 0，如图 7-4 所示，点击"确定（OK）"。

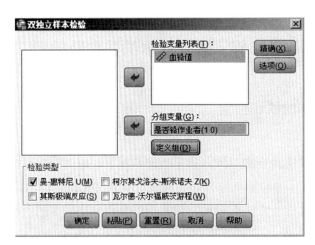

图 7-4　两独立样本秩和检验主界面

▲ 结果与分析

表 7-7　两组秩均值结果

秩				
	是否铅作业者	个案数	秩平均值	秩的总和
血铅值	否	10	5.95	59.50
	是	7	13.36	93.50
	总计	17		

由表 7-7 可见，铅作业与非铅作业两组工人血铅值的平均秩分别为 13.36 和 5.95，显然，铅作业组血铅值的平均秩较高，差异是否具有统计学意义需要看秩和检验结果。

表 7-8 秩和检验结果

检验统计 [a]	
	血铅值
曼 – 惠特尼 U	4.500
威尔科克森 W	59.500
Z	−2.980
渐近显著性（双尾）	0.003
精确显著性 [2*（单尾显著性）]	0.001[b]

a. 分组变量：是否铅作业者
b. 未针对绑定值进行修正

由表 7-8 可见，小样本时的统计量值 U=4.5，P=0.001，大样本时统计量值 Z=−2.98，P=0.003。本例为小样本，应取前者，P=0.001<0.05，说明铅作业工人和非铅作业工人血铅值之间的差异有统计学意义，结合两组秩均值的数据，可以认为铅作业工人的血铅值高于非铅作业工人的血铅值。

二、多独立样本的 H 检验

▲ 统计学知识点

多个独立样本非参数检验是在总体分布未知情况下，通过样本数据，检验多个独立样本数据对应总体的分布或分布位置（中位数）差异是否有统计学意义。

多独立样本非参数检验也有多种方法，最常用的是克鲁斯卡尔 – 沃利斯（Kruskal-Wallis）H 检验法。

H 检验的原假设 H_0：多独立样本数据来自各总体的分布相同。

检验统计量为

$$H(k) = \frac{12}{N(N+1)} \sum_{i=1}^{k} \frac{R_i^3}{n_i} - 3(N+1) \sim \chi^2(k-1) \quad (7-3)$$

其中，k 为独立样本个数，n_i 为第 i 个样本中的容量，N 为所有样本的容量之和，R_i 为第 i 个样本的秩和。

需要说明的是，SPSS 软件旧版本界面，没有提供多个独立样本的 H 检验后的两两比较检验，若需要，可采用新版本界面进行。

【实例 7-5】已知正常人、单纯性肥胖和皮质醇增多症 3 种人群的血浆总皮质醇测定值（100 μmol/L），如表 7-9 所示，试检验 3 种人群的血浆总皮质醇测定有无差别？

表 7-9 3 种人群的血浆总皮质醇测定值

正常人	0.11	0.52	0.61	0.69	0.77	0.86	1.02	1.08	1.27	1.92
单纯性肥胖	0.17	0.33	0.55	0.66	0.86	1.13	1.38	1.63	2.04	3.75
皮质醇增多症	2.70	2.81	2.92	3.59	3.86	4.08	4.30	4.30	5.96	6.62

本实例的教学目标是熟悉多独立样本 Kruskal–Wallis H 检验法的基本理论、适应条件和应用对象，掌握其 SPSS 的操作实现和结果解读。

▲ **操作步骤**

变量要求：一个（或多个）检验变量，变量类型为数值型，一个分组变量，变量类型为字符型或数值型；多样本数据全部为检验变量取值，多样本的组别通过分组变量值（如 1、2、3…）区分。

本例定义一个检验变量"血浆总皮质醇"，一个分组变量"人群类别"，变量类型均为数值型；将 3 组血浆总皮质醇测定值全部录入检验变量，在分组变量中，正常人、单纯性肥胖和皮质醇增多症 3 种人群分别录入 1、2、3。

菜单操作：主菜单"分析（Analyze）"→"非参数检验（Nonparametric Tests）"→"旧对话框"→"K 个独立样本（K-independent Samples）"，出现多独立样本 H 检验主界面。

参数设置：选择"血浆总皮质醇"进入"检验变量列表（Test Variables List）"框；选择"人群类别"进入"分组变量（Grouping Variables）"框，并点击"定义范围（Define Range）"按钮，在"最小值（Minimum）"和"最大值（Maximum）"框中分别输入 1 和 3。点击"选项"按钮，选中"描述"，点击"继续"返回主界面，如图 7-5 所示，点击"确定（OK）"。

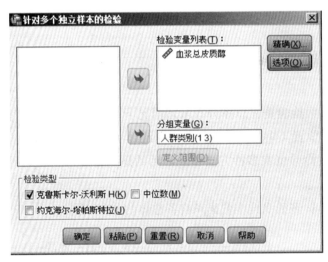

图 7-5　多独立样本 H 检验主界面

▲ **结果与分析**

表 7-10　各组秩均值结果

秩			
	人群类别	个案数	秩平均值
血浆总皮质醇	正常人	10	9.65
	单纯性肥胖	10	11.75
	皮质醇增多症	10	25.10
	总计	30	

由表 7–10 可见，各组的平均秩分别是 9.65、11.75 和 25.10。

表 7–11 H 检验结果

检验统计[a, b]	
	血浆总皮质醇
克鲁斯卡尔 – 沃利斯 H（K）	18.130
自由度	2
渐近显著性	0.000

a. 克鲁斯卡尔 – 沃利斯检验
b. 分组变量：人群类别

由表 7–11 可见，检验统计量值 $H(3)=18.13$，$P=0.000<0.05$，说明正常人、单纯性肥胖和皮质醇增多症 3 种人群的血浆总皮质醇测定值差异有统计学意义，可以认为 3 种人群的血浆总皮质醇测定有差别。

需要说明的是，上面的操作是利用了旧版本采用的界面，也可以利用新版本的新操作界面：操作菜单"分析"→"非参数检验"→"独立样本"，出现新界面，该界面综合了独立样本的各种非参数检验方法 [如两独立样本的曼 – 惠特尼 U 检验和柯尔其戈洛夫 – 斯米诺夫 Z 检验、多独立样本的克鲁斯卡尔 – 沃利斯 H 检验（且可以做多重比较检验）等]，可以采用系统自动配置检验方法，也可以自行定制检验方法。不过需要注意的是，新界面的操作要求分组变量的"测（度）量"必须为"名义"（定类）类型。

第三节 相关样本的非参数检验

一、两相关（配对）样本的符号秩检验

▲ 统计学知识点

两相关样本的非参数检验是在总体分布未知情况下，通过样本数据，检验两个相关样本数据对应总体的分布或分布位置（中位数）差异是否有统计学意义。

两个相关样本一般指配对样本，其非参数检验方法也有多种，最常用的是配对样本符号秩（和）检验，也称配对样本的威尔科克逊（Wilcoxon）检验。

一般地，威尔科克逊（Wilcoxon）检验要求样本数据对应的总体分布是对称的，要检验的是样本数据对应的总体中位数为某一常数。若总体分布偏态较为严重，则符号秩和检验不如符号检验可靠。

原假设 H_0：配对样本数据差值对应总体的中位数为 0。

检验统计量为 $W=\min(W^+, W^-)$

其中 W^+ 和 W^- 为两相关样本的差值样本的正秩和与负秩和的绝对值。

在 SPSS 软件给出的检验结果表中，统计量以 W 对应的正秩和或负秩和的标准化检验统计量值"Z"给出，伴随概率 P 值以"渐近显著性（Asymp. Sig.）"给出。

【实例 7-6】11 名受试者分别服用两种不同剂型的药物，测得血药浓度达峰时间（g/ml），如表 7-12 所示，经检验达峰时间不服从正态分布，试检验两种剂型血药浓度的达峰时间是否具有相同的分布？

表 7-12　两种剂型药物浓度数据

剂型 A	2.5	3.0	1.25	1.75	3.5	2.5	1.75	2.25	3.5	2.5	2.0
剂型 B	3.5	4.0	2.5	2.0	3.5	4.0	1.5	2.5	3.0	3.0	3.5

本实例的教学目标是熟悉两相关样本符号秩检验的基本理论、适应条件及应用对象，掌握其 SPSS 的操作实现和结果解读。

▲ 操作步骤

变量要求：一对（或多对）检验变量，变量类型为数值型；两样本数据分别为两个相关变量的取值。

本例定义两个相关变量"剂型 A 达峰时间"和"剂型 B 达峰时间"，两组数据分别录入两个相关变量。

菜单操作：主菜单"分析（Analyze）"→"非参数检验（Nonparametric Tests）"→"旧对话框"→"2 个相关样本（Two Related-samples Tests）"，出现两关联样本符号秩检验主界面。

参数设置：选择"剂型 A 达峰时间"和"剂型 B 达峰时间"进入"检验对（Test Pair）"框的"变量 1"和"变量 2"；点击"选项（Options）"按钮，选中"描述（Descriptive）"，点击"继续（Continue）"返回主界面，如图 7-6 所示，点击"确定（OK）"。

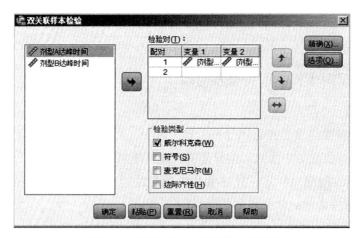

图 7-6　两相关样本符号秩检验主界面

▲ 结果与分析

表 7-13　各组统计量结果

秩		个案数	秩平均值	秩的总和
剂型 B 达峰时间 – 剂型 A 达峰时间	负秩	2[a]	3.25	6.50
	正秩	8[b]	6.06	48.50

秩				
剂型 B 达峰时间 – 剂型 A 达峰时间	绑定值	1[c]		
	总计	11		

a. 剂型 B 达峰时间 < 剂型 A 达峰时间

b. 剂型 B 达峰时间 > 剂型 A 达峰时间

c. 剂型 B 达峰时间 = 剂型 A 达峰时间

由表 7–13 可见，剂型 B 达峰时间与剂型 A 达峰时间差的负秩和的绝对值为 6.50，正秩和为 48.5，故 $W=6.50$。

表 7–14　符号秩检验结果

检验统计[a]	
	剂型 B 达峰时间 – 剂型 A 达峰时间
Z	–2.150[b]
渐近显著性（双尾）	0.032

a. 威尔科克森符号秩检验

b. 基于负秩

由表 7–14 可见，基于负秩和的标准化检验统计量值 $Z=-2.150$，$P=0.032<0.05$，说明两种剂型血药浓度的达峰时间的中位数差异有统计学意义，可以认为两种剂型血药浓度的达峰时间不具有相同的分布。

二、多个相关（配伍）样本的 Friedman 检验及 Kendall W 系数

▲ 统计学知识点

多相关样本的非参数检验是在总体分布未知情况下，通过样本数据，检验多个相关样本数据对应总体的分布或分布位置（中位数）差异是否有统计学意义。

多相关样本的非参数检验方法也有多种，最常用的是傅莱德曼（Friedman）检验及肯德尔（Kendall）W 系数。

Friedman 检验的原假设 H_0：多相关样本数据来自的各总体分布相同。

检验统计量为
$$\chi^2 = \frac{12}{bk(k+1)} \sum_{i=1}^{k} [R_i - \frac{b(k+1)}{2}]^2 \sim \chi^2(k-1) \qquad (7-4)$$

其中 b 为各样本观测值的数目，k 为样本个数，R_i 为第 i 组样本的秩和。

肯德尔 W 系数（也称肯德尔和谐系数）常用于多相关样本评价的和谐（一致）程度，适合于检验变量为多类别的定序变量，对诸如打分评价的一致性分析较为有效；傅莱德曼（Friedman）检验则用于分析多个相关样本数据对应总体分布的差异，两者功能可以互补。

【实例 7-7】为探求治疗某种常见疾病的 4 种药物的疗效差异，某研究小组按患者各方面特征近似进行配伍，每个配伍组 4 名患者，一共配成 13 个区组，每组中的 4 名患者随机分配到 4 个处理组中（分别服用 1 种药），一段时间后，对这 4 种药的疗效进行评价（疗效最差为 0 分，

最好为 10 分），结果如表 7-15 所示，试分析这 4 种药物的疗效是否有差异？

表 7-15　四种药疗效打分情况

配伍组号	各配伍组的疗效评价											
药物甲组	4	4	5	3	3	2	4	3	3	3	2	1	5
药物乙组	6	6	7	7	8	6	7	6	4	7	5	4	6
药物丙组	7	8	8	7	8	9	7	8	9	9	7	9	9
药物丁组	5	6	6	6	6	7	8	6	7	6	7	4	8

本实例的教学目标是熟悉多相关样本 Friedman 检验和肯德尔 W 系数的基本理论、适应条件和应用对象，掌握其 SPSS 的操作实现和结果解读。

▲ 操作步骤

变量要求：多个相关的检验变量，变量类型为数值型；多个样本数据分别为各相关变量的取值。

本例定义 4 个检验变量"药物甲组""药物乙组""药物丙组"及"药物丁组"，4 组数据分别录入 4 个检验变量。

菜单操作：主菜单"分析（Analyze）"→"非参数检验（Nonparametric Tests）"→"旧对话框"→"k 个相关样本（k Related-samples Tests）"，出现多相关样本检验主界面。

参数设置：选择"药物甲组""药物乙组""药物丙组"及"药物丁组"进入"检验变量（Test Variables）"框，在"检验类型"区域，选中"傅莱德曼（F）""肯德尔 W"；点击"统计（Statistics）"按钮，选中"描述（Descriptive）"，点击"继续（Continue）"返回主界面，如图 7-7 所示，点击"确定（OK）"。

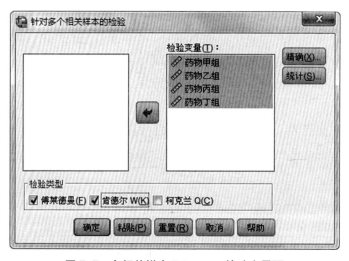

图 7-7　多相关样本 Friedman 检验主界面

▲ 结果与分析

表 7-16 各组统计量结果

		描述统计			
	个案数	平均值	标准差	最小值	最大值
药物甲组	13	3.23	1.166	1	5
药物乙组	13	6.08	1.188	4	8
药物丙组	13	8.08	0.862	7	9
药物丁组	13	6.31	1.109	4	8

由表 7-16 可见，4 种药物组疗效得分均值分别为 3.23、6.08、8.08 及 6.31。

表 7-17 各组秩均值结果

秩	
	秩平均值
药物甲组	1.00
药物乙组	2.62
药物丙组	3.77
药物丁组	2.62

由表 7-17 可见，4 种药物组疗效得分的秩均值分别为 1.00、2.62、3.77 及 2.62。

表 7-18 肯德尔 W 系数及 Friedman 检验结果

检验统计	
个案数	13
肯德尔 W^a	0.822
卡方	32.049
自由度	3
渐近显著性	0.000

a. 肯德尔协同系数

由表 7-18 可见，肯德尔 W 系数为 0.822，说明对 4 种药物组的疗效评价一致性较好；Friedman 检验的 $\chi^2=32.049$，$P=0.000<0.05$，说明 4 种药物疗效分布差异有统计学意义，可以认为 4 种药物的疗效是有差异的。

需要说明的是，上面的操作是利用了旧版本采用的界面，也可以利用新版本的新操作界面：操作菜单"分析"→"非参数检验"→"相关样本"，出现新界面，该界面综合了相关样本的各种非参检验方法 [如两相关样本的符号检验和符号秩检验、多相关样本的傅莱德曼（Friedman）检验（可以做多重比较检验）等]，可以采用系统自动配置检验方法，也可以自行定制检验方法。

【思考题】

1. 如何确定采用参数检验或非参数检验？
2. 两独立样本和配对样本的区别是什么？一般各常用哪种非参数检验方法？

【习题】

1. 生物学家 G.Mendel 将黄色圆形豌豆与绿色皱皮豌豆杂交，得 4 种豌豆，它们的数目如下表所示，按 Mendel 理论，这四种豆子的比例应为 9 ： 3 ： 3 ： 1，试判断试验结果是否符合理论结果。（ α =0.05）

豆子分类	黄色圆形	绿色圆形	黄色皱皮	绿色皱皮
频数	315	108	101	32

2. 随机抽取某动物中心 20 只大白鼠测体重（单位：g），结果分别为：27.0、41.7、25.0、52.0、14.5、48.8、48.0、29.5、37.0、56.5、32.0、47.7、36.7、65.0、39.0、37.9、51.5、26.7、41.0、61.3，请验证该动物中心大白鼠的体重是否服从正态分布。（ α =0.05）

3. 对 10 例肺癌患者和 10 例矽肺 0 期工人用 X 线片测量肺门横径右侧距 RD 值（单位：cm），结果如下表所示，试问肺癌患者与矽肺 0 期工人的 RD 值是否有差异？（ α =0.05）

肺癌患者	3.50	3.80	4.50	7.50	7.80	8.00	8.20	8.05	8.56	9.60
矽肺 0 期工人	2.60	2.80	3.00	4.15	4.28	4.34	4.47	4.64	4.75	4.82

4. 某医院用 3 种不同的疗法治疗 30 例胰腺癌患者，每种方法各治疗 10 例，治疗后生存月数如下表所示，问这 3 种方法对胰腺癌患者的疗效有无差异？

甲法	3	4	7	8	8	9	9	3	8	9
乙法	2	3	5	7	8	2	3	7	8	8
丙法	10	10	12	12	5	5	6	10	10	11

5. 8 名健康男子服用肠溶醋酸棉酚片前后的精液中精子浓度（单位：万 /ml）检查结果如下表所示（服用时间 3 个月），问服药后精液中精子浓度有无下降？

编号	1	2	3	4	5	6	7	8
服药前	6000	22000	5900	4400	6000	6500	26000	5800
服药后	660	5600	3700	5000	6300	1200	1800	2200

6. 欲对 3 位运动员的综合技术做出评价，以不同专业层次的 8 位教师对 3 位运动员的技术作评分，结果如下表所示，问不同教师对 3 位运动员技术水平的评价有无不同？

教师编号	运动员 A	运动员 B	运动员 C
1	5.1	6.2	5.8
2	5.5	6.4	6.0
3	5.1	4.8	5.5
4	5.2	5.0	5.5
5	5.1	5.0	5.6
6	5.2	4.9	5.4
7	5.6	6.7	6.0
8	6.0	6.8	5.5

第八章
列联表资料的检验

交叉列联表资料的检验是调查研究中应用非常广泛的一类非参数假设检验方法。列联表的行、列属性变量都是计数变量，即定类资料或定序资料，根据其特点，可以将列联表分为三种类型：双向无序列联表、单向有序列联表及双向有序列联表，本章分别就这三种类型的列联表资料介绍其检验方法。

第一节　双向无序列联表的检验

▲ 统计学知识点

双向无序列联表是指行、列属性变量取值都无序的列联表，常见的检验类型有：列联表行与列属性的独立性检验、两个（或多个）样本数据对应总体率的比较检验以及两组（或多组）样本数据对应总体构成比（无序）的比较检验，其检验方法一般都采用列联表的 K.Pearson 卡方检验。

列联表的 K.Pearson 卡方检验：

原假设 H_0：列联表的行、列属性独立或各样本数据对应的总体率（构成比）相等（$\pi_1=\pi_2=\cdots=\pi_k$）。

检验统计量为
$$\chi^2 = \sum_{i=1}^{r}\sum_{j=1}^{c}\frac{(o_{ij}-e_{ij})^2}{e_{ij}} \sim \chi^2[(r-1)(c-1)] \tag{8-1}$$

其中 o_{ij}、e_{ij} 分别为列联表的第 i 行第 j 列的实际频数和理论频数，r、c 分别为行、列属性的类别数，即列联表的行、列数。

值得注意的是，对 2×2 列联表的 K.Pearson 卡方检验，要求样本容量 $n \geq 40$，且每格的理论频数 $E \geq 5$；当样本量 $n \geq 40$，且存在理论频数 $1 \leq E < 5$ 时，需要用 Yate 连续性校正的卡方统计量：

$$\chi^2 = \sum_{i=1}^{2}\sum_{j=1}^{2}\frac{(|o_{ij}-e_{ij}|-0.5)^2}{e_{ij}} \sim \chi^2(1) \tag{8-2}$$

当 $n < 40$ 或 $n \geq 40$ 且存在理论频数小于 1 时，需要用 Fisher 精确检验法。

【**实例 8-1**】研究观察鼻咽癌患者与健康人的血型构成，现有汇总数据如表 8-1 所示，试判断患鼻咽癌是否与血型有关。

表 8-1　患病与血型情况

	血型				合计
	A	B	AB	O	
患鼻咽癌	64	86	130	20	300
健康人	125	138	210	26	499
合计	189	224	340	46	799

本实例的教学目标是熟悉双向无序列联表 K.Pearson 卡方检验的基本理论、适应条件和应用对象，掌握其 SPSS 的操作实现和结果解读。

▲ **操作步骤**

变量要求：根据样本数据的形式不同，分为两种：

一是样本数据为原始数据，这时要求行、列两个待检验的属性变量（定类），变量类型为数值型或字符型；两样本数据分别为行、列两属性变量的取值。

二是汇总的列联表数据，这时要求 3 个变量：频数变量、行属性变量（定类）及列属性变量（定类）；频数变量的类型为数值型，且需要加权处理，两个属性变量为数值型或字符型；频数变量的取值是列联表的交叉频数，而行、列两个属性变量的取值是各频数对应的行号和列号。

本例为汇总列联表数据，定义 3 个变量：频数变量"交叉频数"录入列联表的所有频数；行变量"人群类别"和列变量"血型类别"分别录入各频数对应行号和列号。如图 8-1 所示。

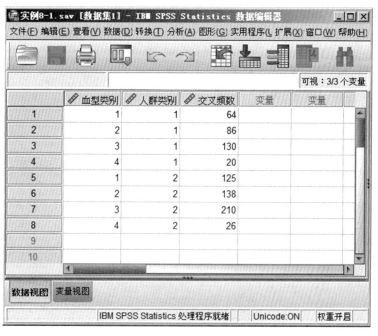

图 8-1　实例 8.1 数据录入形式

菜单操作：

（1）变量加权：主菜单"数据（Data）"→"加权个案（Weight Cases）"，选中"个案加权系数"，将"交叉频数"选入"频率变量（Frequency Variables）"框，点击"确定（OK）"按钮。

（2）双向无序列联表的 K.Pearson 卡方检验：主菜单"分析（Analyze）"→"描述统计（Descriptive Statistics）"→"交叉表（Crosstabs）"，出现列联表分析主界面。

参数设置：选择"人群类别"进入"行（Row）"框、"血型类别"进入"列（Column）"框（注意：加权的"交叉频数"不需要选择），如图 8-2 所示；点击"统计（Statistics）"按钮，选"卡方（Chi-Square）"，在"名义"区域，选"列联系数（Contingency Coefficient）"，如图 8-3 所示，点击"继续"回到主界面，点击"确定（OK）"。

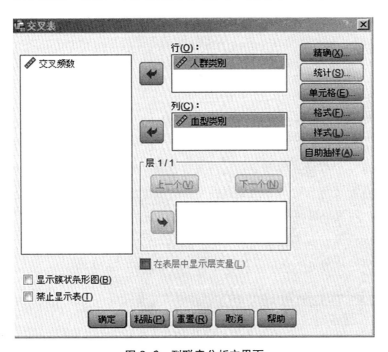

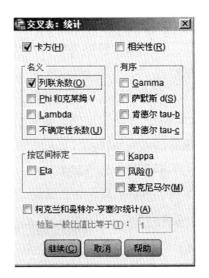

图 8-2　列联表分析主界面　　　　　　　　图 8-3　统计按钮界面

▲ 结果与分析

表 8-2　汇总交叉列联表

人群类别 * 血型类别 交叉表						
计数						
		血型类别				总计
		1	2	3	4	
人群类别	1	64	86	130	20	300
	2	125	138	210	26	499
总计		189	224	340	46	799

表 8-2 是 SPSS 软件系统自动汇总得到的频数交叉列联表，当样本数据为原始数据时，可以用于描述性分析。

表 8-3　列联表 K.Pearson 卡方检验

卡方检验			
	值	自由度	渐近显著性（双侧）
皮尔逊卡方	1.921[a]	3	0.589
似然比	1.924	3	0.588
线性关联	1.452	1	0.228
有效个案数	799		

a. 0 个单元格（0.0%）的期望计数小于 5。最小期望计数为 17.27

由表 8-3 可见，统计量值 χ^2=1.921，P=0.589>0.05，且 P 值较大，说明鼻咽癌患者与健康人的血型相关无统计学意义，可以认为血型与是否患鼻咽癌无关。

表 8-4　相关系数及其检验

对称测量		值	渐近显著性
名义到名义	列联系数	0.049	0.589
有效个案数		799	

由表 8-4 可见，列联系数为 0.049，P=0.589>0.05，说明相关程度很低，且相关系数无统计学意义，由此也可以看出，血型与是否患鼻咽癌无关。

第二节　单向有序列联表的检验

单向有序列联表主要指行属性变量取值无序，列属性变量取值（多于 2 个）有序的列联表，常见的检验类型有两种：一种是两独立样本数据对应总体构成比（定序）的差异比较检验，其检验方法常采用列联表的秩和检验；另一种是多独立样本数据对应总体构成比（定序）的差异比较检验，其检验方法常采用克鲁斯卡尔 – 沃利斯（Kruskal–Wallis）H 检验法。

一、列联表的秩和检验

▲ 统计学知识点

原假设 H_0：两样本对应列变量总体的构成比一致。

检验统计量为　$U=\min（U_1，U_2）$

其中

$$U_1 = n_1 n_2 + \frac{n_1(n_1+1)}{2} - R_1 \qquad U_2 = n_1 n_2 + \frac{n_2(n_2+1)}{2} - R_2 \qquad （8-3）$$

n_1，n_2 分别为两样本的容量，R_1，R_2 分别为两样本的秩和。

因为用于列联表检验分析的样本一般为大样本，所以在 SPSS 软件系统给出的检验结果中，一般统计量值为"Z"，伴随概率 P 值为"渐近显著性（Asymp. Sig.）"。

【实例 8-2】某医生用 A、B 两种药物对某慢性病进行治疗，疗效评价采取自我评价，共有 185 人进行了治疗结束后的自我评价，初步整理结果如表 8-5 所示，问 A、B 两种药物对该慢性病的总体疗效有无差别？

表 8-5　两种药物疗效比较结果

药物	疗效				合计
	无效	好转	显效	治愈	
A	15	21	24	29	89
B	20	33	25	18	96
合计	35	54	49	47	185

本实例的教学目标是熟悉单向有序列联表秩和检验的基本理论、适应条件和应用对象，掌握其 SPSS 的操作实现和结果解读。

▲　操作步骤

变量要求：根据样本数据的形式不同，分为两种：

一是样本数据为原始数据，这时要求两个变量，一个是检验变量（定序），变量类型为数值型，其取值是两组的所有等级数据结果；另一个分组变量（定类），变量类型为数值型，其取值为数据结果所对应的分组编号（1、2）。

二是汇总的列联表数据，这时要求 3 个变量，第一个是检验变量（定序），变量类型为数值型，其取值是各个等级数据；第二个是分组变量（定类），变量类型为数值型，其取值为分组编号（1、2）；第三个是频数变量，变量类型为数值型，其取值为行、列变量对应的频数，且需加权处理。

本例定义 3 个变量："疗效""药物分组""频数"，变量类型为数值型，疗效 4 个等级分别用 1、2、3、4 表示，药物分组（A、B）用 1、2 表示。将列联表内的数据录入"频数"变量，注意录入数据时行变量、列变量与频数变量的对应关系。

菜单操作：

（1）变量加权：主菜单"数据（Data）"→"加权个案（Weight Cases）"，选中"个案加权系数"，将"频数"选入"频率变量（Frequency Variables）"框，点击"确定（OK）"按钮。

（2）单向有序列联表的秩和检验：主菜单"分析（Analyze）"→"非参数检验（Nonparametric Tests）"→"旧对话框"→"2 个独立样本（2 Independent Samples）"，出现两独立样本检验主界面。

参数设置：选择"疗效"进入"检验变量列表（Test Variables List）"框；选择"药物分组"进入"分组变量（Grouping Variables）"框，并点击"定义组"按钮，在"组 1（Group1）"和"组 2（Group2）"框中分别输入 1 和 2，如图 8-4 所示，点击"确定（OK）"。

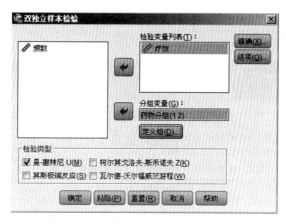

图 8-4　两独立样本秩和检验主界面

▲ 结果与分析

表 8-6　两组秩均值结果

秩			
	药物分组	个案数	秩平均值	秩的总和
疗效	A 组	89	101.31	9016.50
	B 组	96	85.30	8188.50
	总计	185		

由表 8-6 可见，药物 A 和药物 B 两组疗效的平均秩分别为 101.31 和 85.30，显然药物 A 组疗效的平均秩较高，差异是否具有统计学意义，需看秩和检验结果。

表 8-7　秩和检验结果

检验统计 [a]	
	疗效
曼 – 惠特尼 U	3532.500
威尔科克森 W	8188.500
Z	−2.103
渐近显著性（双尾）	0.035

a. 分组变量：药物分组

由表 8-7 可见，检验统计量值 $Z=-2.103$，$P=0.035<0.05$，说明药物 A 和药物 B 两组疗效差异有统计学意义，可以认为 A、B 两种药物对该慢性病的总体疗效有差别。

二、列联表的 H 检验

▲ 统计学知识点

原假设 H_0：多样本对应列变量总体的构成比一致。

检验统计量为

$$H(k) = \frac{12}{N(N+1)} \sum_{i=1}^{k} \frac{R_i^3}{n_i} - 3(N+1) \sim \chi^2(k-1)$$

（8-4）

其中，k 为独立样本个数，n_i 为第 i 个样本中的容量，N 为所有样本的容量之和，R_i 为第 i 个样本的秩和。

需要说明的是，SPSS 软件旧版本界面没有提供多个独立样本非参数检验的事后两两比较的检验，若需要，可采用新版本界面进行。

【实例 8-3】某研究小组在中小学观察三种治疗近视眼方案（A、B、C）的效果，共观察学生 220 例，其疗效情况如表 8-8 所示，问三种治疗方案总体疗效有无差别？

表 8-8　三种治疗方案疗效频数结果

方案	疗效			合计
	无效	好转	显效	
A	15	21	24	60
B	20	33	25	78
C	23	30	29	82
合计	58	84	78	220

本实例的教学目标是熟悉单向有序列联表 H 检验的基本理论、适应条件和应用对象，掌握其 SPSS 的操作实现和结果解读。

▲ 操作步骤

变量要求：根据样本数据的形式不同，分为两种：

一是样本数据为原始数据，这时要求两个变量，一个是检验变量（定序），变量类型为数值型，其取值是两组的所有等级数据结果；另一个分组变量（定类），变量类型为数值型，其取值为数据结果所对应的分组编号（1、2）。

二是汇总的列联表数据，这时要求 3 个变量，一个是检验变量（定序），变量类型为数值型，其取值是各个等级数据；一个是分组变量（定类），变量类型为数值型，其取值为分组编号（1、2）；一个是频数变量，变量类型为数值型，其取值为行、列变量对应的频数，且需加权处理。

本例定义 3 个变量："方案""疗效""频数"，变量类型为数值型，疗效 3 个等级类别分别用 1、2、3 表示，方案（A、B、C）用 1、2、3 表示。然后将列联表内的数据录入"频数"变量，注意录入数据时行变量、列变量与频数的对应关系。

菜单操作：

（1）变量加权：主菜单"数据（Data）"→"加权个案（Weight Cases）"，选中"个案加权系数"，将"频数"选入"频率变量（Frequency Variables）"框，点击"确定（OK）"按钮。

（2）单向有序列联表的 H 检验：主菜单"分析（Analyze）"→"非参数检验（Nonparametric Tests）"→"旧对话框"→"K 个独立样本（K Independent Samples）"，出现 K 个独立样本检验主界面。

参数设置：选择"疗效"进入"检验变量列表（Test Variables List）"框；选择"方案"进入"分组变量（Grouping Variables）"框，并点击"定义组"按钮，在"组 1（Group1）"和"组 2（Group2）"框中分别输入 1 和 3，如图 8-5 所示，点击"确定（OK）"。

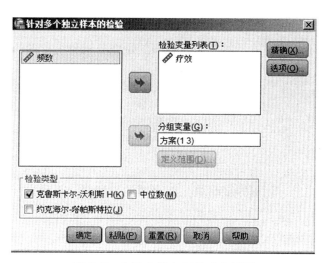

图 8-5　多独立样本 *H* 检验主界面

▲ 结果与分析

表 8-9　三组秩均值结果

秩			
	方案	个案数	秩平均值
疗效	1	60	115.15
	2	78	108.26
	3	82	109.23
	总计	220	

由表 8-9 可见，三个方案对应疗效的平均秩分别为 115.15、108.26 和 109.23，显然方案 A 组疗效平均秩较高。

表 8-10　*H*（3）检验结果

检验统计 [a, b]	
	疗效
克鲁斯卡尔 – 沃利斯 H（K）	0.510
自由度	2
渐近显著性	0.775

a. 克鲁斯卡尔 – 沃利斯检验

b. 分组变量：方案

由表 8-10 可见，检验统计量值 *H*（3）=0.51，P=0.775>0.05，说明三个方案疗效差异无统计学意义，尚不能认为三个治疗近视眼方案总体疗效有差别。

需要说明的是，上面的操作是利用了旧版本采用的界面，也可以利用新版本的新操作界面：操作菜单"分析"→"非参数检验"→"独立样本"，出现新界面，该界面综合了两组或多组独立样本的列联表检验方法 [如两独立样本的列联表曼 – 惠特尼 *U* 检验、多独立样本的列联表克

鲁斯卡尔 – 沃利斯 H 检验（可以做多重比较分析）等]，可以采用系统自动配置检验方法，也可以自行定制检验方法。不过需要注意的是，新界面的操作要求分组变量的"测（度）量"必须为"名义"类型。

第三节　双向有序列联表的检验

▲ 统计学知识点

双向有序列联表是指行、列属性变量取值都有序的列联表，又分为行、列属性变量类别相同且都有序以及行、列属性变量类别不同且都有序两种。对第一种列联表一般进行行、列属性的一致性检验，其检验方法常采用 Kappa 一致性检验（通过 K 系数描述）；对第二种列联表一般进行行、列属性的相关性检验，其检验方法常采用 Gamma 系数或 Spearman 等级相关分析。后一种属于相关性分析，见第九章的第 1 节：二、定序（等级）资料的相关性分析。

Kappa 一致性检验原假设 H_0：行、列变量总体的各类别频数不一致（$K=0$）。

Kappa 一致性检验的判定标准不统一，一般认为：$K \leq 0.4$ 为一致性差，$0.4 < K \leq 0.7$ 为一致性较高，$K > 0.7$ 为一致性高。

【实例 8.4】某研究者收集了 147 例冠心病患者，分别用对比法和核素法检查患者的室壁收缩运动情况，结果如表 8-11 所示，问两种方法的检查结果是否一致？

表 8-11　两种方法检查冠心病患者室壁收缩运动的符合情况

对比法	核素法			合计
	正常	减弱	异常	
正常	58	2	3	63
减弱	1	42	7	50
异常	8	9	17	34
合计	67	53	27	147

本实例的教学目标是熟悉双向有序列联表且行、列属性相同的 Kappa 一致性检验的基本理论、适应条件和应用对象，掌握其 SPSS 的操作实现和结果解读。

▲ 操作步骤

变量要求：根据样本数据的形式不同，分为两种：

一是样本数据为原始数据，这时要求行、列两个待检验的属性变量（定序），变量类型为数值型或字符型；两样本数据分别为行、列两属性变量的取值。

二是汇总的列联表数据，这时要求三个变量：频数变量、行属性变量（定序）及列属性变量（定序）。频数变量类型为数值型，且需要加权处理；两个属性变量也为数值型。频数变量的取值是列联表的交叉频数，而行、列两个属性变量的取值是各等级值。

本例为汇总列联表数据，定义三个变量：频数变量"频数"录入列联表的所有频数，行属性变量"对比法组"和列属性变量"核素法组"分别录入各等级的取值 1、2、3。

菜单操作：

（1）变量加权：主菜单"数据（Data）"→"加权个案（Weight Cases）"，选中"个案加权系数"，将"频数"选入"频率变量（Frequency Variables）"框，点击"确定（OK）"按钮。

（2）双向有序列联表且行、列属性相同的 Kappa 一致性检验：主菜单"分析（Analyze）"→"描述统计（Descriptive Statistics）"→"交叉表（Crosstabs）"，出现列联表分析主界面。

参数设置：选择"对比法组"进入"行（Row）"框、"核素法组"进入"列（Column）"框（注意：加权的"频数"不需要选择），如图 8-6 所示；点击"统计（Statistics）"按钮，选中"Kappa"，如图 8-7 所示，点击"继续"返回主界面，点击"确定（OK）"。

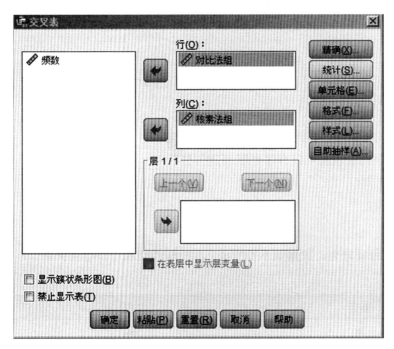
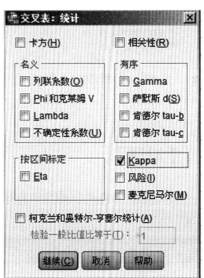

图 8-6　列联表分析主界面　　　　　　　　图 8-7　统计按钮界面

▲ 结果与分析

表 8-12　汇总交叉列联表

对比法组 * 核素法组 交叉表					
计数					
		核素法组			总计
		1	2	3	
对比法组	1	58	2	3	63
	2	1	42	7	50
	3	8	9	17	34
总计		67	53	27	147

表 8-12 是 SPSS 软件自动汇总得到的频数交叉列联表，当样本数据为原始数据时，可以用于描述性分析。

表 8-13　一致性 Kappa 系数及其检验

		对称测量			
		值	渐近标准差 [a]	近似 T [b]	渐近显著性
协议测量	Kappa	0.681	0.050	11.411	0.000
有效个案数		147			

a. 未假定原假设。

b. 在假定原假设的情况下使用渐近标准误差

由表 8-13 可见，一致性 Kappa 系数为 0.681，说明两者一致性程度较高；检验统计量 $T=11.411$，$P=0.000<0.05$，Kappa 系数有统计学意义，可以认为对比法和核素法检查患者的室壁收缩运动的结果一致性较高。

【思考题】

1. SPSS 分析双向无序或双向有序的汇总列联表时，对变量基本要求是什么？

2. 对双向无序列联表、单向有序列联表及双向有序列联表进行分析时，各常用哪些方法？

【习题】

1. 调查 1000 人，按性别和是否色盲分类，数据如下表所示，试检验性别和色盲有无关系。

性别	色盲	非色盲
男	38	442
女	6	514

2. 某单位在中小学观察三种方案治疗近视眼措施的效果，其疗效如下表所示，问三种方案治疗近视眼的有效率有无差别？

方案	有效	无效	合计	有效率（%）
A	24	26	50	48.00
B	16	29	45	35.56
C	8	40	48	16.67
合计	48	95	143	33.57

3. 为研究汉族和少数民族 ABO 血型构成是否不同，某研究人员随机抽取一定数量的汉族、藏族和回族对象，分别检测他们的血型，数据如下表所示，问汉族、藏族和回族四种血型分布是否有差异？

民族	A	B	O	AB	合计
汉族	30	38	32	12	112
藏族	19	30	19	9	77
回族	22	37	24	9	92
合计	71	105	75	30	281

4. 某医疗小组用两种疗法治疗脑血管梗死，疗效结果如下表所示，试问甲、乙两种疗法对治疗脑血管梗死的总体疗效有无差别？

疗法	疗效				合计
	无效	好转	显效	治愈	
甲	21	18	32	30	101
乙	26	32	27	17	102
合计	47	50	59	47	203

5. 某抗体间接血凝实验，对每一样品同时用血清法和滤片纸法测定，结果如下表所示，试问两种方法结果是否一致？

滤片纸法	血清法				合计
	−	+	++	+++	
−	8	0	1	0	9
+	0	10	1	0	11
++	0	1	26	2	29
+++	0	1	0	6	7

第九章
相关分析

在现实生活中，每个个体的很多属性变量之间都有着相关关系，如身高与体重、教育程度与收入、学业成就与家庭环境、大学生心理问题与个人性格等。本章针对变量为计数资料和计量资料类型，分别介绍相关分析方法及其在 SPSS 中的实现与结果解读。

第一节　计数资料的相关分析

▲ 统计学知识点

一、定类（名义）资料的相关分析

两个定类变量的相关分析，实质上就是双向无序的列联表资料的行、列属性的独立性分析，在第八章介绍过一种双向无序列联表的 χ^2 检验方法。在这里再介绍几种相关分析方法，其操作仍在列联表分析主界面：

主菜单"分析"→"描述统计"→"交叉表"，点击"统计"按钮，如图 9-1 所示。

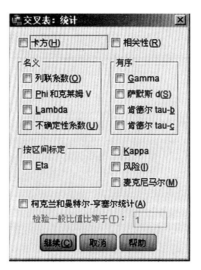

图 9-1　交叉表 - 统计按钮界面

在图 9-1 的"名义"区域，给出了四种定类（名义）变量相关分析的相关系数：

1. 列联系数或相依系数（Contingency Coefficient）：其值介于 0~1，越大表明两变量间相关性越强。

2. ϕ（Phi）和克莱姆 V（Phi and Cramer's V）：在四格表 χ^2 检验中，ϕ 系数介于 0~1，而其他类型列联表检验时，其取值理论上没有上限，值越大，关联程度越强；Cramer's V 是 ϕ 的一个调整，较 ϕ 在关联程度的测量上相对保守，经调整后使得取值范围在 [0，1]，值越大，相关性越强，因此 Cramer's V 系数就克服了 ϕ 系数不能与其他相关系数进行比较的缺点。

3. λ（Lambda）系数：用于反映自变量对因变量的预测效果，即当已知自变量后，因变量的不确定性下降了多少（比例），λ 将误差定义为列（行）变量预测时的错误，其预测值是基于个体所在行（列）的众数。值为 1，说明若已知自变量取值就可以完全确定因变量取值；值为 0，说明自变量对因变量完全无预测作用。

4. 不确定性系数（Uncertainty Coefficient）：其值介于 0~1，和 λ 系数类似，也用于反映当已知自变量后，因变量的不确定性下降了多少（比例），只是在误差的定义上稍有差异。以熵为不确定性大小的度量，输出行变量为自变量、列变量为自变量、对称不确定系数三个结果，后者为前两者的对称平均值。

在这些相关系数中，最常用的是列联系数，通过其大小描述相关的程度，利用对其进行的假设检验，说明该相关系数有无统计学意义。

二、定序（等级）资料的相关分析

两个定序变量的相关分析实质上就是行、列变量类别不同且都有序的列联表资料的行、列属性的相关分析。

在 SPSS 中，提供了两类方法，实际应用中，可以综合两者结果进行分析。

（一）利用交叉表分析界面

主菜单"分析"→"描述统计"→"交叉表（Crosstabs）"，点击"统计"按钮，如图 9-1 所示，在"有序"区域，给出了四种双定序变量相关性分析的相关系数：

1. Gamma 系数：描述两定序变量关系强度的度量，取值范围为 [-1，1]。取值为 1 或 -1，说明两者取值绝对一致或绝对不一致；取值为 0，说明两变量完全无关。

2. Kendall's τ_b 系数：τ_b 系数是 τ_a 系数的校正，τ_a 系数是以同序对子数 P 与异序对子数 Q 之差为分子，其计算公式为

$$\tau_a = \frac{P-Q}{n(n-1)/2} \tag{9-1}$$

理论上 τ_a 的取值范围是 [-1，1]，但是当相同等级太多时，会使其极大值与极小值不能达到 ±1，为此在分母上按照相同等级的对子数进行了校正，即得 τ_b 系数。

3. Kendall's τ_c 系数：在 Kendall's τ_b 的基础上又进一步考虑了整个列联表的大小，并对其进行了校正得到 τ_c 系数。

4. 萨默斯 d（Somers'd 系数）：它是对 τ_b 的不对称调整，只校正了自变量相等的对子。分别给出了 d_{yx} 和 d_{xy} 两个系数，计算公式为

$$d_{yx} = \frac{P-Q}{P+Q+P_y} \tag{9-2}$$

$$d_{xy} = \frac{P-Q}{P+Q+P_x} \tag{9-3}$$

d_{yx} 为 x 为自变量，y 为因变量时的情况，其中 P_y 为仅在 y 方向的同分对子数；d_{xy} 为 y 为自变量，x 为因变量时的情况，其中 P_x 为仅在 x 方向的同分对子数。

在这些相关系数中，最常用的是 Gamma 系数，通过其大小描述相关的程度，利用对其进行的假设检验，说明该相关系数有无统计学意义。

（二）利用双变量相关分析界面

主菜单"分析"→"相关"→"双变量"，如图 9-2 所示。

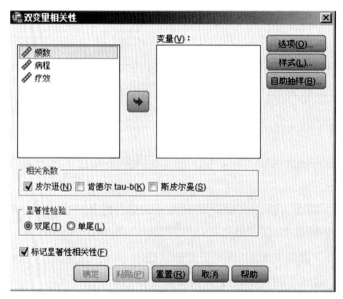

图 9-2　双变量相关分析主界面

在图 9-2 的"相关系数"区域，给出了两种分析双定序变量相关性的相关系数（注：默认是皮尔逊相关系数 r，但 r 适应两数值变量的相关分析）：

1. 斯皮尔曼（Spearman）等级相关系数：用来衡量具有单调关系的双定序变量之间的相关关系，其计算公式为

$$\rho = 1 - \frac{6\sum_{i=1}^{k} d_i^2}{k^3 - k} \tag{9-4}$$

其中 k 为等级个数，d_i 为两有序变量第 i 个等级的差值。

2. 肯德尔 tau b（Kendall's τ_b）系数：用 Kendall's τ_b 来度量双定序变量之间的相关关系，和交叉表中的 Kendall's τ_b 一致。

在这两种相关系数中，常用的是 Spearman 等级相关系数，通过其大小描述相关的程度，利用对其进行的假设检验，说明该相关系数有无统计学意义。

【实例 9.1】某医生观察某种皮肤真菌感染的病程和疗效，共观察 435 人，结果见表 9-1 所示，试分析该病的疗效是否与病程有关。

表 9-1 某种皮肤真菌感染疗效

病程（月）	痊愈	好转	无效	合计
<1	79	24	8	111
1~	30	13	1	44
3~	102	83	30	215
>60	29	26	10	65
合计	240	146	49	435

本实例的教学目标是熟悉计数资料（定类、定序）相关分析的常用方法及适应条件，掌握其 SPSS 的操作实现及结果解读。

▲ 操作步骤

变量要求：根据样本数据的形式不同，分为两种：

一是样本数据为原始数据，这时要求行、列两个待检验的属性变量（定序），变量类型为数值型。两样本数据分别为行、列两属性变量的取值。

二是汇总的列联表数据，这时要求三个变量：频数变量、行属性变量（定序）及列属性变量（定序），三个变量的类型皆为数值型，且频数变量需要加权处理；频数变量的取值是列联表的交叉频数，而行、列两个属性变量的取值是各频数对应行、列等级。

本例中，病程和疗效都是等级资料，但类别不一致，且为汇总列联表数据，定义三个变量：频数变量"频数"录入列联表的所有频数；行变量"病程"和列变量"疗效"分别录入各频数对应行（1、2、3、4）等级和列等级（1、2、3）。

（1）变量加权

菜单操作：主菜单"数据（Data）"→"加权个案（Weight Cases）"，点击"个案加权系数"，将"频数"变量选入"频率变量（Frequency Variables）"框，点击"确定（OK）"按钮。

（2）Gamma 系数分析

菜单操作：主菜单"分析（Analyze）"→"描述统计（Descriptive Statistics）"→"交叉表（Crosstabs）"，出现列联表分析主界面。

参数设置：选择"病程"进入"行（Row）"框、"疗效"进入"列（Column）"框；单击"统计（Statistics）"按钮，如图 9-1 所示，在"有序（Ordinal）"区域选中"Gamma"，单击"继续（Continue）"返回主界面，单击"确定（OK）"按钮。

（3）Spearman 等级相关分析

Spearman 等级相关系数一般要求两个变量具有单调关系，即单调递增或单调递减，一般可以通过散点图（需要原始数据变量）直观观察。

菜单操作：主菜单"分析（Analyze）"→"相关（Correlate）"→"双变量（Bivariate）"，出现双变量相关分析主界面，如图 9-2 所示。

参数设置：选择"病程""疗效"进入右侧"变量（Variables）"框；在"相关系数"区域选中"Spearman"，点击"确定（OK）"按钮。

▲ 结果与分析

（1）Gamma 系数

表 9-2 Gamma 系数结果

对称测量					
		值	渐近标准差 [a]	近似 T [b]	渐近显著性
有序到有序	Gamma	0.316	0.066	4.676	0.000
有效个案数		435			

a. 未假定原假设
b. 在假定原假设的情况下使用渐近标准误差

由表 9-2 所示，病程和疗效的 Gamma 系数为 0.316，$P=0.000<0.05$，说明两者相关程度较低，但有统计学意义，可以认为病程和疗效之间有低度相关性。

（2）Spearman 等级相关系数

表 9-3 Spearman 等级相关分析表

相关性			病程	疗效
斯皮尔曼 Rho	病程	相关系数	1.000	0.215[**]
		Sig.（双尾）	.	0.000
		N	435	435
	疗效	相关系数	0.215[**]	1.000
		Sig.（双尾）	0.000	.
		N	435	435

**. 在 0.01 级别（双尾），相关性显著

由表 9-3 可见，病程和疗效的 Spearman 等级相关系数为 0.215，$P=0.000<0.05$，也说明两者相关程度较低，但有统计学意义，可认为病程和疗效间有低度相关性。

第二节 计量资料的相关分析

▲ 统计学知识点

在相关分析时，首先要考虑两个变量是否具有真实的相关关系，只有得到了肯定的结论，相关分析才是有意义的。相关分析还有一个特点是分析变量不分主次，被置于同等地位。

一、基本概念

（1）直线相关：指两变量呈线性递增或者线性递减，这是一种最简单相关关系。

（2）曲线相关：两变量存在相关趋势，但并非线性，而是呈各种可能的曲线趋势。此时如果直接进行直线相关分析，有可能得出无相关性的结论。

（3）正相关与负相关：如果变量 X 增加时，变量 Y 也增加，则称 X 与 Y 正相关；如果变量 X

增加时，变量 Y 减小，则称 X 与 Y 负相关。

（4）完全相关：两变量的相关程度达到了"亲密无间"的程度，当已知变量 X 的取值时，就可以准确计算出变量 Y 的取值，又分为完全正相关和完全负相关两种。

当数据为定序变量或者定类变量时，一般不考虑直线、曲线相关的问题，但正、负相关和完全相关这些概念则仍然适应。

二、K.Pearson 相关系数

K.Pearson 相关系数常用来度量两个数值变量 X，Y 之间的线性相关关系，也称 K.Pearson 积差相关系数，其计算公式为

$$r = \frac{\sum_{i=1}^{n}(x_i - \bar{x})(y_i - \bar{y})}{\sqrt{\sum_{i=1}^{n}(x_i - \bar{x})^2 \sum_{i=1}^{n}(y_i - \bar{y})^2}} \tag{9-5}$$

K.Pearson 相关系数 r 可以很好地反映两数值变量线性相关的程度，但不能用于度量两变量之间的非线性关系。

1. K.Pearson 相关系数的基本性质

（1）r 是一个无量纲的度量，且取值范围为 [–1，1]。

（2）$r>0$ 为正相关，$r<0$ 为负相关。

（3）$|r|$ 越接近于 1，说明线性相关性越好；$|r|$ 越接近于 0，说明线性相关性越差。

2. K.Pearson 相关系数的适应条件

（1）要求两个数值变量为线性或近似线性相关，对于曲线相关等复杂情形，r 的大小并不能代表其相关性的强弱。

（2）若样本中存在异常值，则对 r 的计算影响极大，要慎重考虑和处理，必要时可以将其剔除，或者加以变量变换，以避免因为个别异常值导致出现错误的结论。需要注意的是，有时在分别观察每个变量时，异常值并不明显，但是在联合观察两个变量时，就会凸显出来。

（3）要求相应的两总体服从双变量正态分布，注意双变量正态分布并非简单要求 X 变量和 Y 变量各自服从正态分布，而是要求服从一个联合的双变量正态分布。

在以上三个条件中，前两条要求较严，第三条比较宽松，轻微违反时 r 的计算结果也是比较稳健的，若严重违反，可以考虑用 Spearman 等级相关系数分析。一般而言，分析者可以使用图形工具（如散点图、直方图、箱图等）来对上面条件加以考察。

【实例 9-2】某研究人员为了研究儿童体重与心脏横径之间的关系，调查测量了 10 名 8 岁正常男童的体重与心脏横径，结果如表 9-4 所示，试对 X 和 Y 进行相关分析。

表 9-4　10 名 8 岁健康男童体重与心脏横径的测量结果

编号	1	2	3	4	5	6	7	8	9	10
体重（kg）	25.5	19.5	24.0	20.5	25.0	22.0	21.5	23.5	26.5	23.5
心脏横径（cm）	9.2	7.8	9.4	8.6	9.0	8.8	9.0	9.4	9.7	8.8

本实例的教学目标是熟悉 K.Pearson 积差相关系数适应条件及应用对象，掌握其 SPSS 的操作实现及结果解读。

▲ **操作步骤**

变量要求：两个（或多个）检验变量，变量类型为数值型。

本例定义 2 个变量：体重、心脏横径，变量类型为数值型，分别录入相关数据。

菜单操作：主菜单"分析（Analyze）"→"相关（Correlate）"→"双变量（Bivariate）"，出现双变量相关分析主界面。

参数设置：选择"体重""心脏横径"进入右侧"变量（Variables）"框；相关系数选择"Pearson"（默认），如图 9-3 所示，点击"确定（OK）"按钮。

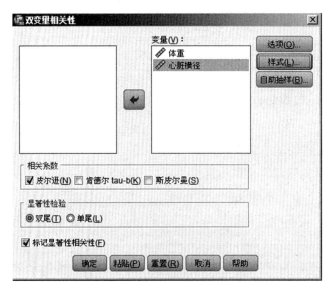

图 9-3　双变量相关分析主界面

▲ **结果与分析**

表 9-5　K.Pearson 相关分析表

相关性		体重	心脏横径
体重	皮尔逊相关性	1	0.830**
	Sig.（双尾）		0.003
	个案数	10	10
心脏横径	皮尔逊相关性	0.830**	1
	Sig.（双尾）	0.003	
	个案数	10	10

**. 在 0.01 级别（双尾），相关性显著

由表 9-5 可见，"体重"和"心脏横径"的 K.Pearson 相关系数 $r=0.830$，$P=0.003<0.05$，说明两者线性相关程度较高，且有统计学意义，可以认为儿童体重和心脏横径之间具有较高的线性相关关系。

【思考题】

1. 对数值变量、定序（等级）变量、定类（名义）变量进行相关分析时，常用哪些相关系数？

2. K.Pearson 相关系数 r 有哪些特点？

【习题】

1. 欲探讨职业类型与胃病类型是否有关联，某医生将收治的 310 名胃病患者按主要的职业类型与胃病类型两种属性交叉分类，结果如下表所示，问职业类型与胃病类型间有无关联？

职业	胃病			合计
	浅表性胃炎	慢性胃炎	胃溃疡	
机关干部	80	48	4	132
工厂工人	52	62	12	126
公交车司机	20	22	10	52
合计	152	132	26	310

2. 某研究者欲了解 20 岁以上成年人眼睛晶状体混浊程度与年龄的相关关系，收集资料如下表所示，试对成年人眼睛晶状体混浊程度与年龄进行相关性分析。

年龄	晶状体混浊程度			合计
	+	++	+++	
20~	205	66	44	315
30~	140	98	60	298
40~	160	125	132	417
合计	505	289	236	1030

3. 测得 10 名健康女大学生体重与肺活量的数据如下表所示，试对体重和肺活量进行相关性分析。

编号	1	2	3	4	5	6	7	8	9	10
体重（kg）	44	50	55	48	45	50	55	45	60	50
肺活量（L）	2.5	3	3	3.2	3	3.8	4	2.3	4	3.5

第十章
回归分析

回归分析是一种应用极为广泛的统计分析方法，已成功应用在金融、经济、社会、医学等很多领域。它侧重于考察变量之间的数量变化规律，并通过回归方程的形式描述和反映这种关系，帮助人们准确把握结局变量受其他一个或多个变量影响的程度，进而为预测提供科学依据。

回归分析的研究变量分为因变量（被解释变量）和自变量（解释变量），因变量是随机变量，自变量也称为因素变量，一般是可加以控制的变量。回归分析可以从不同角度分类：按照涉及自变量的多少，可分为一元回归分析和多元回归分析；按照自变量和因变量之间的关系，可分为线性回归分析和非线性回归分析；按照因变量对应结局变量的取值特点，可分为结局变量为数值变量（结局变量直接作为因变量）的回归分析和结局变量（因变量是与结局变量关联的某个函数）为定类或定序变量的回归分析。

回归分析一般分为六个步骤：①确定结局变量和自变量；②分析变量特征，选择适当回归模型；③估计模型中的参数，建立回归方程；④对回归方程进行统计学检验；⑤对回归方程进行拟合效果分析；⑥模型应用。

SPSS 提供了多种回归分析类型选项，包括线性回归分析、曲线回归分析（曲线估算）、非线性回归分析、二元 Logistic 回归分析、多元无序 Logistic 回归分析、多元有序 Logistic 回归分析、概率回归分析等。本章介绍的回归分析是结局变量为数值变量的回归分析，主要有线性回归分析、曲线回归分析及非线性回归分析。

第一节　线性回归分析

▲ 统计学知识点

因变量（即结局变量）与自变量之间的关系是线性相关关系的回归分析，称为线性回归分析。如果参与回归分析的自变量只有一个，称为一元线性回归分析；如果参与回归分析的自变量有多个，称为多元线性回归分析。

一、一元线性回归分析

一元线性回归模型是指只有一个自变量的线性回归模型，用于揭示因变量与自变量之间的线性关系。

一元线性回归的数学模型为 $\qquad\qquad y=\beta_0+\beta_1 x+\varepsilon$ （10-1）

其中 β_0 称为回归常数，β_1 称为回归系数，ε 称为随机误差。

上式表明：因变量 y 的变化可由两部分解释：一是由自变量 x 的变化引起的 y 的线性变化部分，即 $\beta_0+\beta_1 x$；二是由其他随机因素引起的 y 的随机变化部分，即 ε。

一元线性回归分析方程为 $\qquad\qquad \hat{y}=\beta_0+\beta_1 x$ （10-2）

在实际中，某一事物（因变量）总会受到多方面因素（多个自变量）的影响，一元线性回归分析是在不考虑其他因素或在认为其他因素确定的条件下，分析一个自变量是如何线性影响因变量的，因而是比较理想化的分析方法。

二、多元线性回归分析

多元线性回归模型是指含有多个自变量的线性回归模型，用于揭示因变量与多个自变量之间的线性关系。

p 元线性回归的数学模型为 $\qquad y=\beta_0+\beta_1 x_1+\cdots+\beta_p x_p+\varepsilon$ （10-3）

其中 β_0 称为回归常数，β_1，$\cdots$，β_p 称为回归系数，ε 称为随机误差。

模型中有 p 个自变量，该式表明因变量 y 的变化可由两部分解释：一是由 p 个自变量的变化引起的 y 的线性变化部分，即 $\beta_0+\beta_1 x_1+\cdots+\beta_p x_p$；二是由其他随机因素引起的 y 的随机变化部分，即 ε。

p 元线性回归分析方程为 $\qquad \hat{y}=\beta_0+\beta_1 x_1+\cdots+\beta_p x_p$ （10-4）

三、线性回归方程的检验与拟合评价

对一元线性回归方程的统计学检验较为简单，只需对回归常数与回归系数进行检验，再对残差进行自相关检验，即德宾－沃森（D-W）检验即可；方程拟合评价一般利用决定系数 R^2 进行，一元线性回归方程评价的 R^2 跟 K.Pearson 相关系数 r^2 相等，其大小说明所建立回归方程能够解释因变量的程度。

对多元线性回归方程的统计学检验较为复杂，必须进行一系列检验，主要有：模型的整体性检验、回归常数及回归系数检验、残差自相关检验（D-W 检验）、多重共线性分析等；方程拟合评价一般也是利用决定系数 R^2，不过采用调整后 R^2 进行评价更为准确，其大小说明所建立回归方程能够解释因变量的程度。

四、多元线性回归分析应注意的问题

1. 自变量的筛选问题 多元线性回归分析中，自变量的筛选方法在 SPSS 中有"进入""步进（逐步）""除去""后退""前进"几种方法，在实际应用中，常用步进回归法。

2. 变量的多重共线性问题 多重共线性是指一些自变量之间存在较强的线性关系，自变量间高度的多重共线性会给方程带来许多影响。

在实际应用中，多重共线性的存在主要表现在：①模型拟合效果很好，但偏回归系数几乎都无统计学意义；②偏回归系数估计值的方差很大；③偏回归系数估计值不稳定，随着样本含量的增减各偏回归系数发生较大变化，或当一个自变量被引入或剔除时，其余变量偏回归系数有很大变化；④偏回归系数估计值的大小和符号与事先期望的不一致或与经验相悖，结果难以解释。

验证自变量之间是否存在多重共线性，在 SPSS 中可以通过容忍度（容差，Tolerance）、方差膨胀因子等指标综合分析。消除多重共线性的方法有多种，如剔除某个造成共线性的自变量，重新建立回归方程，还可以利用逐步回归、主成分分析、岭回归分析、路径分析等方法处理。

五、多元线性回归分析的适应条件

（1）线性趋势（linear）：因变量与每个自变量的关系是（或近似）线性的，如果不是，则不能利用线性回归分析。

（2）独立性（independent）：因变量的不同取值相互独立，反映到模型中，就是要求残差间相互独立，不存在自相关。一般利用 D–W 检验结果进行分析。

（3）正态性（normal distribution）：自变量的任何一个线性组合，因变量均服从正态分布，反映到模型中，就是要求残差服从正态分布。

（4）方差齐性（equal variance）：自变量的任何一个线性组合，因变量的方差均满足齐性，实质就是要求残差满足方差齐性。

六、线性回归分析的应用对象

线性回归分析对样本数据的要求较高：因变量为服从（或近似服从）正态分布的随机变量，必须是数值变量；自变量可以是随机变量，也可以是有规律变化的或可以控制的非随机变量，可以是数值变量，也可以是分类变量（个数不宜太多）；建立模型后还要通过统计学检验与拟合评价。

需要注意的是，在自变量中若存在多分类定序变量，需要事先考虑好将其看作数值变量还是定类变量，若是看作数值变量，SPSS 会将其数据作为数值对待，所以其赋值能否代表等级关系很重要，若是作为多分类定类变量（注：二分类定类变量一般取值为0、1，直接作为哑变量使用），则要做哑变量处理。当然，对所有多分类定类变量都要做哑变量处理，但 SPSS 没有自动处理哑变量的功能，一般需要在分析前的变量定义中设计好。

【实例 10-1】某地 24 名 13~15 岁儿童性别（$x1$）（1- 男，0- 女）、年龄（$x2$）、身高（$x3$）（cm）、体重（$x4$）（kg）、肺活量（y）（L）的实测值数据如表 10-1 所示，试对该地区 13~15 岁儿童肺活量与其他自变量进行多元线性回归分析。

表 10-1　某地 13~15 岁儿童肺活量、身高、体重数据表

编号	1	2	3	4	5	6	7	8	9	10	11	12
性别	1	1	1	1	0	0	0	0	1	1	1	1
年龄	13.1	13.2	13.4	13.3	13.5	13.6	13.7	13.5	14.2	14.3	14.5	14.6
身高	135.1	150.0	156.2	160.0	145.0	146.0	150.0	148.0	155.0	163.0	161.0	170.0
体重	36.0	35.0	37.1	39.0	33.0	34.0	32.0	35.0	41.0	45.0	42.0	42.0
肺活量	2.35	2.30	2.30	2.75	1.80	1.68	2.00	2.20	2.55	2.80	2.70	2.90

续表

编号	13	14	15	16	17	18	19	20	21	22	23	24
性别	0	0	0	0	1	1	1	1	1	0	0	0
年龄	14.2	14.4	14.8	14.7	15.8	15.2	15.1	15.9	15.2	15.5	15.4	15.7
身高	153	157	160	158	164	170	165	165	168	162	161	161
体重	36.0	41.0	37.0	35.0	50.0	46.0	50.0	52.0	47.0	40.0	34.0	41.0
肺活量	2.40	2.00	2.00	2.10	3.00	2.70	2.90	3.00	2.50	2.20	2.30	2.30

本实例的教学目标是熟悉线性回归分析的基本步骤、适应条件及应用对象，掌握其 SPSS 的操作实现及结果解读。

▲ 操作步骤

变量要求：一个因变量，且服从（或近似服从）正态分布，变量为数值变量；一个（或多个）自变量，变量可以是数值变量，也可以是分类变量。

本例定义 $x1$、$x2$、$x3$、$x4$、y 五个变量，变量标签分别为"性别""年龄""身高""体重"和"肺活量"，变量类型均为数值型，分别录入各自数据。

菜单操作：主菜单"分析（Analyze）"→"回归（Regression）"→"线性（Linear）"，出现线性回归分析主界面。

参数设置：选择"肺活量（y）"进入"因变量（Dependent）"框，选择"性别（$x1$）""年龄（$x2$）""身高（$x3$）""体重（$x4$）"进入"自变量（Independent）"框，在"自变量（Independent）"下方的"方法（Method）"下拉列表中选用"步进（Stepwise）"法，如图 10-1 所示。

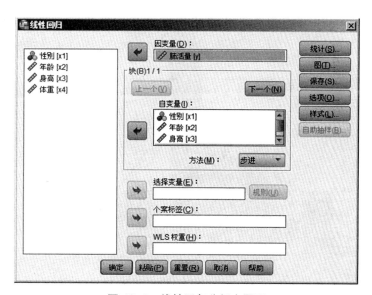

图 10-1　线性回归分析主界面

单击"统计（Statistics）"按钮，在"回归系数（Regression Coefficient）"区域，选中："估算值（Estimates）"用于估计回归方程系数并检验、"模型拟合（Model Fit）"用于拟合优度分析、"共线性诊断（Coffinearity Diagnostics）"用于多重共线性分析；在"残差（Residuals）"区域，选

中 "Durbin-Waston" 用于残差自相关检验，如图 10-2 所示；单击 "图（Plots）" 按钮，选用 DEPENDENT 和 *ZPRED 作图，在"标准化残差图"区域，选中"直方图（Histogram）"和"正态概率图（Normal Probability Plots）"（P-P 图），如图 10-3 所示，单击"继续（Continue）"按钮返回主界面，点击"确定（OK）"按钮。

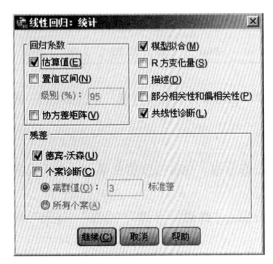

图 10-2　统计按钮界面

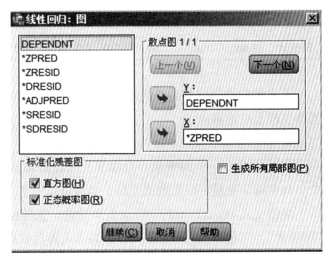

图 10-3　图按钮界面

▲ 结果与分析

（1）正态性验证分析

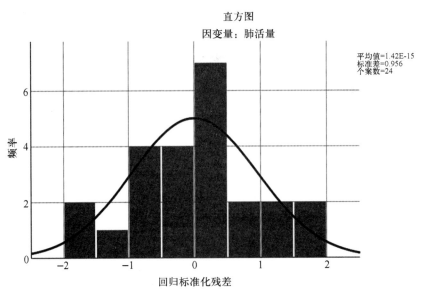

图 10-4　残差分布直方图

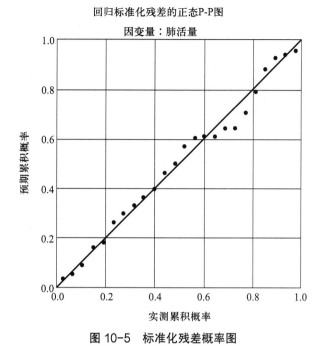

图 10-5　标准化残差概率图

　　在回归分析中，总是假定残差服从正态分布，图 10-4 为带正态曲线的残差分布直方图，可以观察残差分布的正态性；图 10-5 为标准化残差的概率图（P-P 图），散点基本都在直线上方或下方附近，比较靠近直线，从而可以判断标准化残差近似呈正态分布，因此可以推断回归方程近似满足正态性的条件。

　　（2）变量进入或者移去的情况

表 10-2　输入或剔除变量表

输入 / 剔除的变量 [a]			
模型	输入的变量	剔除的变量	方法
1	体重	.	步进（条件：要输入的 F 的概率 ≤ 0.050，要剔除的 F 的概率 ≥ 0.100）
2	性别	.	步进（条件：要输入的 F 的概率 ≤ 0.050，要剔除的 F 的概率 ≥ 0.100）

a. 因变量：肺活量

　　表 10-2 给出了采用步进回归法对变量的引入和剔除情况，并且显示引入与剔除的判别标准（引入的标准是 $P \leqslant 0.05$，剔除的标准是 $P \geqslant 0.10$）。本题中进行了二次的逐步回归，建立了模型 1 和模型 2，模型 1 "体重" 一个自变量进入，模型 2 有 "体重" 和 "性别" 两个自变量进入。

（3）回归方程的参数估计及其统计学检验

表 10-3　回归系数表

模型		未标准化系数		标准化系数	t	显著性	共线性统计	
		B	标准差	Beta			容差	VIF
1	（常量）	0.310	0.333		0.932	0.361		
	体重	0.052	0.008	0.805	6.355	0.000	1.000	1.000
2	（常量）	0.876	0.310		2.824	0.010		
	体重	0.034	0.008	0.515	3.978	0.001	0.617	1.620
	性别	0.347	0.096	0.468	3.611	0.002	0.617	1.620

a. 因变量：肺活量

表 10-3 给出了两个模型的偏回归系数（B）、标准差、标准化系数、回归系数检验 t 统计量值和相应的伴随概率 P 值（显著性），以及多重共线性统计分析的容差和 VIF（方差膨胀因子）。

在模型 1 中，方程的常数项 b_0=0.310，P=0.361>0.1，说明无统计学意义，这里需要说明，如果常数项检验的 P 值较大时，一般可以在回归方程中去掉常数项，若 P 值在 0.05 附近，则需要斟酌，当然 P 值的大小也可能与样本量大小有关；偏回归系数 b_1=0.052，P=0.000<0.05，说明有统计学意义，可以认为体重与肺活量之间有线性关系。

模型 1 建立的线性回归方程为　$\hat{y}$=0.31+0.052$x4$

在模型 2 中，方程的常数项 b_0=0.876，P=0.010<0.05，说明有统计学意义，偏回归系数 b_1=0.034，P=0.001<0.05，说明有统计学意义，偏回归系数 b_2=0.347，P=0.002<0.05，说明有统计学意义，可以认为肺活量与体重和性别间有线性关系。

模型 2 建立的线性回归方程为　$\hat{y}$=0.876+0.347$x1$+0.034$x4$

从表中模型 2 的共线性统计数据看见，容差为 0.617，VIF 为 1.620，说明两自变量共线性较弱。[注：容差（容忍度）越接近 1，多重共线性越弱；VIF 应小于 10，且越小，多重共线性越弱]

（4）方程的整体性统计学检验与拟合评价

表 10-4　方差分析表

模型		平方和	自由度	均方	F	显著性
1	回归	2.127	1	2.127	40.391	0.000[b]
	残差	1.158	22	0.053		
	总计	3.285	23			
2	回归	2.571	2	1.285	37.765	0.000[c]
	残差	0.715	21	0.034		
	总计	3.285	23			

a. 因变量：肺活量

b. 预测变量：（常量），体重

c. 预测变量：（常量），体重，性别

表 10-4 给出了各模型整体性检验的方差分析结果，从表中可以看出两个模型都有 $P=0.000<0.05$，说明两个模型都有统计学意义，可以认为所建立的两个回归方程都有效。

表 10-5　模型摘要表

模型	R	R^2	调整后 R^2	标准估算的错误	德宾－沃森（D-W）
			模型摘要[c]		
1	0.805[a]	0.647	0.631	0.22947	
2	0.885[b]	0.782	0.762	0.18448	1.866

a. 预测变量：（常量），体重
b. 预测变量：（常量），体重，性别
c. 因变量：肺活量

表 10-5 给出了模型的拟合评价的决定系数 R^2 和调整后 R^2，对多元线性回归分析一般以调整后 R^2 为准。模型 1 的调整后 $R^2=0.631$，模型 2 的调整后 $R^2=0.762$，可见模型 2 拟合效果更好；由表中可见，模型 2 的残差自相关系数 D-W=1.866，可认为模型 2 的残差无自相关性（注：D-W 值在 1.5 到 2.5 间可认为残差无自相关性），故选用以模型 2 建立的二元线性回归方程，即

$$\hat{y}=0.876+0.347x1+0.034x4$$

其中，回归系数 0.034 的含义是指每个人增加 1 kg 体重时肺活量的平均增加量；因为二分类自变量"性别"（1－男，0－女）在方程中是作为哑变量处理，所以其回归系数 0.347 的含义是指每位男性比女性增加的平均肺活量。

第二节　曲线回归分析

▲ 统计学知识点

一、基本理论

变量间的非线性关系可以分为本质线性关系和本质非线性关系，所谓本质线性关系是指变量间关系形式上虽然呈非线性关系（如二次曲线），但可以通过变量变换转化为线性关系，并可利用线性回归分析建立模型；本质非线性关系则是指变量间关系不仅形式上呈非线性关系，而且无法通过变量变换转化为线性关系，无法利用线性回归分析来建立模型，只能用迭代方法或分段平均值方法建模。

曲线回归分析（曲线估算）属于本质线性关系问题，其研究方法一般分两步：首先，制作散点图，粗略观察曲线的形态；其次，结合专业知识进行分析，或从长期积累的数据中找出变量之间的函数关系。譬如在生物实验中，细菌的培养往往是由少到多越来越快的增长，每一时刻的细菌总量与时间 t 有指数的关系。但更多的情况是不知道函数形式，常要根据实验数据，结合理论分析和制作散点图等手段进行模拟试验，再选择恰当的曲线来拟合这些数据。

在 SPSS 中，提供了 11 种本质线性模型，如表 10-6 所示。

表 10-6　常见的本质线性模型

模型名	回归方程	变量变换后的线性方程
直线（Linear）	$\hat{y}=\beta_0+\beta_1x$	$\hat{y}=\beta_0+\beta_1x$
二次曲线（Quadratic）	$\hat{y}=\beta_0+\beta_1x+\beta_2x^2$	$\hat{y}=\beta_0+\beta_1x+\beta_2x_1(x_1=x^2)$
复合曲线（Compound）	$\hat{y}=\beta_0\beta_1^x$	$\ln(\hat{y})=\ln(\beta_0)+\ln(\beta_1)x$
增长曲线（Growth）	$\hat{y}=e^{\beta_0+\beta_1x}$	$\ln(\hat{y})=\beta_0+\beta_1x$
对数曲线（Logarithmic）	$\hat{y}=\beta_0+\beta_1\ln(x)$	$\hat{y}=\beta_0+\beta_1x_1[x_1=\ln(x)]$
三次曲线（Cubic）	$\hat{y}=\beta_0+\beta_1x+\beta_2x^2+\beta_3x^3$	$\hat{y}=\beta_0+\beta_1x+\beta_2x_1+\beta_3x_2$ $(x_1=x^2,\ x_2=x^3)$
S曲线（S）	$\hat{y}=e^{\beta_0+\beta_1/x}$	$\ln(\hat{y})=\beta_0+\beta_1x_1\ (x_1=\dfrac{1}{x})$
指数曲线（Exponential）	$\hat{y}=\beta_0e^{\beta_1x}$	$\ln(\hat{y})=\ln(\beta_0)+\beta_1x$
逆函数（Inverse）	$\hat{y}=\beta_0+\beta_1/x$	$\hat{y}=\beta_0+\beta_1x_1(x_1=\dfrac{1}{x})$
幂函数（Power）	$\hat{y}=\beta_0(x^{\beta_1})$	$\ln(\hat{y})=\ln(\beta_0)+\beta_1x_1[x_1=\ln(x)]$
逻辑函数（Logistic）	$\hat{y}=\dfrac{1}{1/\mu+\beta_0\beta_1^x}$	$\ln(\dfrac{1}{\hat{y}}-\dfrac{1}{\mu})=\ln(\beta_0)+\ln(\beta_1)x$

在应用 SPSS 进行曲线估算时，若不能确定哪种模型更适合样本数据，则可以按如下思路：①在 11 种可选模型中选择几种模型；②利用 SPSS 自动给出的模型参数估计值及其统计学检验的 P 值、拟合评价的 R^2 等结果，选择其中的最优模型；③利用最优模型进行预测分析。

另外，SPSS 曲线估算还可以时间为自变量，实现时间序列的简单回归分析和趋势外推分析。

二、应用对象

曲线回归分析适应于因变量和自变量之间存在非线性关系，只有一个自变量且可以通过变量变换转化为线性关系，要求因变量和自变量必须是数值变量。

【实例 10-2】研究发现，锡克试验阴性率（y）随儿童年龄（x）增长而升高。经调查某地 1~7 岁儿童的资料如表 10-7 所示，试用曲线回归分析方法拟合分析。

表 10-7　儿童锡克试验阴性率情况表

年龄	1	2	3	4	5	6	7
阴性率	56.7	75.9	90.8	93.2	96.6	95.7	96.3

本实例的教学目标是熟悉曲线回归分析的基本思路、适应条件及应用对象，掌握其 SPSS 的操作实现及结果解读。

▲ 操作步骤

变量要求：一个因变量，变量类型为数值型；一个自变量，变量类型为数值型；因变量和自

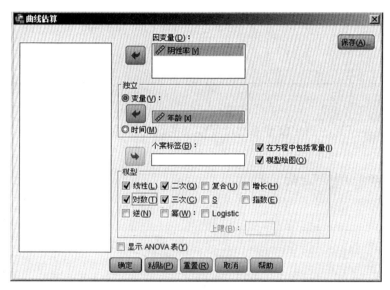

变量之间呈现本质线性关系。

本例定义 x、y 两个变量，变量标签分别为"年龄"和"阴性率"，变量类型为数值型，分别录入各自数据。

菜单操作：主菜单"分析（Analyze）"→"回归（Regression）"→"曲线估算（Curve Estimation）"，出现曲线估算主界面。

参数设置：选择"阴性率（y）"进入"因变量（Dependent）"框，选择"年龄（x）"进入"变量（Variable）"框；在"模型（Models）"区域，选中"线性（Linear）""二次（Quadratic）""对数（Logarithmic）""三次（Cubic）"，如图 10-6 所示，点击"确定（OK）"。

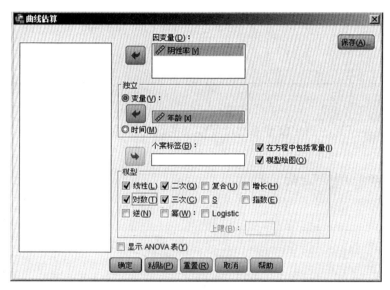

图 10-6 曲线估算主界面

▲ 结果与分析

（1）选择模型的描述

表 10-8 模型描述

模型描述		
模型名称		MOD_1
因变量	1	阴性率
方程	1	线性
	2	对数
	3	二次
	4	三次
自变量		年龄
常量		包括
值用于在图中标注观测值变量		未指定
有关在方程中输入项容差		0.0001

表10-8选择了4种模型，所以有4个回归方程：线性、对数、二次、三次，分别定义为方程1、2、3、4。4个方程的因变量都是阴性率，自变量都是年龄，且都包含常数项。

（2）模型参数估计、统计学检验及拟合评价

表 10-9　曲线回归估计结果情况

模型摘要和参数估算值								
因变量：阴性率								
方程	模型摘要					参数估算值		
	R^2	F	自由度1	自由度2	显著性	常量	$b1$	$b2$	$b3$
线性	0.715	12.553	1	5	0.017	63.000	5.864		
对数	0.914	52.999	1	5	0.001	60.990	20.911		
二次	0.971	66.186	2	4	0.001	38.714	22.055	−2.024	
三次	0.995	196.221	3	3	0.001	24.714	37.999	−6.690	0.389

自变量为年龄

由表10-9可见，所选的四个模型都通过了模型的统计学检验（$P<0.05$），拟合R^2最高的是三次曲线（$R^2=0.995$）。

（3）拟合曲线图形的比较分析

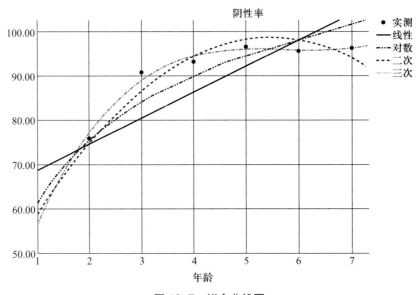

图 10-7　拟合曲线图

图10-7是四条曲线的拟合情况，圆点表示实际值，可以发现三次曲线的拟合效果是最好的。

（4）结论：从结果（2）中，发现三次曲线模型的R^2最高，也就是三次模型对数据的解释能力最强，并且通过了模型的统计学检验（$P=0.001$）；从结果（3）中，可以发现三次曲线的拟合效果最好，所以，最终选择三次曲线作为拟合曲线，根据结果（2）中的各变量的系数值，可得到曲线回归方程为

$$\hat{y}=24.714+37.999x-6.690x^2+0.389x^3$$

所以锡克试验阴性率跟儿童年龄之间的关系是上面的三次曲线关系。

第三节　非线性回归分析

▲ 统计学知识点

一、基本理论

非线性回归分析属于本质非线性关系问题，可以估计因变量和自变量之间具有任意关系的模型，用户根据自身需要可随意设定估计方程的具体形式。

在非线性回归分析中，参数估计是通过迭代的方法获得的。需要注意的问题有：①选择的函数是否能准确描述因变量和自变量之间的关系是关键，只有选择适当，才能保证分析结果的有效性；②因为要利用迭代算法，所以选择一个好的初始值也非常重要，若初始值的选择不当，即使指定的模型函数再准确，也会导致迭代过程不收敛或者可能只得到一个局部最优值而不是整体最优值。模型参数的收敛标准一般是经几次迭代后参数估计值趋于稳定。

二、应用对象

非线性回归分析适应于因变量和自变量之间存在任意非线性关系，要求因变量和自变量必须是数值变量。

【实例 10-3】某研究者测得某女童 1~9 个月的身高数据，如表 10-10 所示，试进行身高关于时间的非线性回归分析。

表 10-10　某女童 1~9 个月的身高数据

时间 x（月）	1	2	3	4	5	6	7	8	9
身高 y（cm）	54	57	61	63	64	66	67	68	69

本实例的教学目标是熟悉非线性回归分析的基本理论和应用对象，能够根据样本数据选择适当的函数模型和初始值，掌握其 SPSS 的操作实现及结果解读。

▲ 操作步骤

变量要求：一个因变量，变量类型为数值型；一个（或多个）自变量，变量类型为数值型；因变量和自变量之间呈现非线性关系。

本例定义 x、y 两个变量，变量标签分别为"时间"和"身高"，变量类型均为数值型，分别录入各自数据。

首先绘制因变量 y 关于自变量 x 的散点图，并结合经验及专业知识，可以判断出"身高"与"时间"的关系曲线与对数函数曲线最为接近。

菜单操作：主菜单"分析（Analyze）"→"回归（Regression）"→"非线性（Nonlinear）"，出现非线性回归分析主界面。

参数设置：选择"身高（y）"进入"因变量"框；在"模型表达式"框中，编辑因变量关于自变量的函数关系式"a+b*ln（x）"，如图 10-8 所示。

设置初始参数，本例中，根据数据可见因变量随自变量的增加而增加，可以初步判断 a、b 都是正数，不妨先设置初始值 a=1，b=1。

单击图 10-8 中"参数"按钮，在"名称"框输入"a"，在"初始值"框输入 1，单击"添加"按钮；类似地添加 b 的初始值为 1（注：参数名称必须与模型表达式中的参数一一对应），如图 10-9 所示，点击"继续"返回主界面，点击"确定"。

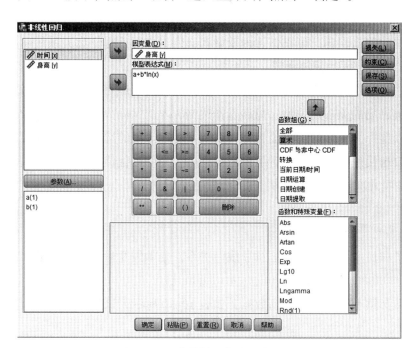 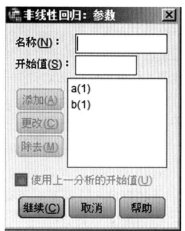

图 10-8　非线性回归分析主界面　　　　　　　　图 10-9　参数按钮界面

▲ 结果与分析

（1）迭代过程分析

表 10-11　迭代过程表

迭代历史记录 b			
迭代编号 a	残差平方和	参数	
		a	b
1.0	33422.936	1.000	1.000
1.1	2.273	53.204	7.043
2.0	2.273	53.204	7.043
2.1	2.273	53.204	7.043

将通过数字计算来确定导数

a. 主迭代号在小数点左侧显示，次迭代号在小数点右侧显示

b. 由于连续参数估算值之间的相对减小量最多为 PCON= 1.000E-8，因此运行在 4 次模型评估和 2 次导数评估后停止

表 10-11 显示了每次迭代中残差平方和以及各参数的估计值，可以看出经过 3 次迭代后，模型达到收敛标准（参数估计值趋于稳定），最优解被找到。

（2）参数估计及其统计学检验

表 10-12　参数估计表

参数	参数估算值			
	估计值	标准差	95% 置信区间	
			下限	上限
a	53.204	0.441	52.161	54.248
b	7.043	0.280	6.380	7.705

表 10-12 给出了各个参数的估计值、标准差、95% 的置信区间，可见，两者的置信区间都不含 0，可以认为两个参数都有统计学意义。

（3）模型的拟合评价

表 10-13　方差分析表

ANOVAᵃ			
源	平方和	自由度	均方
回归	36178.727	2	18089.363
残差	2.273	7	0.325
修正前总计	36181.000	9	
修正后总计	207.556	8	

因变量：身高

a. $R^2 = 1 -$（残差平方和）/（修正平方和）$= 0.989$

表 10-13 给出了非线性回归模型的拟合评价结果，注意表格下方备注中的 $R^2 = 0.989$，说明非线性回归方程的拟合效果很好。

（4）结论：从结果（1）可以看出，非线性回归迭代过程收敛，最优解被找到；从结果（2）可以得到模型的参数值，而且各个参数都有统计学意义，故非线性回归方程为 $\hat{y} = 53.204 + 7.043\ln x$；从结果（3）可以看出，决定系数为 0.989，方程的拟合效果很好。

【思考题】

1. 相关分析与回归分析有何联系？
2. 在多元线性回归分析时，怎样识别多重共线性？如何处理多重共线性？
3. 对本质线性关系的变量如何进行分析？

【习题】

1. 为研究车流量（X）与某污染物浓度（Y）之间的关系，抽测 10 个十字路口，数据如下表所示，试建立某污染物浓度 Y 对车流量 X 的一元线性回归方程，并进行检验。

车流量 X	170	173	160	155	173	188	178	183	180	165
某污染物浓度 Y	45	42	44	41	47	50	47	46	49	43

2. 抽样调查煤矿井下工人中二期高血压患者收缩压和可能的影响因素，待筛选自变量是环境污染等级 X_1、井下工龄 X_2、体重 X_3、吸烟年限 X_4、饮酒年限 X_5，因变量 Y 是收缩压，数据如下表所示，建立多元线性回归分析模型并分析影响因素。

编号	X_1	X_2	X_3	X_4	X_5	Y
1	0	10	51	20	10	120
2	0	10	65	10	0	133
3	0	7	60	0	0	128
4	1	21	73	30	3	147
5	0	2	67	10	0	125
6	0	10	65	7	5	120
7	0	13	81	0	0	130
8	2	18	68	10	5	137
9	0	16	80	30	12	150
10	1	20	71	17	20	133
11	2	26	76	20	5	155
12	2	13	70	9	0	139
13	0	10	70	25	10	133
14	0	10	54	40	20	133
15	0	10	55	47	16	130
16	1	10	57	15	0	120
17	2	24	61	14	10	136
18	1	42	69	41	2	161
19	3	40	71	30	19	147
20	2	38	60	10	0	130

3. 某公共卫生应急培训班的讲师想建立一个回归模型，对参与培训的公共卫生人员毕业后的表现情况进行预测。自变量是参与培训的天数，因变量是公共卫生人员毕业后的长期表现指数，指数越大，表现越好，下表给出了相关数据，试用曲线回归方法拟合模型。

编号	培训天数（x）	长期表现指数（y）
1	2	53
2	65	6

续表

编号	培训天数（x）	长期表现指数（y）
3	52	11
4	60	4
5	14	34
6	53	8
7	10	36
8	26	19
9	19	26
10	31	16
11	38	13
12	45	8
13	34	19
14	7	45
15	5	51

4. 一位药物学家用下面的非线性模型对药物反应拟合回归模型：

$$y_i = c_0 - \frac{c_0}{1 + \left(\frac{x_i}{c_2}\right)^{c_1}} + \varepsilon_i$$

其中，自变量 x 为药剂量，用级别表示；因变量 y 为药物反应程度，用百分数表示。三个参数 c_0、c_1、c_2 都是非负的，c_0 的上限是 100%，三个参数的初始值取为 $c_0=100$，$c_1=5$，$c_2=4.8$，测得 9 个数据如下表所示，试进行非线性回归分析。

x	1	2	3	4	5	6	7	8	9
y	0.5	2.3	3.4	24	54.7	82.1	94.8	96.2	96.4

第十一章
Logistic 回归分析

在实际应用中，经常遇到结局为分类资料，比如二分类结局（发病与未发病、死亡与存活、阴性与阳性、吸烟与不吸烟、满意与不满意等）和多分类结局（如血型为 A 型、B 型、O 型和 AB 型，治疗效果为痊愈、显效、好转、无效等）。这种分类结局的变量显然不满足多元线性回归模型对因变量的要求，线性回归分析无能为力，而 Logistic 回归分析则可以较好地解决这类问题。

Logistic 回归分析方法有多种，其分类取决于研究对象以及结局变量取值情况。研究对象可分为非条件和有条件两类，非条件一般指独立样本的病例对照研究，有条件则一般指配对（分为 1∶1、1∶m、m∶n 配对）设计研究，因为非条件应用较为广泛，所以若不特别说明一般指非条件；结局变量取值可分为二分类取值和多分类取值两类，多分类又可分为无序多分类和有序多分类。本章主要介绍非条件二分类、非条件无序多分类及非条件有序多分类三种 Logistic 回归分析。

第一节　非条件二分类 Logistic 回归分析

▲ 统计学知识点

二分类 Logistic 回归分析是一种解决二分类结局（结果）变量与多个影响因素关系的一种多元统计分析方法。

一、基本理论

（一）二分类 Logistic 回归方程

若结局变量 y 为二分类变量，某事件发生时赋值 $y=1$，否则 $y=0$，记 $P=P(y=1)$ 为事件发生的概率，$P(y=0)=1-P$ 为事件不发生的概率，P 的取值落在 [0，1] 之内。现在要研究某事件发生概率 P 与其影响因素之间的关系，如果按照线性回归分析方法建立线性回归方程，则有 $\hat{p}=\beta_0+\beta_1x_1+\beta_2x_2+\cdots+\beta_mx_m$，但因自变量 x_1，x_2，$\cdots$，x_m 取值是任意的，由此可得 $\hat{p}$ 的取值范围为 $(-\infty，+\infty)$，显然与 P 的取值范围 [0，1] 相矛盾，无法在实际意义上进行解释。为避免这种情况的出现，作以下 logit 变换：

$$\text{logit}(P)=\ln\frac{P}{1-P} \tag{11-1}$$

显然，logit（p）的取值范围是（$-\infty$，$+\infty$），从而可以建立logit（p）与m个自变量之间的线性回归方程，为

$$\text{logit}(P) = \ln\frac{P}{1-P} = \beta_0 + \beta_1 x_1 + \beta_2 x_2 + \cdots + \beta_m x_m \qquad （11-2）$$

从而

$$\hat{P} = \frac{e^{\beta_0 + \beta_1 x_1 + \beta_2 x_2 + \cdots + \beta_m x_m}}{1 + e^{\beta_0 + \beta_1 x_1 + \beta_2 x_2 + \cdots + \beta_m x_m}} \qquad （11-3）$$

或

$$\hat{P} = \frac{1}{1 + e^{-(\beta_0 + \beta_1 x_1 + \beta_2 x_2 + \cdots + \beta_m x_m)}} \qquad （11-4）$$

上述式子称为二分类Logistic回归方程，其中，β_0为常数项，β_1，β_2，$\cdots$，β_m为回归系数。

（二）Logistic回归方程的统计学检验与拟合评价

因为Logistic回归方程的参数也是通过样本数据估计得到的，所以能否描述总体及是否有效，必须进行统计学检验和拟合评价分析，主要有：模型的整体性检验（卡方检验）、回归系数检验（瓦尔德检验）以及模型的拟合评价（拟R^2及样本的预测分类表）。

（三）模型参数的意义

1. 优势与优势比

（1）优势（odds）：是指某影响因素控制在某种水平时，事件发生概率与事件不发生概率的比值，即 $odds = \dfrac{P}{1-P}$，也称为比数或比值。

（2）优势比（odds ratio，OR）：是指某影响因素的两个不同水平的优势的比值，也称为比数比。

如某影响因素的一个水平为C_1，另一个水平为C_2，则水平C_1相对于水平C_2的优势比为 $OR = \dfrac{P_1/（1-P_1）}{P_2/（1-P_2）}$。

OR可用于分析影响因素对事件发生的影响方向和影响能力的大小。$OR>1$表示该因素取值越大，事件发生的概率越大，该因素称为事件发生的危险因素；$OR<1$表示该因素取值越大，事件发生的概率越小，该因素称为事件发生的保护因素；$OR=1$表示该因素与事件的发生无关。

2. Logistic回归系数的意义 方程中的β_0为常数项，表示各自变量取值为0时，logit（P）的值，即事件发生概率与未发生概率之比的自然对数。

回归系数β_j（$j=1$，$\cdots$，m）表示在其他自变量不变的情况下，自变量x_j改变一个单位时因变量logit（P）的改变量。假设自变量x_j取值由C_1变为C_2（设$C_2>C_1$），x_j的水平C_2相对于水平C_1的优势比为OR_j，则有

$$\ln(OR_j) = \ln[\frac{P_2/1-P_2}{P_1/1-P_1}] = \text{logit}(P_2) - \text{logit}(P_1) = \beta_j(C_2 - C_1)$$

式中P_1、P_2分别表示x_j取值为C_1、C_2，其他自变量都取值为0时的概率，从而$OR_j = e^{\beta_j(C_2-C_1)}$

比如自变量x_j是二分类变量，$x_j=1$为暴露，$x_j=0$为非暴露，则暴露组与非暴露组间发生的优

势比为 $OR_j = e^{\beta_j}$，即暴露组发生的优势是非暴露组的 OR_j 倍。

OR_j 常用于分析自变量 x_j 的取值变化对结局事件发生（$y=1$）相对于不发生（$y=0$）的概率比的比值（优势比）的影响情况，主要用于判断 x_j 是结局事件发生的危险因素还是保护因素。

当回归系数 $\beta_j=0$ 时，$OR_j=1$，说明因素 x_j 对事件发生（$y=1$）不起作用；当 $\beta_j>0$ 时，$OR_j>1$，说明因素 x_j 是一个危险因素，即随着 x_j 取值的增大会增加事件发生（$y=1$）的概率；$\beta_j<0$ 时，$OR_j<1$，说明因素 x_j 是一个保护因素，即随着 x_j 取值的增大会减少事件发生（$y=1$）的概率。

（四）方程中自变量的赋值

在 Logistic 回归方程中，自变量可以是分类变量（又分为二分类、无序多分类和有序多分类）和数值变量，自变量赋值的方式不同，参数估计值将有所不同，从而对结果的解释方式亦不同。

1. 二分类自变量　若自变量 x 为二分类变量，一般取值为 1，0（或 1，2 等），如发生 $x=1$，未发生 $x=0$；男性 $x=1$，女性 $x=0$ 等。这类变量可看作一个哑变量（也称虚拟变量），其优势比是以赋值较小的水平作为参考类别，是水平 1（较大值）对水平 0（较小值）的优势比。

2. 无序多分类自变量　若自变量 x 为无序多分类变量，则需要进行哑变量处理，k 个类别需要 $k-1$ 个哑变量。

如教育程度 x_1：文盲（$x_1=0$）、小学（$x_1=1$）、初中（$x_1=2$）、高中以上（$x_1=3$），有 4 个类别，应设置 3 个哑变量 x_1（1）、x_1（2）、x_1（3），如表 11-1 所示。若以"文盲"为参考类别，SPSS 会计算出 3 个哑变量的 OR 值，其含义分别是"小学""初中""高中"相对于"文盲"的优势比。

表 11-1　教育程度哑变量设置表

教育程度	x_1（1）	x_1（2）	x_1（3）
文盲：0	0	0	0
小学：1	1	0	0
初中：2	0	1	0
高中：3	0	0	1

对于无序多分类变量的哑变量设置，在二分类 Logistic 回归分析主界面中，点击"分类"按钮，将所需设置的变量选入"分类协变量"框，并可以选择不同的参考类别。SPSS 默认以"指示符"对比，且以"最后一个（类别）"（取值最大者）作为参考类别，用户也可以根据实际需要选择"第一个（类别）"（取值最小者）作为参考类别，参考类别选取的不同，结果将会不同。

设置哑变量需要注意的问题：①要求有足够大的样本容量，否则会出现参数估计值不稳定现象，有时甚至无法计算；②在 Logistic 回归方程中，同一个自变量的所有 $k-1$ 个哑变量应视为一个整体，在方程中应该"同进同出"。

3. 有序多分类自变量　对有序多分类自变量，要么看作数值变量，要么看作无序多分类变量。若不需要比较各等级之间的优势，则可以当作数值变量，但要注意其取值应该能代表其等级，否则应作为无序多分类变量，即要作哑变量处理。当然两种处理方式都会产生误差，可能增加或丢失数据所含的部分信息。

4. 数值自变量　若自变量是数值变量，可以按原数据形式参与分析，也可根据需要，转化为分类变量处理。原数据形式简单且保持信息的完整性，但有时参数的实际意义不突出。

如年龄为高血压的危险因素，当年龄由 X 岁增加到 $X+1$ 岁时，患高血压的优势比是年龄增加 1 岁与增加前的优势之比，实际上相对于生命全过程，1 岁变化对患高血压的影响微不足道，这个优势比的实际意义并不重要。在分析时，可将年龄分组，以哑变量方式引入，则从低年龄组增加到高年龄组的患高血压的优势比是指年龄增加一个组别与增加前的优势之比，这样解释起来会更有实际意义。

二、适应条件及应用对象

1. 数据必须来自随机样本，各观察对象之间相互独立。

2. 结局变量为二分类变量或是某事件的发生概率。自变量可以是数值变量、分类变量（注：对有序多分类自变量，需明确是作为数值自变量还是无序多分类自变量，无序多分类自变量需作哑变量处理）。

3. 自变量与因变量 $\text{logit}(P)$（即 $\ln \dfrac{P}{1-P}$）之间为线性关系。

4. 要有足够的样本量，Logistic 回归分析是建立在大样本基础上的。经验表明，试验和对照人数至少应各 30~50 例。有研究表明 Logistic 回归分析所需样本大小与自变量个数有关，一般认为样本容量应为自变量个数的 5~10 倍。

三、二分类 Logistic 回归分析的应用

1. 探求结局发生的危险（影响）因素和保护因素确定结局变量的主要危险（影响）因素。
2. 预测　建立 Logistic 回归模型，预测在自变量不同取值情况下，结局发生的概率有多大。
3. 判别　跟预测有些类似，根据 Logistic 模型，判断某个案属于某种结局的概率有多大。

当然，这是二分类 Logistic 回归分析最常用的三个用途，实际中的 Logistic 回归分析的用途是极为广泛的，Logistic 回归分析已经成了流行病学和医疗卫生领域中最常用的分析方法之一，它与多重线性回归相比有很多优势。

【实例 11-1】为探讨糖尿病发生的影响因素，某研究者收集了 17 例患者及 13 例正常人的数据，考虑的影响因素见表 11-2，数据见表 11-3。其中，$x1$，$x2$，…，$x7$ 为自变量，y 为结局变量，试分析糖尿病发生的影响因素，并建立 Logistic 回归方程。

表 11-2　糖尿病患病可能影响因素赋值表

因素	变量名	赋值说明
年龄（岁）	$x1$	连续变量
性别	$x2$	男 =1；女 =0
糖尿病家族史	$x3$	无 =0；有 =1
体重指数	$x4$	超重 =1；肥胖 =2；正常 =3
吸烟	$x5$	不吸烟 =0；吸烟 =1
饮酒	$x6$	不饮酒 =0；饮酒 =1
血压	$x7$	正常 =0；不正常 =1
糖尿病	y	患病 =1；不患病 =0

表 11-3　糖尿病相关影响因素调查资料

编号	x1	x2	x3	x4	x5	x6	x7	y
1	54	0	1	3	1	1	0	1
2	33	0	0	1	0	1	1	0
3	43	1	1	2	1	0	1	1
4	41	1	1	3	0	0	0	0
5	54	1	0	1	1	0	1	1
6	33	0	1	3	0	1	1	0
7	56	0	1	1	1	1	1	1
8	45	1	1	2	1	0	1	1
9	50	1	0	1	0	1	1	1
10	34	1	0	3	1	0	0	0
11	56	1	1	1	1	0	0	1
12	33	0	0	2	1	1	0	0
13	43	1	0	3	1	1	1	0
14	48	0	1	3	0	0	1	1
15	48	0	1	1	0	1	0	1
16	31	0	1	2	1	0	1	1
17	35	0	0	3	0	0	1	0
18	37	1	0	3	0	0	0	0
19	63	1	0	1	0	0	1	0
20	37	1	0	2	1	1	0	0
21	36	1	0	1	1	0	1	0
22	56	0	0	3	0	0	1	1
23	60	0	1	1	1	0	0	1
24	55	0	1	1	0	1	0	1
25	51	0	1	2	1	0	0	1
26	66	1	1	3	1	0	0	1
27	58	0	1	3	0	1	1	1
28	45	1	0	3	0	1	1	0
29	55	1	1	2	1	0	1	1
30	40	1	0	2	0	1	0	0

　　本实例的教学目标是熟悉二分类 Logistic 回归分析的基本理论、适应条件以及主要用途，理解模型参数、优势比 OR 以及回归方程等的实际意义，掌握其 SPSS 的操作实现及结果解读。

　　▲ 操作步骤

　　变量要求：一个结局变量，变量类型为数值型或字符型，且为二分类变量；一个（或多个）

自变量，可以是数值变量，也可以是分类变量。

本例定义 9 个变量 NO、$x1$、$x2$、…、$x7$、y，变量标签分别为"编号""年龄""性别""糖尿病家族史""体重指数""吸烟""饮酒""血压""糖尿病"，变量类型均为数值型，根据变量赋值说明设置值标签，分别录入各自数据。

菜单操作：主菜单"分析（Analyze）"→"回归（Regression）"→"二元 Logistic（Binary Logistic）"，出现二元 Logistic 回归分析主界面。

参数设置：选择结局变量 y 进入"因变量（Dependent）"框，选自变量 $x1$, $x2$, …, $x7$ 到"协变量（Covariates）"框（注：所有自变量都要选入）；在"方法（Method）"中选择"向前：条件（逐步）"方法进行建模，如图 11-1 所示。

SPSS 提供了 7 种自变量筛选方法：进入（强行进入法，所有变量一次全部进入方程）、向前：有条件（向前法，基于条件参数似然比检验的结果增加变量）、向前：LR（向前法，基于偏最大似然比检验的结果增加变量）、向前：瓦尔德（向前法，基于 Wald 统计量的结果增加变量）、向后：有条件（后退法，基于条件参数似然比检验的结果剔除变量）、向后：LR（后退法，基于偏最大似然比检验的结果剔除变量）、向后：瓦尔德（后退法，基于 Wald 统计量的结果剔除变量）。这里选择的是"向前：有条件"方法进行建模，也可以根据实际需要选择不同的自变量筛选方法。

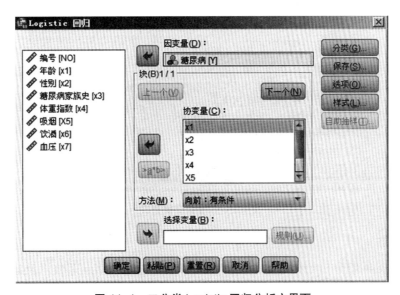

图 11-1 二分类 Logistic 回归分析主界面

对于无序多分类自变量 $x4$- 体重指数（超重 =1，肥胖 =2，正常 =3），需设置哑变量：在图 11-1 中，单击"分类（Categorical）"按钮，得定义哑变量界面，将 $x4$ 选入"分类协变量（Categorical Covariates）"框，对比方式默认"指示符"，参考类别为"最后一个"，所生成 2 个哑变量的 *OR* 值分别是超重和肥胖相对于体重正常的优势之比，如图 11-2 所示；单击"选项（Options）"按钮，选取"exp（*B*）的置信区间"，如图 11-3 所示，单击"继续（Continue）"返回主界面，单击"确定（OK）"。

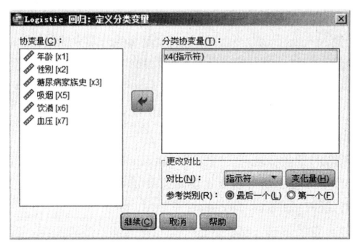

图 11-2　分类按钮界面

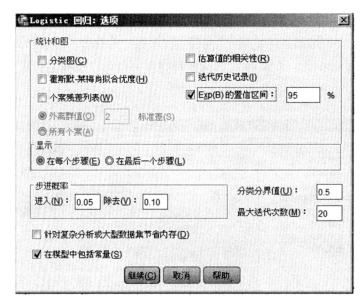

图 11-3　选项按钮界面

▲ **结果与分析**

二分类 Logistic 回归分析的结果，一般要看结果输出的基本信息部分以及最终结果的"块 1：方法 = 向前步进（条件）"部分。

（1）变量赋值情况

表 11-4　结局变量赋值情况

结局变量编码	
原值	内部值
不患病	0
患病	1

表 11-5　哑变量赋值情况

分类变量编码				
		频率	参数编码	
			（1）	（2）
体重指数	超重	10	1.000	0.000
	肥胖	8	0.000	1.000
	正常	12	0.000	0.000

表 11-4 和表 11-5 显示了结局变量 y 和多分类变量 $x4$ 的哑变量赋值情况。需要注意的是，二分类 Logistic 回归过程默认以结局变量较大取值的概率 $P(y=1)$，而不是以 $P(y=0)$ 建立模型，分析结果时要弄清结局变量的赋值情况，确保解释的正确性；而哑变量的参考类别则是可以设置的，默认是最后一个（最大者）。

（2）方程的参数估计及其统计学检验

表 11-6　回归系数及其统计学检验和 OR 值结果

方程中的变量		B	标准差	瓦尔德	自由度	显著性	Exp（B）	EXP（B）的95%置信区间	
								下限	上限
步骤 1[a]	糖尿病家族史	3.245	0.998	10.577	1	0.001	25.667	3.631	181.437
	常量	−1.299	0.651	3.979	1	0.046	0.273		
步骤 2[b]	年龄	0.187	0.076	6.056	1	0.014	1.205	1.039	1.398
	糖尿病家族史	3.552	1.402	6.418	1	0.011	34.880	2.234	544.468
	常量	−9.932	3.801	6.828	1	0.009	0.000		

a. 在步骤 1 输入的变量：糖尿病家族史

b. 在步骤 2 输入的变量：年龄

由表 11-6 可见，应用向前：有条件法，经过 2 次变量筛选的步骤 2 后，$x1$（年龄）、$x3$（糖尿病家族史）被引入方程，且其回归系数的瓦尔德（Wald）检验的 P 值均小于 0.05，说明都有统计学意义；$x1$（年龄）的 $OR=\text{Exp}(B)=1.205$，$x3$（糖尿病家族史）的 $OR=\text{Exp}(B)=34.880$，OR 值均大于 1，说明两者都是糖尿病的危险因素。

模型 2 的 Logistic 回归方程为　$\hat{P} = \dfrac{1}{1+e^{-(-9.932+0.187x1+3.552x3)}}$。

需要说明的是，三分类自变量体重指数 $x4$（超重 =1，肥胖 =2，正常 =3），因无统计学意义而未进入方程，若 $x4$ 有统计学意义，则 $x4$ 及其哑变量 $x4$（1）、$x4$（2）都会出现在上述结果表中，但 $x4$ 只会出现统计学检验结果，不会出现回归系数 B 和 OR 值，哑变量 $x4$（1）、$x4$（2）则有 B 和 OR 值，这时，$x4$ 不进入方程，而是所有哑变量 $x4$（1）、$x4$（2）都引入方程（"同进同出"），作为两个单独自变量处理，即使有一个无统计学意义也要进入。

（3）方程的整体性统计学检验与拟合评价

表 11-7　模型的整体性检验结果

模型系数的 Omnibus 检验				
		卡方	自由度	显著性
步骤 1	步骤	14.449	1	0.000
	块	14.449	1	0.000
	模型	14.449	1	0.000
步骤 2	步骤	9.584	1	0.002
	块	24.033	2	0.000
	模型	24.033	2	0.000

由表 11-7 结果可见，步骤 2 所建模型的 $P=0.000<0.05$，模型有统计学意义。

表 11-8　模型拟合评价结果

模型摘要			
步骤	-2 对数似然	考克斯 – 斯奈尔 R^2	内戈尔科 R^2
1	26.605[a]	0.382	0.513
2	17.021[b]	0.551	0.739

a. 由于参数估算值的变化不足 .001，因此估算在第 5 次迭代时终止

b. 由于参数估算值的变化不足 .001，因此估算在第 6 次迭代时终止

由表 11-8 中结果可见，步骤 2 的考克斯 – 斯奈尔（Cox & Snell）$R^2=0.551$，内戈尔科（Nagelkerke）$R^2=0.739$，说明所建模型拟合效果较好。

需要说明的是，对 Logistic 回归方程的拟合评价，指标拟 R^2 不很敏感，通常偏低（一般要求不低于 0.3），一般要结合现有样本的预测分类表综合分析。

表 11-9　预测分类分析结果

分类表[a]					
			预测		
			糖尿病		
实测			不患病	患病	正确百分比
步骤 1	糖尿病	不患病	11	2	84.6
		患病	3	14	82.4
	总体百分比				83.3
步骤 2	糖尿病	不患病	11	2	84.6
		患病	2	15	88.2
	总体百分比				86.7

a. 分界值为 0.500

由表 11-9 结果可见，步骤 2 对现有样本的总体预测正确率为 86.7%，预测效果较好。

（4）结论：综合上述分析可见，糖尿病发生的主要影响因素有年龄（OR=1.205）和糖尿病家族史（OR=34.880），OR 值均大于 1，说明两者是糖尿病发生的危险因素。由 OR 可知，年龄每增加 1 岁，患糖尿病的风险增加 1.205 倍；糖尿病家族史是最危险因素，提示有家族史的患病风险是没有糖尿病家族史的 34.88 倍，所以有糖尿病家族史的居民及老年居民更应该注意自身的健康，以预防糖尿病的发生。

所建立的 Logistic 回归方程为

$$\hat{P} = \frac{1}{1 + e^{-(-9.932 + 0.187x1 + 3.552x3)}}$$

第二节　非条件无序多分类 Logistic 回归分析

▲ 统计学知识点

如果结局变量 y 的水平数大于 2，且水平之间不存在等级递减或递增关系（如职业、婚姻状况等），对这种多分类结局变量建立 Logistic 回归模型是通过一种广义 logit 模型的方法进行的。SPSS 提供的多元 Logistic 回归便是一种处理该类问题的分析方法。

一、基本理论

无序多分类 Logistic 回归分析是选择结局变量中某一类别为参考类别（SPSS 默认为取值水平最大者），以剩余各类别相对于参考类别建立 Logistic 回归模型，从而可以建立类别数减 1 个广义 logit 模型。

以结局变量 y 有 4 个水平为例，结局变量 y 的水平赋值为 1、2、3、4，假设有 m 个自变量 x_1，x_2，…，x_m，各方程的因变量为两个类别发生概率比的自然对数，则对应 3 个广义 logit 回归方程为

$$\text{logit}\,(P_1) = \ln\left(\frac{P_1}{P_4}\right) = \beta_{10} + \beta_{11}x_1 + \beta_{12}x_2 + \cdots + \beta_{1m}x_m$$

$$\text{logit}\,(P_2) = \ln\left(\frac{P_2}{P_4}\right) = \beta_{20} + \beta_{21}x_1 + \beta_{22}x_2 + \cdots + \beta_{2m}x_m$$

$$\text{logit}\,(P_3) = \ln\left(\frac{P_3}{P_4}\right) = \beta_{30} + \beta_{31}x_1 + \beta_{32}x_2 + \cdots + \beta_{3m}x_m$$

式中 P_j=P（y=j），P_1+P_2+P_3+P_4=1，y=4 为参考类别。

与二分类 Logistic 回归分析类似，仍然可以通过 e^{β_j} 估计某一自变量 x 改变一个单位时的发生概率比值（注：此处不能再称 OR_j），常用于分析自变量 x_j 的取值变化对结局变量的某类别发生相对于参考类别发生的概率比的比值影响情况，主要用于判断 x_j 是结局事件发生的危险因素还是保护因素。

二、适应条件和应用对象

1. 数据必须来自随机样本，各观察对象之间相互独立。

2. 结局变量为一个无序多分类变量，自变量可以是数值变量或分类变量（注：对有序多分类自变量，需明确是作为数值自变量还是无序多分类自变量，无序多分类自变量系统自动做哑变量处理）。

3. 自变量与 $\text{logit}(P_j)$ 之间为线性关系。

4. 要有足够的样本量，该法是建立在大样本基础之上的。

【实例 11-2】为分析冠状动脉斑块类型的影响因素，随机抽样收集 60 例患者资料（注：为实例演示需要对数据进行了删减，分析结果与实际可能有差异），资料中变量说明如表 11-10 所示，数据如表 11-11 所示，试分析冠状动脉斑块类型的影响因素，并建立多分类 Logistic 回归方程。

表 11-10　变量及变量值标签说明

变量	变量值标签	变量	变量值标签
年龄（x1）	连续变量	糖尿病（x5）	无 =2、有 =1
性别（x2）	男 =1、女 =2	斑块类型（y）（结局变量）	无斑块 =0、混合性斑块 =1、钙化斑块 =2
BMI（x3）	连续变量		
高血压（x4）	无 =3、中度 =2、重度 =1		

表 11-11　变量数据

序号	年龄	性别	BMI	高血压	糖尿病	斑块类型	序号	年龄	性别	BMI	高血压	糖尿病	斑块类型
1	53	2	23	1	1	0	31	60	1	23	2	1	1
2	49	2	26	1	2	0	32	56	2	26	1	2	0
3	54	2	23	1	1	0	33	60	1	17	3	1	0
4	60	2	31	2	1	1	34	64	1	22	3	1	1
5	54	1	20	1	2	0	35	62	1	25	2	2	2
6	49	1	26	2	1	2	36	62	1	21	2	1	2
7	47	2	18	1	1	0	37	54	2	23	1	2	0
8	55	2	22	1	1	0	38	45	2	29	3	1	0
9	68	1	20	1	1	0	39	53	2	21	1	2	0
10	47	1	22	2	1	1	40	47	1	17	2	1	1
11	46	2	28	3	1	0	41	51	1	26	1	2	0
12	59	1	27	1	2	0	42	45	1	20	2	1	0
13	52	1	22	3	1	0	43	59	2	22	2	1	0
14	54	1	26	1	2	0	44	46	1	26	2	1	2
15	56	1	20	2	1	0	45	69	2	21	2	1	1
16	56	1	23	3	2	0	46	49	1	25	1	2	2
17	53	2	23	3	1	0	47	56	1	25	2	1	2
18	53	1	19	2	1	2	48	46	1	19	2	1	0
19	52	2	25	1	1	0	49	54	1	25	1	2	0
20	60	2	18	3	1	0	50	53	1	24	2	1	0

续表

序号	年龄	性别	BMI	高血压	糖尿病	斑块类型	序号	年龄	性别	BMI	高血压	糖尿病	斑块类型
21	61	2	26	3	1	0	51	56	1	20	1	2	2
22	56	2	20	3	1	0	52	46	2	22	2	1	0
23	48	2	27	3	1	0	53	53	2	19	1	1	0
24	56	2	26	3	1	2	54	56	2	21	1	1	1
25	46	1	20	2	1	1	55	49	1	28	1	1	0
26	55	2	22	3	1	0	56	53	1	23	1	1	0
27	51	2	19	3	1	0	57	53	1	18	1	1	1
28	61	1	24	2	1	1	58	57	1	24	1	2	2
29	45	1	27	1	2	0	59	62	1	23	1	2	1
30	61	1	23	2	1	2	60	60	1	27	1	2	1

本实例的教学目标是熟悉无序多分类 Logistic 回归分析的基本理论、适应条件，理解模型参数、发生概率比值及回归方程等的实际含义，掌握其 SPSS 的操作实现及结果解读。

▲ 操作步骤

变量要求：一个结局变量，变量类型为数值型，且是无序多分类变量；一个（或多个）自变量，可以是数值变量，也可以是分类变量。

本实例定义 7 个变量：NO、x1、x2、…、x5、y，变量标签分别为"编号""年龄""性别""BMI""高血压""糖尿病""斑块类型"，变量类型均为数值型，分别录入各自数据。

菜单操作：主菜单"分析（Analyze）"→"回归（Regression）"→"多元 Logistic（Multinomial Logistic）"，出现多元 Logistic 回归分析主界面，如图 11-4 所示。

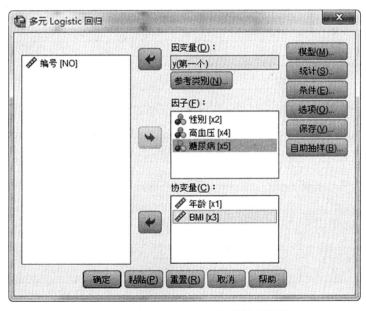

图 11-4 多元 Logistic 回归分析主界面

参数设置：选择结局变量"斑块类型（y）"进入"因变量（Dependent）"框，点击"参考类别"按钮，选"第一个类别"为参考类别；"因子（Factor）"框用于选入定类自变量，系统会自动为其生成哑变量，不过要注意系统会自动以"最后一个类别"（即取值最大者）为参考类别，所以在赋值时要充分考虑到分析的需要。本例将"性别（$x2$）""高血压（$x4$）""糖尿病（$x5$）"选入"因子（Factor）"框；"协变量（Covariate）"框用于选入数值自变量。本例将"年龄（$x1$）""BMI（$x3$）"选入"协变量（Covariate）"框；点击"统计"按钮，在"类型"区域，选中"分类表"，点击"继续"返回主界面，单击"确定（OK）"按钮。

▲ 结果与分析

（1）方程的参数估计及其统计学检验与发生概率比的比值 Exp（B）值

表 11-12　参数估计及其统计学检验与 Exp（B）值结果表

参数估算值								
斑块类型 [a]	B	标准差	瓦尔德	自由度	显著性	Exp（B）	Exp（B）的95%置信区间	
							下限	上限
1 截距	−13.726	5.412	6.432	1	0.011			
年龄	0.178	0.074	5.806	1	0.016	1.195	1.034	1.381
BMI	0.029	0.134	0.047	1	0.828	1.030	0.791	1.339
[性别=0]	1.314	0.944	1.937	1	0.164	3.722	0.585	23.693
[性别=1]	0 [b]	.	.	0	.	.	.	.
[高血压=1]	1.145	1.183	0.937	1	0.333	3.142	0.309	31.896
[高血压=2]	2.447	1.288	3.612	1	0.057	11.554	0.926	144.106
[高血压=3]	0 [b]	.	.	0	.	.	.	.
[糖尿病=1]	1.862	1.360	1.877	1	0.171	6.440	0.448	92.494
[糖尿病=2]	0 [b]	.	.	0	.	.	.	.
2 截距	−11.514	5.562	4.285	1	0.038			
年龄	0.136	0.081	2.815	1	0.093	1.146	0.977	1.344
BMI	0.128	0.150	0.734	1	0.392	1.137	0.848	1.525
[性别=0]	2.210	1.342	2.713	1	0.100	9.115	0.657	126.447
[性别=1]	0 [b]	.	.	0	.	.	.	.
[高血压=1]	−0.054	1.474	0.001	1	0.971	0.947	0.053	17.024
[高血压=2]	3.097	1.542	4.034	1	0.045	22.134	1.078	454.623
[高血压=3]	0 [b]	.	.	0	.	.	.	.
[糖尿病=1]	−0.858	1.407	0.372	1	0.542	0.424	0.027	6.685
[糖尿病=2]	0 [b]	.	.	0	.	.	.	.

a. 参考类别为：^1

b. 此参数冗余，因此设置为零

表 11-13　参数的似然比卡方检验

效应	似然比检验			
	模型拟合条件	似然比检验		
	简化模型的 −2 对数似然	卡方	自由度	显著性
截距	79.463[a]	0.000	0	.
年龄	87.014	7.550	2	0.023
BMI	80.223	0.760	2	0.684
性别	83.845	4.382	2	0.112
高血压	89.011	9.548	4	0.049
糖尿病	83.101	3.637	2	0.162

卡方统计是最终模型与简化模型之间的 −2 对数似然之差；简化模型是通过在最终模型中省略某个效应而形成；原假设是该效应的所有参数均为 0

a. 因为省略此效应并不会增加自由度，所以此简化模型相当于最终模型

表 11-12 分别列出了两个模型的常数项与所有自变量的回归系数估计值、Wald 统计学检验结果及概率发生比的比值 Exp（B），表 11-13 列出了参数似然比检验结果，若两者不一致，通常似然比卡方检验结果更为可靠。由参数似然比检验结果可见，"年龄"的回归系数检验 $P=0.023$，"高血压"的回归系数检验 $P=0.049$，两者的回归系数都有统计学意义，即在两个模型中，"高血压"的两个哑变量"高血压 =1"与"高血压 =2"（同进同出）与"年龄"都进入方程，"截距"有统计学意义。可以拟合得到两个 Logistic 回归方程为

$$\text{logit}（P_1）=\ln（\frac{P_1}{P_0}）=-13.726+0.178x1+1.145x4（1）+2.447x4（2）$$

$$\text{logit}（P_2）=\ln（\frac{P_2}{P_0}）=-11.514+0.136x1-0.054x4（1）+3.097x4（2）$$

（2）方程的整体性统计学检验与拟合评价

表 11-14　模型的整体性检验结果

模型	模型拟合信息			
	模型拟合条件	似然比检验		
	−2 对数似然	卡方	自由度	显著性
仅截距	111.722			
最终	79.463	32.258	12	0.001

由表 11-14 中最终模型整体性检验结果可见，卡方值为 32.258，$P=0.001$，说明模型有统计学意义。

表 11-15　模型拟合评价结果

伪 R^2	
考克斯－斯奈尔	0.416
内戈尔科	0.492
麦克法登	0.289

由表 11-15 可见，考克斯 – 斯奈尔（Cox & Snell）、内戈尔科（Nagelkerke）及麦克法登（McFadden）的伪决定系数 R^2 值分别为 0.416、0.492 和 0.289，说明模型拟合效果尚可。

表 11-16　预测分类分析结果

实测	分类			
	预测			
	0	1	2	正确百分比
0	34	2	1	91.9%
1	6	5	1	41.7%
2	4	3	4	36.4%
总体百分比	73.3%	16.7%	10.0%	71.7%

由表 11-16 可见，模型对该样本的预测准确率为 71.7%，也说明拟合效果不错。

（3）结论：综合上面结果可见，冠状动脉斑块类型的影响因素主要有年龄和高血压，拟合得到两个 Logistic 回归方程分别为

$$\text{logit}(P_1) = \ln\left(\frac{P_1}{P_0}\right) = -13.726 + 0.178x1 + 1.145x4(1) + 2.447x4(2)$$

$$\text{logit}(P_2) = \ln\left(\frac{P_2}{P_0}\right) = -11.514 + 0.136x1 - 0.054x4(1) + 3.097x4(2)$$

在方程 1 中，年龄、高血压（1）、高血压（2）（相对于无高血压）发生概率比的比值 Exp（B）分别为 1.195、3.142 和 11.554，说明年龄、中度高血压和重度高血压（相对于无高血压）都是患者患混合性斑块疾病（相对于无斑块疾病）的危险因素，尤其重度高血压（相对于无高血压）是最危险因素；在方程 2 中，年龄、高血压（1）、高血压（2）（相对于无高血压）发生概率比的比值 Exp（B）分别为 1.146、0.947 和 22.134，说明年龄和重度高血压（相对于无高血压）是患者患钙化斑块疾病（相对于无斑块疾病）的危险因素，尤其重度高血压是最危险因素，而中度高血压（相对于无高血压）的 Exp（B）接近 1，说明其影响很小。

第三节　非条件有序多分类 Logistic 回归分析

▲ 统计学知识点

对于水平数大于 2，且水平之间存在等级递减或递增关系的结局变量（如治疗疾病的疗效、考查成绩的等级等），要分析其影响因素，SPSS 提供了有序多元 Logistic 回归分析。

一、基本理论

有序多分类的 Logistic 回归分析的基本原理是将结局变量中的多类别的分类依次分割为多个二分类，进而拟合出多个二分类 Logistic 回归方程，若结局变量有 k 个类别，则可以拟合 $k-1$ 个方程。

以结局变量 y 有 4 个有序水平为例，设各水平赋值为 1、2、3、4，则结局变量可以有 3 种二分类的分割方式：[1，（2，3，4）]、[（1，2），（3，4）]、[（1，2，3），4]，假设有 m 个自变量 x_1，x_2，$\cdots$，x_m，各方程的因变量为二分类结局变量的两个分类发生概率比的自然对数，则对应的 3 个二分类 Logistic 回归方程为

$$\ln\left(\frac{P_1}{1-P_1}\right)=\ln\left(\frac{P_1}{P_2+P_3+P_4}\right)=\beta_{10}+\beta_1x_1+\beta_2x_2+\cdots+\beta_mx_m$$

$$\ln\left(\frac{P_1+P_2}{P_3+P_4}\right)=\beta_{20}+\beta_1x_1+\beta_2x_2+\cdots+\beta_mx_m$$

$$\ln\left(\frac{P_1+P_2+P_3}{P_4}\right)=\beta_{30}+\beta_1x_1+\beta_2x_2+\cdots+\beta_mx_m$$

式中 $P_j=P(y=j)$，$P_1+P_2+P_3+P_4=1$，β_{10}，β_{20}，β_{30} 为回归常数，β_1，β_1，$\cdots$，β_m 为自变量的回归系数。显然，各方程的回归常数可能不相等，但各方程中相同自变量的回归系数相等。

可见，有序多分类 Logistic 回归分析实质上转变为多个二分类 Logistic 回归分析，仍然可以通过 e^{β_j} 估计某一自变量 x_j 改变一个单位时，结局变量的两个（不改变）发生概率比的比值 OR_j，[注：此处的 OR_j 是指一个分类（可能是多个类别）的发生与该分类不发生的概率比的比值]，常用于分析自变量 x_j 的取值变化对结局变量两分类发生优势比的影响情况，主要用于判断 x_j 是结局事件发生的危险因素还是保护因素。

二、适应条件和应用对象

1. 数据必须来自随机样本，各观察对象之间相互独立。

2. 结局变量为一个有序多分类变量，自变量可以是数值变量或分类变量（注：对有序多分类自变量，需明确是作为数值自变量还是无序多分类自变量，无序多分类自变量系统自动作哑变量处理）。

3. 各方程满足"平行性"，指不论结局变量如何分割，方程中自变量对因变量的影响不变，即自变量的回归系数与分割点无关。可以通过"平行线检验"进行分析。

4. 要有足够的样本量，该法是建立在大样本基础之上的。

【实例 11-3】为研究中学生视力与年龄、性别之间的关系，表 11-17 给出了对某中学 20 名视力低下学生的视力监测数据，试分析视力低下程度（3- 轻度，2- 中度，1- 重度）与年龄、性别（1- 男性，2- 女性）之间的关系，并建立 Logistic 回归方程。

表 11-17 某中学 20 名学生视力监测数据

编号	视力低下程度（y）	性别（$x1$）	年龄（$x2$）
1	1	1	15
2	1	1	15
3	2	1	14
4	2	2	16

续表

编号	视力低下程度（y）	性别（x1）	年龄（x2）
5	3	2	16
6	3	2	17
7	2	2	17
8	2	1	18
9	1	1	14
10	3	2	18
11	1	1	17
12	1	2	17
13	1	1	15
14	2	1	18
15	1	2	15
16	1	2	15
17	3	2	17
18	1	1	15
19	1	1	15
20	2	2	16

本实例的教学目标是熟悉有序多分类 Logistic 回归分析的基本理论、适应条件，理解模型参数、OR 值及回归方程等的实际含义，掌握其 SPSS 的操作实现及结果解读。

▲ 操作步骤

变量要求：一个结局变量，变量类型为数值型，且是有序多分类变量；一个（或多个）自变量，可以是数值变量，也可以是分类变量。

本例定义 4 个变量：NO、$x1$、$x2$、y，变量标签分别为编号、性别、年龄、视力低下程度，变量类型为数值型，分别录入各自数据。

菜单操作：主菜单"分析（Analyze）"→"回归（Regression）"→"有序（Ordinal）"，出现有序多分类 Logistic 回归分析主界面，如图 11-5 所示。

参数设置：选择结局变量"视力低下程度（y）"进入"因变量（Dependent）"框；"因子（Factor）"框用于选入定类自变量，系统会自动为其生成哑变量，本例将"性别（x1）"选入"因子（Factor）"框；"协变量（Covariate）"框用于选入数值自变量，本例将"年龄"选入"协变量（Covariate）"框；点击"输出"按钮，选中"平行线检验"，如图 11-6 所示，点击"继续"返回主界面，单击"确定（OK）"。

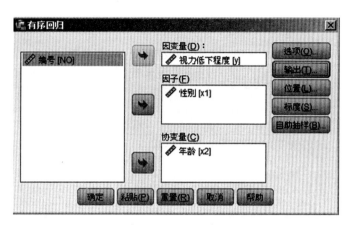

图 11-5　有序 Logistic 回归分析主界面

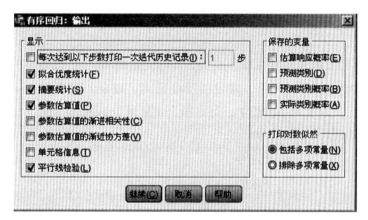

图 11-6　输出按钮界面

▲ **结果与分析**

（1）各方程的平行线检验结果

表 11-18　各方程平行线统计学检验结果

平行线检验 ª				
模型	−2 对数似然	卡方	自由度	显著性
原假设	21.656			
常规	18.697	2.958	2	0.228

原假设指出，位置参数（斜率系数）在各个响应类别中相同

a. 关联函数：分对数

由表 11-18 可见，各方程平行性统计学检验的 $P=0.228>0.05$，说明不拒绝满足平行性的原假设，可以认为满足平行性的要求。

SPSS软件应用与实践

（2）方程的参数估计及其统计学检验

表 11-19　参数估计及其统计学检验结果

							95% 置信区间	
		估算	标准差	瓦尔德	自由度	显著性	下限	上限
阈值	[y = 1]	−17.128	7.787	4.838	1	0.028	−32.390	−1.866
	[y = 2]	−14.959	7.537	3.939	1	0.047	−29.732	−0.187
	x2	−0.997	0.467	4.555	1	0.033	−1.913	−0.081
位置	[x1=1]	2.080	1.087	3.661	1	0.056	−0.051	4.210
	[x1=2]	0^a	.	.	0	.	.	.

关联函数：分对数

a. 此参数冗余，因此设置为零

表 11-19 列出了两个模型的常数项（阈值）与自变量的回归系数估计值（位置，两个模型相同）及 Wald 统计学检验结果。可见，常数项及变量 x1, x2 的回归系数都有统计学意义（0.056 稍大于 0.05），都应该出现在两个方程中，可以拟合得到两个 Logistic 回归方程为

$$\ln\left(\frac{P_1}{P_2+P_3}\right) = -17.128+2.08x1-0.997x2$$

$$\ln\left(\frac{P_1+P_2}{P_3}\right) = -14.959+2.08x1-0.997x2$$

（3）方程的整体性统计学检验与拟合评价

表 11-20　模型的整体性检验结果

模型	−2 对数似然	卡方	自由度	显著性
仅截距	32.633			
最终	21.656	10.977	2	0.004

关联函数：分对数

由表 11-20 中最终的模型整体性检验结果可见，卡方值为 10.977，P=0.004，说明模型有统计学意义。

表 11-21　模型拟合评价结果

伪 R^2	
考克斯 – 斯奈尔	0.422
内戈尔科	0.484
麦克法登	0.267

关联函数：分对数

182

由表 11–21 可见，考克斯 – 斯奈尔（Cox & Snell）、内戈尔科（Nagelkerke）及麦克法登（McFadden）的伪决定系数 R^2 值分别为 0.422、0.484 和 0.267，说明模型拟合效果尚可。

拟合评价还可以考虑在"输出"按钮"保存的变量"区域，选中"预测类别概率"及"实际类别概率"，通过在 SPSS 数据视图中比较分析，进行综合评价。

（4）结论：综合上面结果可见，年龄和性别都是视力低下程度的影响因素，拟合得到两个 Logistic 回归方程分别为

$$\ln\left(\frac{P_1}{P_2+P_3}\right) = -17.128 + 2.08x_1 - 0.997x_2$$

$$\ln\left(\frac{P_1+P_2}{P_3}\right) = -14.959 + 2.08x_1 - 0.997x_2$$

显然，在两个方程中，性别、年龄的回归系数都分别为 2.08 和 –0.997，其对应的重度视力低下相对于中度和轻度视力低下、重度和中度视力低下相对于轻度视力低下的 OR 分别为 $e^{2.08} \approx 8.004$，$e^{-0.997} \approx 0.369$，显然，性别是影响出现视力低下的危险因素，年龄是影响出现视力低下的保护因素。

由方程 1 说明，男性相对于女性是重度视力低下相对于轻度和中度视力低下危险性的 8.004 倍，而年龄每增加 1 岁是重度视力低下相对于轻度和中度视力低下危险性的 0.369 倍；由方程 2 说明，男性相对于女性是重度和中度视力低下相对于轻度视力低下危险性的 8.004 倍，而年龄每增加 1 岁是重度和中度视力低下相对于轻度视力低下危险性的 0.369 倍。两者都说明男孩更容易出现视力低下，而随着年龄的增长孩子们对眼睛的保护意识在增强。

【思考题】

1. 在 Logistic 回归方程中，自变量 x_j 的回归系数 β_j 与其优势比 OR_j 有何关系？
2. Logistic 回归分析的主要用途有哪些？

【习题】

1. 胃癌手术后预后因素分析资料共 98 例，各观测变量如下：

NO：例号

X_1：胃癌位置（胃底 =1，胃体 =2，胃窦 =3）

X_2：胃癌大小（分 0~5 级）

X_3：大体类型（溃疡 =1，肿块 =2，浸润 =3）

X_4：组织学类型（腺癌 =1，黏液癌 =2，未分化癌 =3，混合型 =4）

X_5：深度（分 1~6 级）

X_6：淋巴结转移（分 0~3 级）

X_7：手术方式（Ⅰ式 =1，Ⅱ式 =2，近胃 =3，全切除 =4）

X_8：血色素（g/L）

X_9：白细胞（$/mm^3$）

X_{10}：手术时年龄（岁）

X_{11}：性别（男性 =1，女性 =0）

X_{12}：是否化疗（用化疗 =1，未用化疗 =0）

Y：手术后三年情况（死亡 =1，存活 =0）

数据如下表所示，试以 Y 为结局变量，$X_1 \sim X_{12}$ 为自变量，进行逐步 Logistic 回归，筛选胃癌手术预后的影响因素。（注意：X_1、X_3、X_4 和 X_7 为无序多项分类变量，应设置为哑变量形式）

NO	X_1	X_2	X_3	X_4	X_5	X_6	X_7	X_8	X_9	X_{10}	X_{11}	X_{12}	Y
1	3	2	1	1	2	0	1	13.1	4408	35	1	1	0
2	3	1	1	1	2	0	2	13.4	5726	25	1	1	0
3	3	2	1	2	2	0	1	13.7	5979	65	1	1	0
4	3	3	1	1	6	3	2	8.5	6026	25	0	1	1
5	3	1	1	1	6	0	1	10.3	9610	55	1	1	0
6	3	2	1	3	5	3	2	10	8000	45	0	0	1
7	3	1	1	4	4	0	2	14	8100	55	1	1	0
8	3	2	1	2	6	1	2	12.5	4451	65	1	1	1
9	3	3	1	1	6	2	2	5.7	4984	65	0	1	1
10	3	1	1	1	6	3	2	11.3	4944	45	1	1	0
11	3	2	1	1	6	1	2	9	4733	55	1	1	1
12	3	1	1	1	3	0	2	14.8	8974	55	1	1	0
13	3	1	1	1	3	0	2	13.5	6329	55	1	1	0
14	2	2	1	1	6	1	2	10.7	7906	55	1	0	1
15	3	1	1	3	6	2	2	10.5	5265	45	1	0	1
16	3	1	3	2	3	2	2	7.4	3812	55	0	0	0
17	2	0	1	1	2	0	3	6.6	7801	65	0	1	0
18	3	2	1	2	6	1	2	12.5	4321	65	1	1	1
19	3	2	1	3	5	1	2	8.8	3331	45	1	0	0
20	3	1	1	1	1	0	2	11.8	4737	55	1	0	0
21	3	1	3	3	6	1	2	11	4637	55	0	0	1
22	3	0	2	4	3	1	2	13.1	3899	45	1	1	0
23	3	0	1	4	1	1	2	12.6	5144	35	0	0	0
24	2	4	3	1	6	1	4	8.4	6611	65	0	1	1
25	3	1	1	1	3	0	1	11.3	4509	25	0	0	0
26	3	2	3	4	5	1	2	9.9	4169	35	1	0	1
27	3	2	1	1	3	2	2	6.1	2153	45	0	1	1
28	3	2	3	1	5	1	2	9.9	5347	65	1	1	1

续表

NO	X_1	X_2	X_3	X_4	X_5	X_6	X_7	X_8	X_9	X_{10}	X_{11}	X_{12}	Y
29	3	2	1	4	6	1	2	11.1	4038	65	0	1	0
30	3	2	1	3	5	1	2	10.4	1238	55	0	1	0
31	3	3	2	4	3	1	2	12.6	4960	35	1	1	0
32	3	2	1	1	6	1	2	3.5	5005	65	0	1	1
33	3	0	1	1	2	0	2	11.4	4814	55	1	1	0
34	3	1	1	2	3	0	2	11.3	4758	45	0	1	0
35	3	1	3	2	3	0	2	11.2	9823	65	0	0	0
36	3	1	1	1	1	1	2	10.5	5326	55	1	0	0
37	3	2	1	1	2	0	2	10.9	4314	55	1	0	0
38	3	0	1	4	2	0	1	9.4	3921	55	1	1	0
39	3	1	1	1	2	1	2	12.2	4705	55	1	1	0
40	3	1	1	1	5	0	2	14.7	4458	25	1	1	0
41	3	4	3	1	5	1	2	6.2	10217	65	1	0	1
42	1	2	1	1	6	1	3	8.1	7381	45	1	1	1
43	3	2	1	4	5	2	2	11.9	5600	55	1	1	1
44	3	2	1	4	6	0	2	13.7	6760	55	0	1	0
45	3	3	1	1	1	1	2	8.6	6604	65	1	1	0
46	3	2	1	3	3	0	1	5.7	7499	55	1	1	1
47	3	2	1	4	2	0	1	15.1	5819	35	1	1	0
48	3	3	1	4	2	0	2	9.5	7151	45	0	1	0
49	2	3	3	4	6	3	2	10.7	6264	45	0	0	1
50	3	4	1	1	5	0	2	8.1	7299	45	1	0	0
51	3	1	1	1	1	0	1	13.1	6913	35	1	0	0
52	3	3	1	4	5	1	2	10.4	4761	55	1	1	1
53	2	4	1	1	5	1	2	9.5	7151	55	1	0	1
54	3	2	1	1	3	3	2	6.2	4388	65	1	0	1
55	3	1	2	4	5	1	2	13.6	6747	15	1	1	0
56	3	1	1	1	5	3	2	8.9	4761	35	0	1	1
57	3	3	2	4	6	2	2	12.1	4513	55	1	1	0
58	3	1	3	1	3	0	2	12.4	5233	55	1	1	0
59	3	1	1	1	3	2	2	8.9	8026	55	1	0	1
60	3	2	3	1	3	1	2	12.8	9531	45	1	0	1
61	2	0	3	1	3	0	4	10.6	4146	45	0	0	0
62	3	2	3	1	3	1	2	1.2	8989	45	1	0	1
63	3	3	1	1	6	2	2	6.7	6221	45	1	0	1

续表

NO	X_1	X_2	X_3	X_4	X_5	X_6	X_7	X_8	X_9	X_{10}	X_{11}	X_{12}	Y
64	3	2	1	1	6	2	2	6.9	7724	55	1	0	1
65	2	2	1	4	5	1	3	13	8680	45	1	1	0
66	3	2	1	1	5	0	2	6.6	3410	55	1	0	0
67	3	3	3	4	3	1	2	9.3	3384	15	0	1	1
68	2	2	3	4	6	1	2	10.6	5036	35	0	0	1
69	3	2	1	1	6	2	2	12.6	4610	45	1	0	1
70	2	2	1	1	3	0	2	11.4	6513	45	1	1	0
71	3	1	1	1	5	0	2	10.2	5714	55	0	0	0
72	2	5	1	2	3	0	2	6.9	6170	65	0	0	0
73	1	1	1	1	3	1	3	11.1	5267	55	1	1	0
74	3	2	1	4	6	1	2	10	8123	55	1	1	1
75	3	2	1	4	6	2	2	9	8000	55	0	0	1
76	3	5	3	3	6	1	2	9.9	10092	55	1	1	1
77	3	1	1	1	6	1	2	7	5299	55	0	1	1
78	3	1	1	1	3	0	2	11.4	7430	35	0	0	0
79	3	4	1	2	6	2	2	6.3	6048	65	1	0	1
80	3	2	1	1	3	2	2	7.2	4071	45	0	0	1
81	1	2	2	1	6	1	3	3.4	5525	45	0	0	1
82	3	4	1	1	6	3	2	5.5	4167	55	0	0	1
83	3	1	3	1	3	1	2	10.3	7408	25	1	0	1
84	3	2	1	1	6	3	2	3.7	3602	45	0	1	1
85	3	3	1	2	6	1	2	7	6791	55	0	0	1
86	3	2	1	1	3	0	2	8.4	4703	55	0	1	0
87	3	3	3	2	6	1	2	8.1	7424	55	1	0	1
88	3	4	1	2	6	1	2	6.5	8300	45	0	0	1
89	3	5	1	1	6	0	2	4.3	6974	55	1	0	1
90	3	2	1	4	5	2	2	5.3	7079	55	0	0	1
91	3	4	3	3	6	2	2	5.9	5569	35	0	1	1
92	3	3	1	1	6	3	2	5.4	4100	55	0	0	1
93	3	2	1	1	6	0	2	10.4	9053	45	1	1	1
94	3	1	3	1	6	1	2	8	4164	55	1	0	1
95	1	3	1	1	5	1	3	10.6	4750	35	1	0	1
96	3	5	3	1	6	1	2	7.3	4000	55	1	1	1
97	3	1	3	1	6	1	2	8	4141	55	0	0	1
98	3	2	1	1	6	0	2	10.4	9100	55	1	0	1

2. 某研究人员欲了解不同社区和性别之间成年居民获取健康知识途径是否不同，对 2 个社区的 314 名成人进行了调查，结果如下表所示。变量赋值为：社区（社区 A=1，社区 B=2）、性别（男 =1，女 =2）、获取健康知识途径（传统大众媒介 =1，网络 =2，社区宣传 =3），请拟合社区和性别对居民获取健康知识途径的多分类 Logistic 回归模型。

社区	性别	获取健康知识途径		
		传统大众传媒	网络	社区宣传
社区 A	男	20	35	26
	女	10	27	57
社区 B	男	42	17	26
	女	16	12	26

3. 为了探讨治疗糖尿病方法在不同性别患者中的疗效，某研究人员随机选择 100 例糖尿病患者做临床试验，试验结果如下表所示。变量赋值为：性别（男 =1，女 =2）、治疗方法（新型疗法 =1，传统疗法 =2）、疗效（无效 =1，好转 =2，痊愈 =3），试建立性别、治疗方法对疗效的有序 Logistic 回归模型。

性别	治疗方法	疗效		
		无效	好转	痊愈
男	新型疗法	8	3	6
	传统疗法	11	1	3
女	新型疗法	8	6	17
	传统疗法	21	9	7

第十二章
生存分析

▲ 统计学知识点

一、生存分析

生存分析是一种研究影响因素与生存时间和结局关系的统计方法，它将结局事件及其所经历的时间结合起来，充分利用截尾数据所提供的不完全信息，对生存时间的分布特征进行描述，对影响结局和生存时间的主要因素进行分析。

生存分析充分考虑了每个观测出现某一结局的时间长短，这是与其他多因素分析方法的一个重要区别。

生存分析需要生存结局和生存时间两个变量：

1. 生存结局变量　是指研究终止时生存与否的状态变量（二分类变量），其取值为 1 和 0（1–死亡事件发生，0–截尾事件发生）。

死亡事件，也称终点事件，是指研究中到截止时间及之前明确的结局。注意应用时要广义理解，比如发病、阳性、复发、退保等都可理解为"死亡"。

截尾事件，也称删失事件，是指研究中到截止时间及之前不明确的结局（如存活、失访等）或不感兴趣原因的终点事件。

例如，若要研究两种治疗组直肠癌患者预后的差异，研究的终点事件是因直肠癌死亡，那么在截止日期及之前因车祸死亡、因心梗死亡、存活、失访等事件都是删失事件。

2. 生存时间　是指各个案进入研究队列，从研究开始到截止所经历的时间跨度。生存时间数据包括两类：完全数据和截尾数据。

完全数据是指从研究开始到终点事件发生的完整观察时间。截尾数据是指从研究开始到截尾事件发生的观察时间，是一种不完全数据（一般在右上角标示"+"，如 5^+）。

生存时间有三个要素：起点、终点和时间跨度。生存时间的分布多为正偏态分布且常常有截尾。

二、生存分析的主要内容

1. 描述生存过程　研究生存时间的分布特点，估计生存率及平均存活时间，绘制生存曲线，分析其生存特点；根据生存时间长短，估计出各时点的生存率，进而估计中位生存时间，一般使用队列寿命表分析。

2. 比较生存过程　通过生存率及标准误对各样本生存率进行比较分析。常使用生存率的

Kaplan-Meier 分析、Log-Rank 检验等。

3. 分析生存时间的影响因素　通过生存分析模型，以由生存时间等构造的风险函数为因变量，以影响因素作为自变量，分析影响生存时间的保护因素和危险因素，估计患病后的预后指数（PI）值、患者随时间变化的生存率等。一般使用 COX 回归分析。

三、生存资料的基本要求和特点

1. 生存资料的基本要求　①样本选取要保证客观性和代表性，应选择适当抽样方法，且样本量要足够大；②死亡例数不宜太少，截尾数据比例不应太大；③截尾原因无偏性（如不能因不重视而失访）。

2. 生存资料的特点　①蕴含有结局和生存时间两个方面的信息；②结局为两分类互斥事件；③一般是通过随访收集得到，随访观察往往是从某统一时间点（如入院或实施手术等某种处理措施后）开始，观察到某规定时间点截止；④常因失访等原因造成研究对象的生存时间数据不完整，分布类型复杂。

第一节　寿命表分析

▲ 统计学知识点

寿命表（life table），也称生命表，是根据特定人群分年龄死亡率编制出来的一种统计表。

用于生存分析的寿命表一般为队列（定群）寿命表（cohort life table），主要研究由随访法得到的纵向数据，记录某特定人群中的每一个人从进入该特定人群到最后死亡的实际过程。

一、基本原理

寿命表编制的基本原理是通过记录落入时间区间 [t，t+k] 内的死亡和删失的观察例数，来估计该区间上的死亡概率及生存概率，然后根据概率的乘法原则，将不同时期的生存概率相乘，得到自观察开始到某一指定时刻的生存率。

二、适应条件

1. 适应于区间数据，即当资料是按照固定时间间隔收集，随访结果只是该年或该月期间的若干观察人数、出现预期观察结果的人数和截尾（删失）人数，数据汇总为若干个时段的频数表，而每位患者的确切生存时间未知。

2. 适应于随访例数较多、时间较长且分组的大样本生存资料。

三、主要功能

1. 估计某生存时间的生存率，以及中位生存时间。
2. 绘制各种曲线，如生存函数、风险函数曲线等。

【**实例12-1**】现有450例肺癌患者的随访资料如表12-1所示，试对其生存情况进行描述。

表12-1　450例肺癌患者的随访资料

术后年数	0	1	2	3	4	5	6	7	8	9	10
期间死亡人数	90	82	65	52	40	30	20	15	8	4	2
期间删失人数	3	2	4	10	8	5	4	2	1	2	1

本实例的教学目标是熟悉队列寿命表分析的基本原理、适应条件及主要功能，掌握其SPSS操作实现和结果解读。

▲ 操作步骤

变量要求：先将资料整理成频数表（表12-1），并要求资料中有一个时间变量，变量类型为数值型；一个频数变量，变量类型为数值型，且需加权；一个结局变量，变量类型为数值型；还可以有其他分组变量，变量类型为数值型。随访时间数据是时间变量取值；随访期间的死亡和删失人数是频数变量取值；结局变量取值为1和0，频数变量为死亡人数对应1，频数变量为删失人数对应0。

本例中定义一个时间变量"术后年数"，一个频数变量"人数"，一个结局变量"结局"，并设置其"值标签（Value）"为"1=死亡，0=删失"；将术后年数录入时间变量，将期间死亡人数和删失人数录入频数变量，对应频数变量为死亡和删失人数分别将1、0录入结局变量。

菜单操作：

（1）变量加权：主菜单"数据（Data）"→"加权个案（Weight Cases）"→"加权个案（Weight Cases by）"；出现主界面，点选"个案加权系数"，选"人数"到"频率变量（Frequency Variables）"框，点击"确定（OK）"。

（2）寿命表分析：主菜单"分析（Analyze）"→"生存分析（Survival）"→"寿命表（Life Tables）"，出现寿命表分析主界面，如图12-1所示。

参数设置：将"术后年数"选入"时间（Time）"栏，并在"显示时间间隔（Display time intervals）"区域，在"0到"框填入生存时间上限10，在"步长"框填入生存时间的组距1；在"状态（Status）"框选入"结局"，点击"定义事件（Define Events）"按钮，在"单值（Single Value）"框填入1；点击"选项"按钮，在"图"区域，选中"生存分析"及"风险"，如图12-2所示，点"继续"返回主界面，点击"确定"。

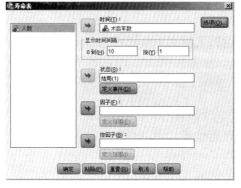
图12-1　寿命表主界面

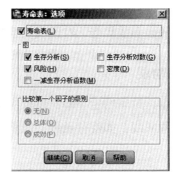
图12-2　选项按钮界面

▲ 结果与分析

（1）寿命表数据分析

表 12-2　肺癌患者术后寿命表

时间间隔开始时间	进入时间间隔的数目	时间间隔内撤销数目	有风险的数目	终端事件数	终止比例	生存比例	期末累积生存比例	期末累积生存比例标准差	概率密度	概率密度标准差	风险率	风险率标准差
0	450	3	448.500	90	0.20	0.80	0.80	0.02	0.201	0.019	0.22	0.02
1	357	2	356.000	82	0.23	0.77	0.62	0.02	0.184	0.018	0.26	0.03
2	273	4	271.000	65	0.24	0.76	0.47	0.02	0.148	0.017	0.27	0.03
3	204	10	199.000	52	0.26	0.74	0.35	0.02	0.122	0.016	0.30	0.04
4	142	8	138.000	40	0.29	0.71	0.25	0.02	0.100	0.015	0.34	0.05
5	94	5	91.500	30	0.33	0.67	0.16	0.02	0.080	0.014	0.39	0.07
6	59	4	57.000	20	0.35	0.65	0.11	0.02	0.058	0.012	0.43	0.09
7	35	2	34.000	15	0.44	0.56	0.06	0.01	0.047	0.012	0.57	0.14
8	18	1	17.500	8	0.46	0.54	0.03	0.01	0.027	0.009	0.59	0.20
9	9	2	8.000	4	0.50	0.50	0.02	0.01	0.016	0.008	0.67	0.31
10	3	1	2.500	2	0.80	0.20	0.00	0.00	0.000	0.000	0.00	0.00

a. 生存分析时间中位数为 2.78

　　表 12-2 肺癌患者术后的寿命表可知，中位数生存时间为 2.78 年（表左下方），表明术后肺癌患者死亡人数达到一半的时间为 2.78 年。

　　同时寿命表还给出了一些其他的重要变量值，如终止比例（死亡概率）；生存比例（生存概率）；期末的累积生存比例，即截止本段上限的累积生存概率；概率密度，是指所有个体在时点 t 后单位时间内死亡概率估计值；风险率，是指活过时点 t 后单位时间内死亡概率估计值等。

（2）生存函数和风险函数曲线分析

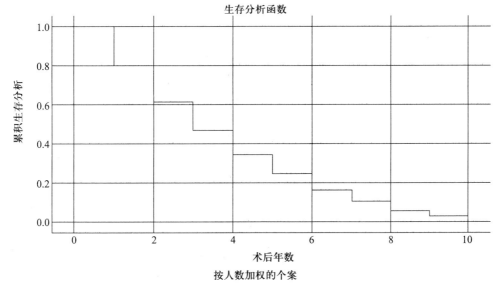

图 12-3　生存函数曲线图

图 12-3 为生存函数 $[S(t)=1-F(t)]$ 曲线，用于描述生存率的变化规律，横坐标为生存时间，纵坐标是生存率（生存函数值）。显然，随着时间流逝，生存的概率递减，曲线呈下降趋势。

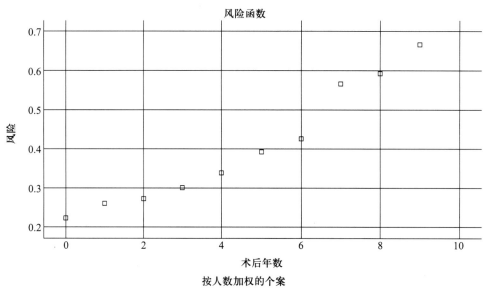

图 12-4　风险函数曲线图

图 12-4 为风险函数 $[h(t)]$ 曲线，用于描述 t 时刻后死亡概率的变化规律，横坐标为生存时间，纵坐标是死亡概率（风险函数值）。显然，随着时间流逝，死亡的概率递增，曲线呈上升趋势。

第二节　Kaplan-Meier 分析

▲ 统计学知识点

Kaplan-Meier 分析是由英国统计学家 Kaplan 和 Meier 于 1958 年提出的，该方法利用条件概率及概率的乘法原理计算生存率及其标准差，又称为乘积极限法（Product-Limit Method，P-L 法）。

一、基本原理

假定 $S(t)$ 为 t 年的生存率，$S(t_{k-1})$ 为活过 t_{k-1} 年后又活过 t_k 年的条件概率，若资料无删失数据，则生存率 $S(t)=P(T \geq t)=\dfrac{t\,时刻仍然存活例数}{观察总例数}$；若资料有删失数据，则生存率 $S(t)$ 为 k 个时段生存概率 p_k 的乘积，即

$$S(t)=p_1 p_2 \cdots p_k = S(t_{k-1}) \times p_k \qquad (12-1)$$

另一种表达方式为 $S(t)=S(t_{k-1}) \times S(t_k/t_{k-1})$。

二、适应条件

Kaplan-Meier 分析适应于小样本（或大样本）的生存资料。

三、主要功能

1. 比较某研究因素不同水平的生存时间有无差异。

2. 控制某个分层因素后对研究因素不同水平的生存时间分布进行比较。

3. 对多组生存时间分布进行两两比较。

4. 各总体分布比较采用 log-rank 检验等非参数方法。

5. 对多组样本绘制各种曲线：如生存函数、风险函数曲线等。

【实例 12-2】用某中药加化疗（中药组）和化疗（对照组）两种疗法治疗白血病后，随访记录各患者的生存时间，不带"+"号者表示已死亡，即完全数据；带"+"号者表示尚存活，即截尾数据，如表 12-3 所示，试作 Kaplan-Meier 分析。

表 12-3 两组疗法治疗白血病随访资料（单位：月）

中药组	10	2+	12+	13	18	6+	19+	26	9+	8+	6+	43+	9	4	31	24
对照组	2+	13	7+	11+	6	1	11	3	17	7						

本实例的教学目标是熟悉 Kaplan-Meier 法基本原理、适应条件及主要功能，掌握其 SPSS 操作实现和结果解读。

▲ 操作步骤

变量要求：一个时间变量，变量类型为数值型；一个结局变量，变量类型为数值型或字符型；还可以有其他分组变量，变量类型为数值型或字符型。随访时间数据是时间变量取值，结局变量取值为 1 和 0（死亡为 1，截尾为 0）。

本例定义一个时间变量"生存时间"；一个结局变量"结局"，并设置其"值标签（Value）"为"1= 死亡，0= 截尾"；一个分组变量，并设置其"值标签（Value）"为"1= 中药组，2= 对照组"。将生存时间录入时间变量，将死亡和截尾数据对应的 1、0 录入结局变量，将组别分别对应录入 1、2 至分组变量。

菜单操作：主菜单"分析（Analyze）"→"生存函数（Survival）"→"Kaplan- Meier…"，出现 Kaplan-Meier 主界面，如图 12-5 所示。

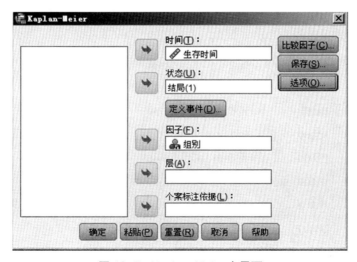

图 12-5 Kaplan-Meier 主界面

参数设置：将“生存时间”选入“时间（Time）”栏；将“结局”选入“状态（Status）”栏，点击“定义事件（Define Events）”按钮，在“单值（Single Value）”框填入1；将“组别”选入“因子（Factor）”框；单击“比较因子（Compare Factors）”按钮，选中最常用的“秩的对数（Log Rank）”，用于检验时间分布是否相同，如图12-6所示；单击“选项（Option）”按钮，在“图（Plot）”区域，勾选“生存分析函数（Survival）”和“风险（Hazard）”，如图12-7所示，点击“继续（Continue）”返回主界面，点击“确定（OK）”。

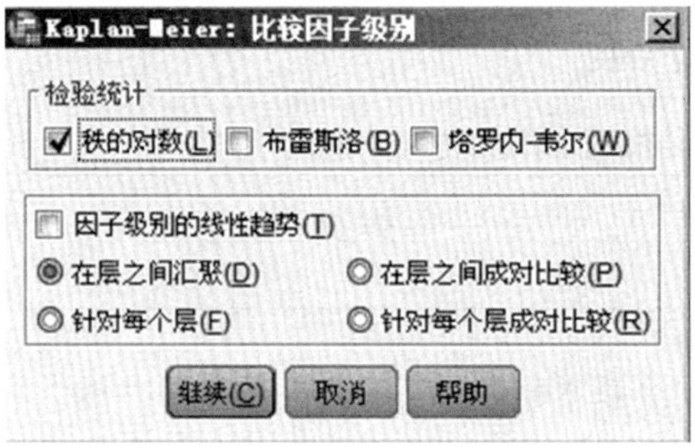

图 12-6　比较因子按钮界面

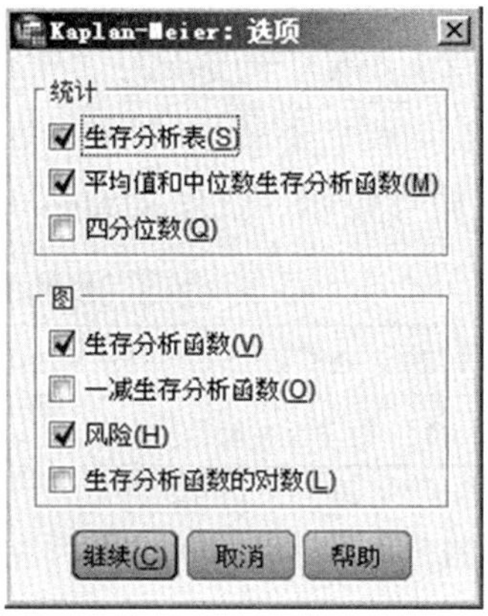

图 12-7　选项按钮界面

▲ 结果与分析

（1）两组人群生存率比较及Log Rank统计学检验

表 12-4　两组人群生存率估计表

生存分析表							
组别		时间	状态	当前累积生存比例		累积事件数	其余个案数
				估算	标准差		
1	1	2.000	删失	.	.	0	15
	2	4.000	死亡	0.933	0.064	1	14
	3	6.000	删失	.	.	1	13
	4	6.000	删失	.	.	1	12
	5	8.000	删失	.	.	1	11
	6	9.000	死亡	0.848	0.100	2	10
	7	9.000	删失	.	.	2	9
	8	10.000	死亡	0.754	0.126	3	8
	9	12.000	删失	.	.	3	7
	10	13.000	死亡	0.646	0.147	4	6
	11	18.000	死亡	0.539	0.157	5	5
	12	19.000	删失	.	.	5	4
	13	24.000	死亡	0.404	0.166	6	3
	14	26. 000	死亡	0.269	0.156	7	2

续表

生存分析表						
组别	时间	状态	当前累积生存比例		累积事件数	其余个案数
			估算	标准差		
1	15　31.000	死亡	0.135	0.123	8	1
	16　43.000	删失	.	.	8	0
2	1　1.000	死亡	0.900	0.095	1	9
	2　2.000	删失	.	.	1	8
	3　3.000	死亡	0.788	0.134	2	7
	4　6.000	死亡	0.675	0.155	3	6
	5　7.000	死亡	0.563	0.165	4	5
	6　7.000	删失	.	.	4	4
	7　11.000	死亡	0.422	0.174	5	3
	8　11.000	删失	.	.	5	2
	9　13.000	死亡	0.211	0.173	6	1
	10　17.000	死亡	0.000	0.000	7	0

表 12-4 给出了两组人群的生存率估计表，其中"当前累积生存比例"表示该时点的累积生存率估计值和标准差，如第 1 组第 6 个月的生存率为 84.8%，第 2 组第 5 个月的生存率为 56.3%。

表 12-5　生存时间的平均值和中位数

生存时间的平均值和中位数							
组别	平均值[a]				中位数		
	估算	标准差	95% 置信区间		估算	标准差	95% 置信区间	
			下限	上限			下限	上限
1	22.013	3.663	14.834	29.193	24.000	7.519	9.262	38.738
2	9.775	1.974	5.905	13.645	11.000	4.940	1.318	20.682
总体	17.539	2.793	12.065	23.012	13.000	3.481	6.177	19.823

a. 如果已对生存分析时间进行检剔，那么估算将限于最大生存分析时间

表 12-5 给出了两组的平均生存时间，中位数生存时间、标准差及 95% 置信区间等。由表可见，中药组生存时间均值为 22.013 个月，中位数为 24 个月；对照组生存时间均值为 9.775 个月，中位数为 11 个月。

表 12-6　两组生存率 Log Rank 比较检验

总体比较			
	卡方	自由度	显著性
Log Rank（Mantel-Cox）	6.579	1	0.010

针对组别的不同级别进行的生存分析分布等同性检验

表 12-6 给出了两组比较的 Log Rank 检验结果（*P*=0.01），检验结果表明两组生存率差异有统计学意义。

（2）两组人群生存函数和风险函数曲线比较

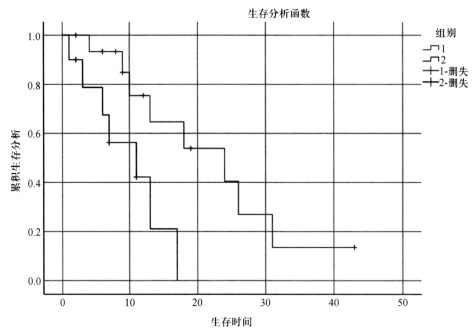

图 12-8　两组生存函数曲线图

图 12-8 为两组生存函数曲线图，可见两组生存曲线的大致分布规律，并可以进行两组生存率的直观比较，容易看出中药组（组别 1）预后效果比对照组（组别 2）好。

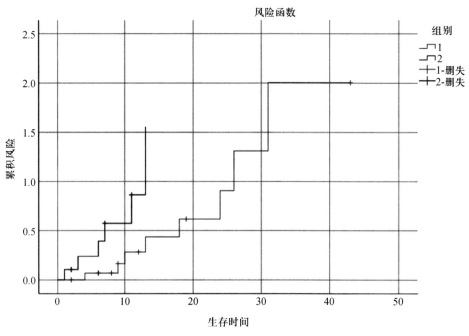

图 12-9　两组风险函数曲线图

图 12-9 为两组风险函数曲线图，可见两组风险函数曲线的大致分布规律，并可以进行两组死亡概率的直观比较，也容易看出中药组（组别 1）预后效果比对照组（组别 2）好。

第三节　Cox 回归分析

▲ 统计学知识点

Cox 回归模型是 1972 年由英国统计学家 Cox 提出，Cox 回归分析是以由生存时间等构造的风险函数为因变量，以多个影响因素为自变量，建立 Cox 回归方程，用于对各因素对生存时间的影响进行分析。

一、基本理论

Cox 回归模型为 $h(t, x) = h_0(t) \cdot e^{(\beta_1 x_1 + \beta_2 x_2 + \cdots + \beta_m x_m)}$ 　　　　　（12-2）

其中：$x = (x_1, x_2, \cdots, x_m)$ 是协变量；$\beta_1, \beta_2, \cdots, \beta_m$ 是各协变量的回归系数，$\beta_i > 0$ 表示协变量是危险因素，该值越大，生存时间越短；$\beta_i < 0$ 表示协变量是保护因素，绝对值越大，生存时间越长。

$h(t, x)$ 为当各协变量值 $x = (x_1, x_2, \cdots, x_m)$ 固定时，个案在 t 时刻的风险函数；$h_0(t)$ 称为基础风险函数，它是全部协变量 $x_1, x_2, \cdots, x_m$ 都为 0 或在某标准状态下的风险函数，$h(t, x)$ 和 $h_0(t)$ 成比例，所以该模型又称为比例风险模型（Proportional Hazard Model）。

二、适应条件

1. 可以分析带有删失生存时间的生存资料，且不要求服从特定的分布。

2. Cox 回归模型假定预后因素对其死亡风险的作用强度在所有时间上都保持一致，这是 Cox 回归模型一个重要条件。

三、主要功能

1. 分析各因素（协变量）影响生存时间的长短。

2. 计算各因素在排除其他因素影响后，对于死亡的相对危险度。

如某因素 x_i 的偏回归系数为 b_i，则该因素 x_i 对于死亡的概率比数比为 EXP（b_i）。

3. 比较各因素对于生存时间长短的相对重要性。通过比较各标准化偏回归系数 b_i 绝对值的大小来判断，绝对值越大，对生存时间长短的作用也大。

4. 考察因素之间是否有交互作用　如考察 x_k 和 x_l 之间的交互作用是否有统计学意义，将 $x_{kl} = x_k \times x_l$ 引入方程，如其偏回归系数 b_{kl} 显著，则 x_k 和 x_l 间有交互作用。

【实例 12-3】为探讨某恶性肿瘤的预后，某研究者收集了 25 例患者的生存时间、生存结局及影响因素。影响因素包括患者年龄、性别、组织学类型、治疗方式、淋巴结转移，生存时间以月计算，变量的赋值如表 12-7 所示，数据结果如表 12-8 所示，试用 Cox 回归模型进行分析。

表 12-7　各影响因素赋值情况

因素	变量名	赋值说明
年龄	$x1$	单位（岁）
性别	$x2$	女 =0，男 =1
组织学类型	$x3$	高分化 =0，低分化 =1
治疗方法	$x4$	传统疗法 =0，新疗法 =1
淋巴结转移	$x5$	否 =0，是 =1
生存时间	t	单位（月）
生存结局	y	删失 =0，死亡 =1

表 12-8　收集的 25 例恶性肿瘤患者生存时间（月）

No	$x1$	$x2$	$x3$	$x4$	$x5$	t	y
1	54	0	1	1	1	52	0
2	57	0	0	0	0	51	0
3	58	0	1	0	1	35	1
4	43	1	0	1	1	103	0
5	48	0	1	0	0	7	1
6	40	0	0	0	0	60	0
7	44	0	0	0	0	58	0
8	36	0	1	0	1	29	1
9	39	1	0	1	0	70	0
10	42	0	0	0	0	67	0
11	42	0	0	0	0	66	0
12	42	1	1	1	1	87	0
13	51	1	0	1	0	85	0
14	55	0	0	0	0	82	0
15	49	1	0	1	0	76	0
16	52	1	0	1	0	74	0
17	48	1	0	1	0	63	0
18	54	1	1	1	1	101	0
19	38	0	0	1	0	100	0
20	40	1	0	1	0	66	1
21	38	0	1	1	1	93	0
22	19	0	1	0	1	24	1
23	67	1	1	1	1	93	0
24	37	0	1	1	1	90	0
25	43	1	0	0	1	15	1

本实例的教学目标是熟悉 Cox 回归分析的基本理论、适应条件及主要功能，掌握其 SPSS 操作实现和结果解读。

▲ 操作步骤

变量要求：一个时间变量，变量类型为数值型；一个结局变量，变量类型为数值型或字符型；多个影响因素变量（可以是定类变量或数值变量），变量类型为数值型或字符型。随访时间数据是时间变量取值，结局变量取值为 1 和 0（死亡为 1，截尾为 0）。

本例定义 5 个协变量 $x1$, $x2$, $x3$, $x4$, $x5$，变量标签分别为"年龄""性别""组织学类型""治疗方式"及"淋巴结转移"；一个时间变量 t，变量标签为"生存时间"；一个结局变量 y，变量标签为"生存结局"，并设置其"值标签（Value）"为"1= 死亡，0= 截尾"。将各影响因素数据分别录入各协变量，将生存时间录入时间变量，将死亡和截尾两类数据对应 1、0 录入结局变量。

菜单操作：主菜单"分析（Analyze）"→"生存函数（Survival）"→"Cox 回归（Cox Regression）"，出现 Cox 回归主界面。

参数设置：将"生存时间（t）"选入"时间（Time）"框；把"生存结局（y）"选入"状态（Status）"框，点击"定义事件（Define Event）"按钮，"单值（Single Value）"中输入 1；再把"年龄（$x1$）、性别（$x2$）、组织学类型（$x3$）、治疗方式（$x4$）、淋巴结转移（$x5$）"选入"协变量（Covariates）"框；方法选择"向前：有条件（Forward Conditional）"，如图 12-10 所示。

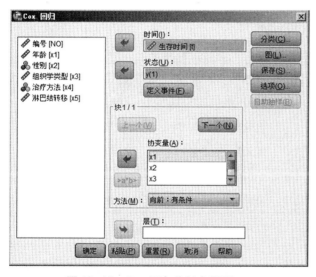

图 12-10 Cox 回归分析主界面

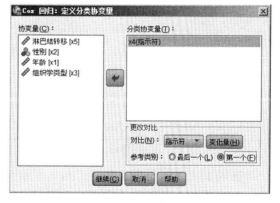

图 12-11 分类按钮界面

点击"分类（Categorical）"按钮，一般将无序多分类变量选入"分类协变量（Categorical Covariates）"框，系统将作为哑变量处理（注：若想在结果中绘制分类变量不同类别的生存函数比较曲线，则二分类变量也需选入此框）。本例将"治疗方式"选入，"参考类别（Reference Category）"选"第一个（First）"，点击"变化量（Change）"，如图 12-11 所示；点击"图（Plots）"按钮，勾选"生存函数（Survival）"和"风险（Hazard）"，将"协变量值的位置（Covariate Values Plotted at）"框中的"治疗方法"选入"绘制单独的线条"框，如图 12-12 所示；点击"选项（Options）"按钮，在"模型统计（Model Statistics）"区域选中"CI 用于 Exp（B）95%"，如图 12-13 所示，点击"继续（Continue）"回到主界面，点击"确定（OK）"。

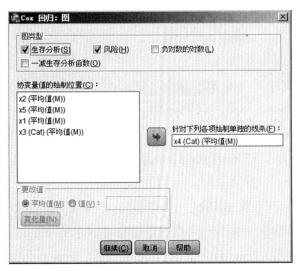

图 12-12　图按钮界面

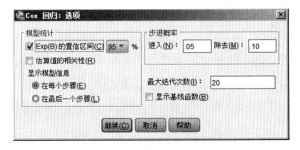

图 12-13　选项按钮界面

▲ 结果与分析

（1）Cox 回归模型参数估计与统计学检验

表 12-9　Cox 回归模型参数检验

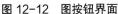

| | | | | | | | | 95.0%Exp（B）的 CI | |
		B	SE	瓦尔德	自由度	显著性	Exp（B）	下限	上限
步骤 1	治疗方法	−2.267	1.110	4.176	1	0.041	0.104	0.012	0.912
步骤 2	组织学类型	3.001	1.281	5.490	1	0.019	20.112	1.633	247.639
	治疗方法	−3.264	1.375	5.632	1	0.018	0.038	0.003	0.567
步骤 3	组织学类型	14.648	169.105	0.008	1	0.931	2299699.892	0.000	2.015E+150
	治疗方法	−3.115	1.398	4.967	1	0.026	0.044	0.003	0.687
	淋巴结转移	−11.796	169.101	0.005	1	0.944	0.000	0.000	6.553E+138

在表 12-9 Cox 回归方程各参数的估计中，B 栏为偏回归系数，Wald 为检验偏回归系数的统计量，显然第二个模型（步骤 2）中两个变量的系数都有统计学意义（$P<0.05$），说明生存时间主要受"治疗方法"和"组织学类型"两种因素影响；Exp（B）栏为相对危险度（风险函数相对基础风险函数），步骤 2 中，"治疗方法"的相对危险度为 0.038，说明新治疗方法对生存时间有重要影响，是死亡率的保护因素，即从传统治疗方法变成新疗法后，术后死亡风险降低到原来的3.8%，而"组织学类型"相对危险度为 $OR=20.112$，说明"组织学类型"是死亡率的危险因素，说明"低分化"比"高分化"术后死亡风险提高 20.112 倍；步骤 2 的 Cox 回归模型为

$$h（t，x）=h_0（t）\cdot e^{（3.001x3-3.264x4）}$$

表 12-10　Cox 回归模型整体性检验

步长	-2 对数似然	模型系数的 Omnibus 检验 [d]								
		总体（得分）			从上一步进行更改			从上一块进行更改		
		卡方	自由度	显著性	卡方	自由度	显著性	卡方	自由度	显著性
1[a]	30.798	6.077	1	0.014	5.954	1	0.015	5.954	1	0.015
2[b]	22.168	13.229	2	0.001	8.631	1	0.003	14.584	2	0.001
3[c]	18.709	14.730	3	0.002	3.458	1	0.063	18.043	3	0.000

a. 在步骤号 1：治疗方法 处输入的变量
b. 在步骤号 2：组织学类型 处输入的变量
c. 在步骤号 3：淋巴结转移 处输入的变量
d. 起始块号 1。方法 = 向前步进（条件 LR）

由表 12-10 Cox 回归模型整体性检验可见，建立的三种 Cox 回归模型整体都有统计学意义（$P<0.05$）。

（2）按协变量均值水平的生存函数和风险函数：由图 12-14 可以分析总体人群生存率随着时间的变化趋势，可见随着时间的流逝，生存率是逐步下降的。

由图 12-15 可以分析总体人群死亡率随着时间的变化趋势。可见随着时间的流逝，死亡率是逐步上升的。

（3）不同治疗方法的生存函数和风险函数比较：由图 12-16 可以分析两种治疗方法总体人群的生存率变化趋势，也可以对两种治疗方法进行比较。从图中可以看出，新疗法的生存率较高，说明新疗法的预后效果较好。

由图 12-17 可以分析两种治疗方法总体人群的死亡风险变化趋势，也可以对两种治疗方法进行比较。从图中可以看出，新疗法的死亡风险较低，说明新疗法的预后效果较好。

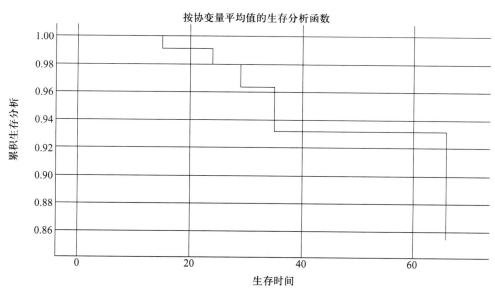

图 12-14　协变量均值水平时累积生存函数曲线图

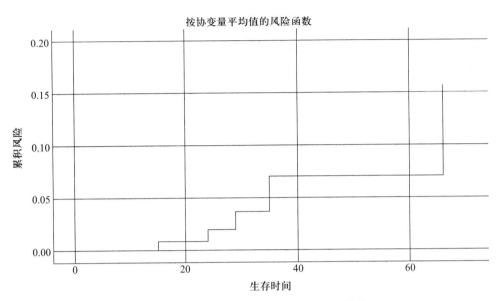

图 12-15　协变量均值水平时累积风险函数曲线图

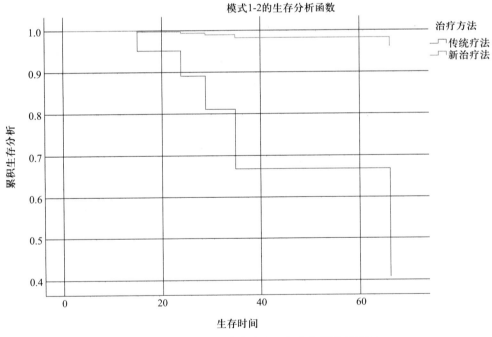

图 12-16　两种不同治疗方法累积生存函数曲线图

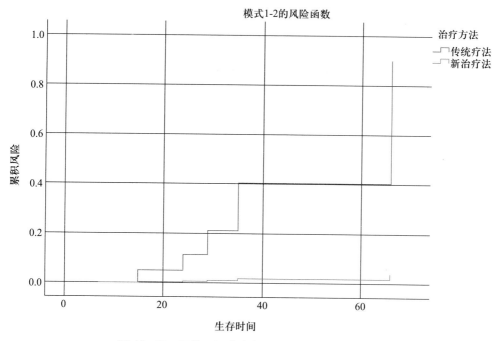

图 12-17　两种不同治疗方法累积生存函数曲线图

【思考题】

1. 生存资料的主要特点有哪些？

2. 试说明什么是删失数据和完全数据，在生存资料中应如何区分这两种数据？

3. Logistic 回归分析与 Cox 回归分析的区别和联系有哪些？

【习题】

1. 某研究者收集了 455 例心梗患者的生存数据，如下表所示，试对其生存情况进行生命表分析。

术后年数	0	1	2	3	4	5	6	7	8	9	10
期间死亡人数	82	30	27	22	26	25	20	11	14	13	5
期间删失人数	0	8	8	7	7	28	31	24	27	22	18

2. 为探讨传统手术（A）和改进手术（B）治疗某种恶性肿瘤的预后效果，分别随机选取了病情基本一致的患者进行手术，术后随访记录各患者的生存时间，不带"+"号者表示已死亡，即完全数据；带"+"号者表示尚存活，即截尾数据，结果如下表所示，试比较两种手术方式对恶性肿瘤的预后效果有无差异，并对其做 Kaplan-Meier 分析。

A	3	9	15	20	20	26	64+	64	120	200	300	480+	680+	900+
B	80	170+	200+	120	225	366	390+	118	647+	776	800+	852+	900	920+

3. 收集烧伤术后随访资料，记录患者特征、病情和治疗方式等变量，观测生存结局和生存时间。建立数据文件，变量赋值及收集资料如下表所示，试进行 Cox 回归分析判断各因素对烧伤预后有无影响，并分析影响程度大小及方向。

变量名	标签	变量值标签或单位
X_1	性别	男 =0，女 =1
X_2	年龄	单位：岁
X_3	烧伤面积	<25%=0，25%~50%=1，50%~75%=2，>75%=3
X_4	烧伤程度	Ⅱ度 =0，深Ⅱ度 =1，Ⅱ度 + Ⅲ度 =2，Ⅵ度 =3
X_5	受伤到手术时间	单位：天
t	烧伤到随访结束时间	单位：天
Y	结局	删失 =0，死亡 =1

患者编号	X_1	X_2	X_3	X_4	X_5	t	Y
1	1	39	2	2	0	256	1
2	1	18	0	2	0	252	1
3	1	19	1	2	2	197	1
4	1	30	3	2	0	127	1
5	0	29	3	2	1	118	1
6	1	27	0	2	0	115	0
7	1	53	2	2	3	26	1
8	0	47	0	0	0	24	0
9	1	43	2	2	1	17	0
10	1	24	0	3	13	15	0
11	0	67	2	2	5	12	1
12	0	38	0	3	2	11	1
13	0	14	2	0	1	114	1
14	0	16	3	2	0	102	1
15	0	50	1	1	2	96	1
16	1	28	0	3	0	88	1
17	0	21	3	2	0	85	1
18	1	35	2	2	80	82	1
19	1	16	2	3	0	76	1

患者编号	X_1	X_2	X_3	X_4	X_5	t	Y
20	1	20	2	2	1	73	1
21	1	22	2	2	1	58	1
22	0	74	3	2	0	6	1
23	0	38	1	2	0	3	0
24	0	17	0	3	0	2	1
25	0	17	0	3	12	2	0
26	1	18	0	2	4	1	0
27	1	22	0	3	0	1	0
28	0	43	1	2	5	1	0
29	0	24	0	3	2	1	1
30	0	36	0	3	0	1	0

第十三章
因子分析

▲ 统计学知识点

因子分析法（Factor Analysis）是一类用于降维的多元统计方法，可分为 R 型因子分析（用于对变量分组降维）和 Q 型因子分析（用于对样本分组降维），也可分为探索性因子分析和验证性因子分析，在 SPSS 中两者是在一个操作界面进行的。本章重点介绍最常用的 R 型因子分析（注：后面提到的因子分析若不特别说明就是指 R 型因子分析）。

一、基本原理

因子分析是从研究变量相关系数矩阵内部的依赖关系出发，把一些信息重叠、具有错综复杂关系的变量归结为少数几个不相关的综合因子的一种多元统计分析方法。

基本原理是根据相关性大小把变量进行分组，使得同组内变量间相关性较高，不同组变量相关性较低，每组变量代表一个基本结构，用一个综合变量描述，称为公共因子（简称因子），也称潜在变量，它是不能直接测度的。

设 p 个可能存在相关关系的观测变量 X_1，X_2，$\cdots$，X_p，它们含有 q 个独立的公共因子 F_1，F_2，$\cdots$，F_q（$q < p$），观测变量除受公共因子影响外，还受特殊因子 e_1，e_2，$\cdots$，e_p 的影响，特殊因子间互不相关，与公共因子也互不相关，且 E（e_i）=0（i=1，2，$\cdots$，p）。

二、几个重要概念

因子载荷（Factor Loadings）a_{ij}：指第 i 个观测变量 X_i 与第 j 个公共因子 F_j 的相关系数，主要反映第 j 个公共因子对第 i 个观测变量的相对重要性。因子载荷可以用于量表的结构效度分析，一般地，旋转后的因子载荷可以反映量表设计问题与量表变量的相关程度。

观测变量 X_i 的共同度（communality），也称公共因子方差，指因子载荷矩阵 $A=（a_{ij}）_{p \times q}$ 中第 i 行元素的平方和，即 $\sum_{j=1}^{q} a_{ij}^2$，它表示全部公共因子对观测变量 X_i 变异的解释程度，共同度越大，表明全部公共因子对 X_i 解释能力越强。观测变量共同度常用于衡量因子分析的效果，一般地，观测变量的共同度都大于 0.8，说明提取的公共因子已经基本反映了所有观测变量。共同度也可以用于量表的结构效度分析，共同度越高，说明结构效度越好。

公共因子 F_j 的方差贡献（即特征值，eigenvalue）：指因子载荷矩阵 $A=（a_{ij}）_{p \times q}$ 的第 j 列各元素的平方和，即 $\sum_{j=1}^{q} a_{ij}^2$，表示公共因子 F_j 对于所有观测变量总变异的解释能力，常用于衡量公共因子的相对重要性，方差贡献越大，表明该公共因子对观测变量越重要。

方差贡献率（% of Variance）：指各公共因子的方差贡献占总方差的百分比。

累积方差贡献率（Cumulative % of Variance）：指自第一个公共因子到当前公共因子的方差贡献率累积之和，常用于量表的结构效度分析，反映量表中公共因子对量表的累积有效程度。

主成分分析（Principal Components Analysis）：是一种在损失很少信息的前提下，将多个存在相关关系的变量转化为几个称为主成分的综合变量的方法。每个主成分都是观测变量的线性组合，其模型为 $Y=AX$，且互不相关。主成分分析可以独立作为一种综合评价、分类及探索性的降维分析方法，在因子分析中，主成分分析是提取公共因子的默认方法。

因子旋转（Factor Rotation）：指使因子载荷矩阵中因子载荷的平方值向 0 和 1 两个方向分化的方法，使大的载荷更大，小的载荷更小。旋转的目的是使得公共因子的命名和解释更明确、更容易。若因子对应轴相互正交，则称为正交旋转（Orthogonal Rotation）；若因子对应轴相互间不正交，则称为斜交旋转（Oblique Rotation），因子分析常用最大方差正交旋转法（Varimax）。

因子分析的模型为

$$\begin{cases} x_1=a_{11}F_1+\cdots+a_{1q}F_q+e_1 \\ \qquad\cdots \\ x_p=a_{p1}F_1+\cdots+a_{pq}F_q+e_p \end{cases}, \quad 即\ X=AF+E \qquad (13-1)$$

其中 $X=(x_1x_2\cdots x_p)^T$ 为标准化后的观测向量，$F=(F_1F_2\cdots F_p)^T$ 为公共因子矩阵向量，$A=(a_{ij})_{pq}$ 为因子载荷矩阵，$E=(e_1e_2\cdots e_p)^T$ 为特殊因子向量。

三、因子分析法的基本思路

1. 对数据样本进行标准化处理得到标准化数据矩阵 X。

2. 由 X 计算观测变量间的相关系数矩阵 R，可以帮助判断其相关性，若相关性都太差，则不适合因子分析，同时 R 也是分析因子结构的基础。

3. 求相关矩阵 R^*（由 R 将主对角线元素替换为相应共同度得到）的特征根和特征向量。

4. 根据公共因子的方差贡献，即特征值大小（一般要求大于 1）、累积方差贡献率多少（一般要求大于 80%），以及碎石图的形态，确定公共因子的个数。

5. 计算公共因子的载荷矩阵 $A=(a_{ij})_{pq}$。

6. 确定因子模型 $X=AF+E$。

7. 对公共因子进行命名解释，并根据计算结果进行综合分析。

因子分析具有较大的主观性，在应用时一定要注意与专业知识及实际问题相结合。因子分析的主要用途有：简化数据，探求数据的潜在结构；基于公共因子得分的评价；评价量表的结构效度等。

四、因子分析的适应条件

1. 观测变量间的相关系数矩阵 R 不能为单位矩阵，一般要求矩阵中部分相关系数值较大。

2. 需要通过 Bartlett 球形检验及 KMO 检验：Bartlett 球形检验主要用于检验相关系数矩阵是

否为单位矩阵，若为单位矩阵，则说明各个观测变量是独立的，没有通过 Bartlett 球形检验，不适合做因子分析；KMO 检验主要是观察 KMO 值的大小，KMO 值越接近于 1，意味着变量间的相关性越强，越适合做因子分析。一般情况下，KMO $\geq$ 0.9 非常适合，0.8 $\leq$ KMO<0.9 适合，0.7 $\leq$ KMO<0.8 尚可，0.6 $\leq$ KMO<0.7 效果较差，KMO $\leq$ 0.5 不适宜做因子分析。

【实例 13-1】现有北京 18 个区县职业教育发展水平的 9 个变量 $X1~X9$：$X1-$"在校生数"、$X2-$"招生数"、$X3-$"毕业生数"、$X4-$"责任教师数"、$X5-$"本科教师比例"、$X6-$"高级教师比例"、$X7-$"平均在校生数"、$X8-$"经费比例"、$X9-$"生均教育经费"，数据如表 13-1 所示，试根据该数据资料，分析北京区县职业教育发展水平主要受哪些潜在因素影响。

表 13-1　北京 18 个区县职业教育发展水平数据

区县	$X1$	$X2$	$X3$	$X4$	$X5$	$X6$	$X7$	$X8$	$X9$
朝阳	221	77	45	17	0.499	0.254	553	2.28	6,625
崇文	202	72	57	16	0.566	0.193	633	1.68	5,357
大兴	205	76	67	16	0.597	0.129	616	1.07	4,990
昌平	232	80	66	19	0.531	0.106	491	0.72	5,089
宣武	176	57	31	17	0.630	0.234	584	1.55	6,432
石景山	192	61	52	19	0.524	0.085	535	1.58	5,695
东城	156	53	45	15	0.507	0.245	701	1.09	5,356
海淀	169	64	42	13	0.573	0.183	573	0.48	5,840
丰台	166	66	48	15	0.444	0.142	465	1.12	5,532
西城	119	42	31	13	0.502	0.331	552	0.63	6,449
房山	115	38	25	10	0.571	0.127	618	0.61	7,020
门头沟	127	53	33	30	0.143	0.026	376	0.75	3,904
怀柔	121	52	27	12	0.223	0.076	637	0.23	4,149
通州	98	40	25	7	0.533	0.107	474	0.31	5,559
密云	84	41	22	6	0.558	0.091	518	0.43	4,376
延庆	78	31	23	5	0.366	0.070	424	0.39	4,677
平谷	81	39	21	7	0.192	0.030	533	0.07	2,548
顺义	67	35	17	5	0.341	0.079	403	0.06	3,056

　　本实例的教学目标是熟悉因子分析的基本原理、常用概念和适应条件，掌握其 SPSS 操作实现和结果解读。

　　▲ 操作步骤

　　变量要求：多个实际观测变量，变量类型为数值型，一个或多个个案标志变量，变量类型为字符型或数值型。

　　本例定义 1 个个案标志变量"区县名称"，变量类型为字符型，定义 9 个观测变量：$X1~X9$，变量类型为数值型，变量标签分别为"在校生数""招生数""毕业生数""责任教师数""本科教师比例""高级教师比例""平均在校生数""经费比例""生均教育经费"；将区县名称录入个案标志变量，将各观测数据分别录入 9 个观测变量。

在因子分析时，SPSS 首先自动对实际观测数据进行了标准化处理。

菜单操作：主菜单"分析（Analyze）"→"降维（Dimension Reduction）"→"因子（Factor）"，出现因子分析主界面。

界面设置：将"在校生数（$X1$）""招生数（$X2$）""毕业生数（$X3$）""责任教师数（$X4$）""本科教师比例（$X5$）""高级教师比例（$X6$）""平均在校生数（$X7$）""经费比例（$X8$）""生均教育经费（$X9$）"选入"变量（Variables）"窗口，如图 13-1 所示。

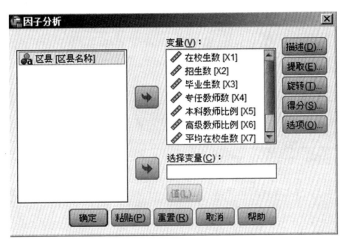

图 13-1 因子分析主界面

点击"描述（Descriptive）"按钮，主要做因子相关性检验设置：在"相关性矩阵（Correlation Matrix）"区域，选中"系数（Coefficients）""显著性水平（Significance Level）""KMO 和巴特利特球形度检验（KMO and Barlett's Test of Sphericity）"，如图 13-2 所示；点击"提取（Extraction）"按钮，主要用于因子提取和因子载荷矩阵的求解："方法（Method）"的默认选项"主成分分析法（Principal Components）"，"抽取（Extract）"默认是"基于特征值大于 1"，有时根据需要也可以选"因子的固定数目"；在"输出（Display）"区域，选中"碎石图（Scree Plot）"，如图 13-3 所示。

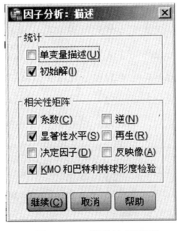

图 13-2 描述按钮界面

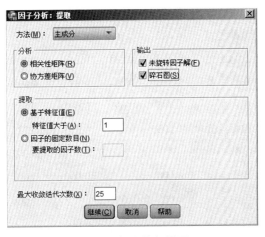

图 13-3 提取按钮界面

点击"旋转（Rotation）"按钮，主要用于因子命名、旋转（在因子载荷矩阵中，若出现多行或多列情况，一般需要进行旋转）：在"方法（Method）"区域，选中"最大方差法（Varimax）"，如图13-4所示；点击"得分（Scores）"按钮，主要用于计算因子得分：选中"保存为变量（Save as Variables）"，选中"显示因子得分系数矩阵（Display Factor Score Coefficient Matrix）"，如图13-5所示，点击"继续"返回主界面，点击"确定（OK）"。

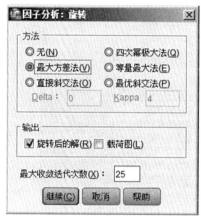

图 13-4　旋转按钮界面

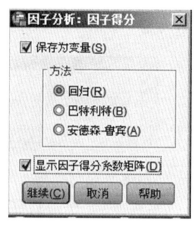

图 13-5　得分按钮界面

▲ 结果与分析

（1）因子分析适应条件分析

表 13-2　原始观测变量相关系数矩阵

		在校生数	招生数	毕业生数	专任教师数	本科教师比例	高级教师比例	平均在校生数	经费比例	生均教育经费
						相关性矩阵				
相关性	在校生数	1.000	0.959	0.911	0.655	0.492	0.406	0.380	0.785	0.505
	招生数	0.959	1.000	0.908	0.639	0.362	0.284	0.294	0.690	0.320
	毕业生数	0.911	0.908	1.000	0.582	0.434	0.248	0.316	0.601	0.313
	专任教师数	0.655	0.639	0.582	1.000	−0.055	0.118	0.010	0.557	0.221
	本科教师比例	0.492	0.362	0.434	−0.055	1.000	0.585	0.444	0.457	0.741
	高级教师比例	0.406	0.284	0.248	0.118	0.585	1.000	0.511	0.523	0.713
	平均在校生数	0.380	0.294	0.316	0.010	0.444	0.511	1.000	0.323	0.405
	经费比例	0.785	0.690	0.601	0.557	0.457	0.523	0.323	1.000	0.589
	生均教育经费	0.505	0.320	0.313	0.221	0.741	0.713	0.405	0.589	1.000
显著性（单尾）	在校生数		0.000	0.000	0.002	0.019	0.047	0.060	0.000	0.016
	招生数	0.000		0.000	0.002	0.070	0.126	0.118	0.001	0.097
	毕业生数	0.000	0.000		0.006	0.036	0.161	0.101	0.004	0.103
	专任教师数	0.002	0.002	0.006		0.414	0.321	0.484	0.008	0.189
	本科教师比例	0.019	0.070	0.036	0.414		0.005	0.032	0.028	0.000
	高级教师比例	0.047	0.126	0.161	0.321	0.005		0.015	0.013	0.000

相关性矩阵									
		在校生数	招生数	毕业生数	专任教师数	本科教师比例	高级教师比例	平均在校生数	经费比例	生均教育经费
显著性（单尾）	平均在校生数	0.060	0.118	0.101	0.484	0.032	0.015		0.095	0.048
	经费比例	0.000	0.001	0.004	0.008	0.028	0.013	0.095		0.005
	生均教育经费	0.016	0.097	0.103	0.189	0.000	0.000	0.048	0.005	

由表 13-2 结果可见，部分相关系数较高，线性关系较强，适合做因子分析。

表 13-3　巴特利特球形度检验和 KMO 检验

KMO 和巴特利特检验		
KMO 取样适切性量数		0.763
巴特利特球形度检验	近似卡方	131.051
	自由度	36
	显著性	0.000

由表 13-3 可见，巴特利特球形度检验的 $P=0.000<0.05$，可以认为相关系数矩阵不是单位矩阵，KMO 为 0.763，说明尚可做因子分析。

（2）公共因子的提取与评价

表 13-4　变量共同度结果

公因子方差		
	初始	提取
在校生数	1.000	0.968
招生数	1.000	0.910
毕业生数	1.000	0.832
专任教师数	1.000	0.714
本科教师比例	1.000	0.743
高级教师比例	1.000	0.729
平均在校生数	1.000	0.465
经费比例	1.000	0.723
生均教育经费	1.000	0.762

提取方法：主成分分析法

由表 13-4 可见，利用主成分分析法提取公共因子后，各观测变量的公共因子方差都较高（只有一个小于 0.5，其他都大于 0.7），说明提取的公共因子能较好地解释各观测变量。

表 13-5　各阶段公共因子的累积方差贡献率

| 成分 | 初始特征值 | | | 提取载荷平方和 | | | 旋转载荷平方和 | | |
	总计	方差百分比	累积 %	总计	方差百分比	累积 %	总计	方差百分比	累积 %
1	4.975	55.275	55.275	4.975	55.275	55.275	3.754	41.708	41.708
2	1.871	20.793	76.069	1.871	20.793	76.069	3.092	34.361	76.069
3	0.756	8.397	84.466						
4	0.609	6.770	91.236						
5	0.297	3.299	94.535						
6	0.279	3.102	97.637						
7	0.124	1.376	99.013						
8	0.074	0.826	99.838						
9	0.015	0.162	100.000						

总方差解释

提取方法：主成分分析法

在表 13-5 中，三组（初始特征值、提取载荷平方和、旋转载荷平方和）的各列含义：特征值（总计）、方差贡献率（方差百分比）、累积方差贡献率（累积 %）。第二组表示提取两个因子（1、2），可以共同解释总信息的 76.069%，第 1、2 两个因子分别占 55.275% 和 20.793%，两者重要性差别较大；第三组表示进行因子旋转后，总的方差贡献率没有改变，仍为 76.069%，说明没有影响原有的共同度，但重新分配了各个因子解释观测变量的方差，第 1、2 两个因子分别占 41.708% 和 34.361%，两者重要性趋向均匀，优化了各个因子的方差贡献率。

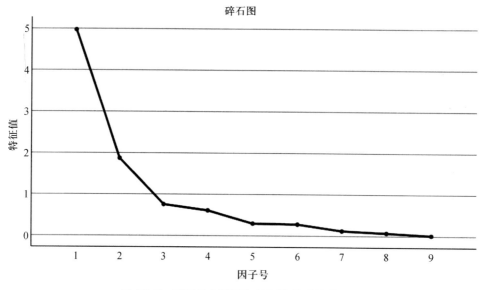

图 13-6　展示公共因子与特征值关系的碎石图

由图 13-6 也可以看出，因子 1、因子 2 之外的其他公共因子就像山脚下的碎石一样不那么重要，说明提取因子 1 和因子 2 也是合适的。

（3）公共因子的命名

表 13-6　原始因子载荷

成分矩阵 [a]		
	成分	
	1	2
在校生数	0.946	−0.270
招生数	0.860	−0.413
毕业生数	0.834	−0.369
专任教师数	0.585	−0.610
本科教师比例	0.657	0.558
高级教师比例	0.628	0.579
平均在校生数	0.516	0.446
经费比例	0.848	−0.058
生均教育经费	0.701	0.520

提取方法：主成分分析法

a. 提取了 2 个成分

由表 13-6 可见，第 1 个公共因子与大部分观测变量相关性较高，第 2 个公共因子也与大部分观测变量相关性较高，两个公共因子含义模糊，不利于命名，所以要进行因子旋转。

表 13-7　旋转后因子载荷

旋转后的成分矩阵 [a]		
	成分	
	1	2
在校生数	0.906	0.383
招生数	0.929	0.217
毕业生数	0.881	0.236
专任教师数	0.838	−0.108
本科教师比例	0.161	0.847
高级教师比例	0.126	0.845
平均在校生数	0.123	0.671
经费比例	0.697	0.487
生均教育经费	0.220	0.845

提取方法：主成分分析法

旋转方法：凯撒正态化最大方差法

a. 旋转在 3 次迭代后已收敛

由表 13-7 可见，经因子旋转后，第 1 个因子与"在校生数""招生数""毕业生数""专任教师数"及"经费比例"等观测变量相关性较高，第 2 个因子则与"本科教师比例""高级教师比例"平均在校生数""生均教育经费"等观测变量相关性较高。两个公共因子分别对应于不同的两组变量，含义清晰。

根据实际意义，可以将第 1 个公共因子命名为"办学的规模因素"，将第二个公共因子命名为"办学的质量因素"，说明北京区县职业教育发展水平主要受这两个潜在因素的影响。

（4）结构方程模型及公共因子得分评价模型：表 13-7 还给出了描述各标准化观测变量 $X=(x_1 x_2 \cdots x_p)^T$ 与公共因子 $F=(F_1 F_2 \cdots F_q)^T$ 关系的系数矩阵，对应结构方程模型为

$$x_1=0.906F_1+0.383F_2$$
$$x_2=0.929F_1+0.217F_2, \cdots$$

表 13-8　公共因子与原始变量系数矩阵

成分得分系数矩阵		
	成分	
	1	2
在校生数	0.239	0.007
招生数	0.273	−0.064
毕业生数	0.254	−0.048
专任教师数	0.296	−0.180
本科教师比例	−0.084	0.315
高级教师比例	−0.096	0.320
平均在校生数	−0.069	0.251
经费比例	0.152	0.083
生均教育经费	−0.065	0.305

提取方法：主成分分析法
旋转方法：凯撒正态化最大方差法
组件得分

由表 13-8 可以得到公共因子的综合评价得分模型：

$$F_1=0.239x_1+0.273x_2+0.254x_3+0.296x_4-0.084x_5-0.096x_6-0.069x_7+0.152x_8-0.065x_9$$
$$F_2=0.007x_1-0.064x_2-0.048x_3-0.18x_4+0.315x_5+0.32x_6+0.251x_7+0.083x_8+0.305x_9$$

表 13-9　公共因子间关系矩阵

成分得分协方差矩阵		
成分	1	2
1	1.000	0.000
2	0.000	1.000

提取方法：主成分分析法
旋转方法：凯撒正态化最大方差法
组件得分

由表 13-9 可见，两个公共因子的相关程度很低，说明因子间独立性很好。

表 13-10　各区县的两个公共因子的得分结果

区县名称	X1	X2	X3	X4	X5	X6	X7	X8	X9	FAC1_1	FAC2_1
朝阳	221.00	77.00	45.00	17.00	0.499	0.254	553.00	2.28	6625.00	1.13690	0.92130
崇文	202.00	72.00	57.00	16.00	0.566	0.193	633.00	1.68	5357.00	1.00057	0.66968
大兴	205.00	76.00	67.00	16.00	0.597	0.129	616.00	1.07	4990.00	1.18355	0.22281
昌平	232.00	80.00	66.00	19.00	0.531	0.106	491.00	0.72	5089.00	1.56995	-0.48064
宣武	176.00	57.00	31.00	17.00	0.630	0.234	584.00	1.55	6432.00	0.11331	1.18693
石景山	192.00	61.00	52.00	19.00	0.524	0.085	535.00	1.58	5695.00	1.00549	-0.06726
东城	156.00	53.00	45.00	15.00	0.507	0.245	701.00	1.09	5356.00	-0.00225	0.99242
海淀	169.00	64.00	42.00	13.00	0.573	0.183	573.00	0.48	5840.00	0.06142	0.59700
丰台	166.00	66.00	48.00	15.00	0.444	0.142	465.00	1.12	5532.00	0.65331	-0.22125
西城	119.00	42.00	31.00	13.00	0.502	0.331	552.00	0.63	6449.00	-0.83194	1.23914
房山	115.00	38.00	25.00	10.00	0.571	0.127	618.00	0.61	7020.00	-1.05167	1.05939
门头沟	127.00	53.00	33.00	30.00	0.143	0.026	376.00	0.75	3904.00	1.08445	-2.36064
怀柔	121.00	52.00	27.00	12.00	0.223	0.076	637.00	0.23	4149.00	-0.35117	-0.72456
通县	98.00	40.00	25.00	7.00	0.533	0.107	474.00	0.31	5559.00	-1.07312	0.15669
密云	84.00	41.00	22.00	6.00	0.558	0.091	518.00	0.43	4376.00	-1.15210	0.02409
延庆	78.00	31.00	23.00	5.00	0.366	0.070	424.00	0.39	4677.00	-1.20179	-0.60119
平谷	81.00	39.00	21.00	7.00	0.192	0.030	533.00	0.07	2548.00	-0.89181	-1.48054
顺义	67.00	35.00	17.00	5.00	0.341	0.079	403.00	0.06	3056.00	-1.25312	-1.13337

在表 13-10 中，FAC1_1 和 FAC2_1 是各区县的两个公共因子"办学的规模因素"和"办学的质量因素"的评价得分结果，可以根据结果进行综合比较分析。

【思考题】

1. 因子分析的主要功能有哪些？
2. 在因子分析中，变量的共同度及公共因子的方差贡献的含义什么？

【习题】

1. 为了研究大学生的价值观，某研究人员抽样调查了 20 名大学生关于价值观的 9 项调查结果，包括合作性 X_1、对分配的看法 X_2、行为出发点 X_3、工作投入程度 X_4、对发展机会的看法 X_5、对社会地位的看法 X_6、权利距离 X_7、对职位升迁的态度 X_8、领导风格的偏好 X_9，分值区间为 [1，20]，具体数据如下表所示，试根据这 9 项指标进行因子分析。

序号	X_1	X_2	X_3	X_4	X_5	X_6	X_7	X_8	X_9
1	16	16	13	18	16	17	15	16	16
2	18	19	15	16	18	18	18	17	19

续表

序号	X_1	X_2	X_3	X_4	X_5	X_6	X_7	X_8	X_9
3	17	17	17	14	17	18	16	16	16
4	17	17	17	16	19	18	19	20	19
5	16	15	16	16	18	18	15	16	16
6	20	17	16	17	18	18	17	19	18
7	18	16	16	20	15	16	19	14	17
8	20	18	18	17	18	19	18	19	18
9	14	16	15	19	19	19	18	19	14
10	19	19	20	14	18	20	19	17	20
11	19	19	14	14	16	17	16	17	18
12	15	15	18	16	18	18	19	17	18
13	16	17	15	17	15	18	16	14	13
14	17	14	12	14	14	18	15	15	13
15	14	16	14	15	16	16	17	16	17
16	10	11	13	18	17	20	17	16	20
17	16	17	15	16	14	16	14	15	17
18	15	16	15	17	16	16	16	15	16
19	16	19	18	15	17	12	19	18	18
20	16	16	13	18	16	17	15	16	16

2. 7个指标用于16家连锁机构测评，由百分制打分法收集相应资料，资料如下表所示。指标由7项组成，分别是绩效分配 X_1、职称晋升 X_2、进修培训 X_3、决策力度 X_4、团队协作 X_5、政策法规 X_6、部门效率 X_7，试根据这7项指标进行因子分析。

序号	X_1	X_2	X_3	X_4	X_5	X_6	X_7
1	79	79	79	79	83	75	74
2	76	76	79	75	79	75	74
3	74	74	74	75	74	73	75
4	76	76	76	73	83	39	73
5	75	74	75	76	79	83	79
6	79	76	79	75	75	79	75
7	75	75	75	79	74	75	74
8	74	79	74	75	76	74	76
9	76	76	76	73	75	75	75
10	75	74	75	73	73	75	74
11	74	75	74	78	74	73	78

续表

序号	X_1	X_2	X_3	X_4	X_5	X_6	X_7
12	78	77	78	80	76	80	80
13	80	78	80	80	78	80	78
14	75	80	74	75	80	74	81
15	78	78	78	78	75	78	81
16	87	87	81	79	78	87	78

第十四章
对应分析

▲ 统计学知识点

一、对应分析

对应分析（Correspondence Analysis），也称关联分析，是在因子分析的基础上发展起来的一种多元统计分析方法，又称 R-Q 型因子分析。

通过分析由分类变量构成的频数列联表，利用图表揭示同一变量各个类别之间的差异，以及不同变量各个类别之间的对应关系。对应分析是一种视觉化的数据分析方法，它能够将几组看不出任何联系的数据，通过视觉上可以接受的定位图展现出来。

二、对应分析的基本思路

设实际观测频数 $R \times C$ 列联表，行、列分别表示两个因素的 R 个水平和 C 个水平，将列联表中的实际观测频数记为 $O = (o_{ij})_{RC}$。

1. 数据变换　首先将列联表数据做如下变换

$$z_{ij} = \frac{o_{ij} - e_{ij}}{e_{ij}} \quad (i=1, 2, \cdots, r; j=1, 2, \cdots, c) \tag{14-1}$$

其中，e_{ij} 为行因素与列因素互相独立时的理论频数，且 $e_{ij} = \frac{R_i C_j}{N}$（$R_i$ 表示第 i 行实际频数合计，C_j 表示第 j 列实际频数合计，N 表示实际频数总合计）。

z_{ij} 也称标准化残差，即标准化残差 =（观察频数 − 理论频数）/ 理论频数。

2. 计算两个相关系数矩阵　利用变换后的 R 行 C 列标准化残差数据矩阵 $Z = (z_{ij})_{RC}$，计算每两行的相关系数，可得一个 R 行 C 列相关系数矩阵 R_A；再计算每两列的相关系数，可得另一个 R 行 C 列相关系数矩阵 R_B。

3. 基于 R_A 做一次因子分析，得到行因素各类别的因子载荷；基于 R_B 做一次因子分析，得到基于列因素各类别的因子载荷。

4. 在二维因子轴上做对应分析图（或叫因子载荷图）。

5. 根据对应分析图的结果，找出对应关系，并探索背后的因果联系。

【实例 14-1】一项关于某地吸烟程度与不同血压类型的相关性研究，经调查并整理汇总，得到实际观测频数列联表，如表 14-1 所示，试对吸烟程度与不同类型高血压做对应分析。

表 14-1　吸烟程度与不同血压类型列联表

血压类型	吸烟程度				合计
	不吸烟	轻度吸烟	中度吸烟	过量吸烟	
正常血压	939	191	288	204	1622
单纯舒张压高	140	21	60	44	265
单纯收缩压高	67	14	20	25	126
舒张压收缩压均高	292	67	111	106	576
合计	1438	293	479	379	2589

本实例的教学目标是熟悉对应分析的基本思路和应用对象，掌握其 SPSS 操作实现和结果解读。

▲　操作步骤

变量要求：根据样本数据的形式不同，有两种：

一是样本数据为原始数据，这时要求行、列两个待检验的属性变量，变量类型为数值型或字符型。两样本数据分别为行、列两属性变量的取值。

二是汇总的列联表数据，这时要求三个变量：频数变量、频数所在的行变量及频数所在的列变量，频数变量的类型为数值型，且需要加权处理；其他两个为数值型或字符型。频数变量的取值是列联表的交叉频数，而行、列两个属性变量的取值是各频数对应行和列。

本例为汇总列联表数据，定义三个变量：频数变量"频数"，录入列联表的所有频数；行变量"血压类型"和列变量"吸烟程度"，分别录入各频数对应行和列。

菜单操作：

（1）变量加权：主菜单"数据（Data）"→"加权个案（Weight Cases）"，点选"个案加权系数"，将"频数"选入"频率变量（Frequency Variables）"框，点击"确定（OK）"。

（2）对应分析：主菜单"分析（Analyze）"→"降维（Dimension Reduction）"→"对应分析（Correspondence Analysis）"，出现对应分析主界面，如图 14-1 所示。

参数设置：将"血压类型"选入"行（Row）"框，点击"定义范围（Define Range）"按钮，在"最小值（Minimum Value）"和"最大值（Maximum Value）"输入 1 和 4，点击"更新（Update）"；将"吸烟程度"选入"列（Column）"框，点击"定义范围（Define Range）"按钮，在"最小值（Minimum Value）"和"最大值（Maximum Value）"输入 1 和 4，点击"更新（Update）"，如图 14-2 所示，点击"继续"返回主界面，点击"确定"。

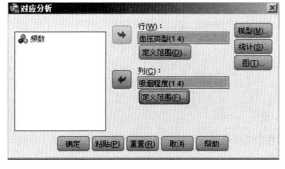

图 14-1　对应分析主界面

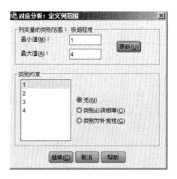

图 14-2　定义列范围界面

▲ 结果与分析

（1）对应分析的有效性分析

表 14-2 对应分析摘要表

维	奇异值	惯量	卡方	显著性	惯量比例		置信度奇异值	
					占比	累积比	标准差	相关性 2
1	0.086	0.007			0.778	0.778	0.020	0.011
2	0.043	0.002			0.194	0.972	0.019	
3	0.016	0.000			0.028	1.000		
总计		0.009	24.489	0.004ᵃ	1.000	1.000		

a. 9 自由度

在表 14-2 中，"维"是指公共因子；奇异值是惯量的平方根，用于反映列联表行与列各水平在二维图中分量的相关程度，是对行与列进行因子分析产生的新综合变量的典型相关系数；"惯量"是指特征值（各个公共因子的方差贡献），用于说明各个公共因子能够解释列联表中两个变量关系的程度。

由表中数据可见，吸烟程度与不同类型高血压独立性检验的 χ^2=24.489，P=0.004<0.05，说明两者相关性有统计学意义；第 1 个和第 2 个公共因子上的惯量值分别为 0.007 和 0.002，惯量贡献率分别为 77.8% 和 19.4%，累积贡献率为 97.2%，表明这两个公共因子能够解释总信息量的 97.2%，二维因子图形完全可以反映两变量间的主要信息，故对应分析对该问题是有效的。

（2）对应分析图的结果分析

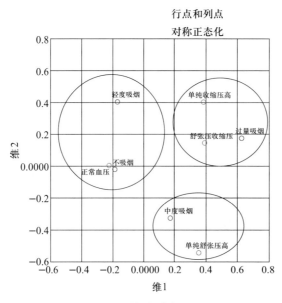

图 14-3 吸烟程度与不同血压类型对应分析图

对应分析图是对应分析的最重要结果，可以从两方面观察：

首先，分别从横轴和纵轴方向考察变量不同类别之间的稀疏，如果靠得近，则说明在该维度上这些类别差异不大。

其次，比较不同变量各个类别之间的关系。一般做法是：以坐标原点（0，0）为中心，将平面划分成不同的区域，则位于同一区域的不同变量类别之间的关联性较强。

在图 14-3 中，从横轴（公共因子 1）看，"不吸烟"和"轻度吸烟"差异较小，两者与"中度吸烟"和"过量吸烟"差异都较大；"单纯舒张压高""单纯收缩压高""舒张压收缩压均高"差异不大，但都与"正常血压"差异较大。

从纵轴（公共因子 2）看，4 种吸烟类别都有差异，4 种血压类型也都有差异。

如图 14-3 中绘制框圈，可以发现吸烟程度与不同类型高血压存在一定的对应关系："不吸烟"或"轻度吸烟"与"正常血压"相关联，"中度吸烟"与"单纯舒张压高"相关联，"过量吸烟"与"单纯收缩压高"及"收缩压舒张压均高"相关联。

【思考题】

1. 对应分析的主要作用是什么？有何主要特点？
2. 对应分析的基本思路是什么？

【习题】

1. 一项关于 12209 味中药的"性"与"味"相关性的研究，经整理汇总，得到实际频数列联表，如下表所示，试对中药的"性"与"味"进行对应分析。

味	性					合计
	寒	凉	平	热	温	
甘	647	519	1297	14	815	3292
苦	1504	904	945	23	775	4151
酸	224	290	443	10	282	1249
咸	252	58	253	3	197	763
辛	357	372	600	71	1354	2754
合计	2984	2143	3538	121	3423	12209

2. 大脑疾病可能会出现壳核、尾状核、苍白球、丘脑、中脑、脑桥、小脑 7 个部位的损伤，并且可能会出现构音障碍、动作迟缓、震颤、肌张力障碍等症状。为寻求这些症状具体与哪个部位损伤关联最大，某研究人员进行了一项调查，具体数据如下表所示。试对大脑损伤部位与症状进行对应分析。

部位	症状				合计
	构音障碍	动作迟缓	震颤	肌张力障碍	
壳核	89	78	57	7	231
尾状核	64	56	42	5	167
苍白球	77	63	46	7	193
丘脑	38	37	23	4	102
中脑	48	41	30	6	125
脑桥	44	37	26	5	112
小脑	2	2	1	0	5
合计	362	314	225	34	935

第十五章
信度分析与效度分析

第一节 信 度 分 析

▲ **统计学知识点**

信度分析（Reliability Analysis）又称为可靠性分析，是一种分析综合计量评价体系（如量表）稳定性和可靠性的统计分析方法，是通过计算测量过程中随机误差造成的测定值变异程度的大小，分析综合计量评价体系的精确性、稳定性和一致性。常用的信度系数有：

（1）重测信度系数（Test-retest Reliability Coefficient）：指在一定时间间隔下，对同一组被访者进行两次相同调查项目的测量，将每个个案每次测量的所有调查项目得分求和，得到两个综合测量变量，则两者的皮尔逊积差相关系数 r 就是重测信度系数。

（2）分半信度系数（Split-half Reliability Coefficient）：在实际中，重复测量两次往往受一些条件限制，为此，可以将一次测量的调查项目拆分为对等的两半（如按奇偶序号拆分），将每个个案的两部分调查项目得分分别求和，得到两个综合测量变量，再求两者的皮尔逊积差相关系数 r，最后对 r 进行校正得到分半信度系数。斯皮尔曼－布朗（Spearman-Brown）校正公式为 $2r/（1+r）$。

（3）克隆巴赫 α 系数（Cronbach's Alpha Coefficient）：是综合考虑所有可能的分半调查项目求得的，其计算公式为 $\alpha = \dfrac{k}{k-1}(1-\dfrac{\sum S_i^2}{S_T^2})$，式中 k 为调查项目数，S_i^2 为第 i 个调查项目得分的方差，S_T^2 为总得分的方差。克隆巴赫 α 系数是最常用的信度系数。

一般地，若信度系数小于 0.6，说明信度不足；0.6~0.7 时说明信度尚可；0.7~0.8 时，说明具有相当的信度；0.8~0.9 时，说明信度较好；超过 0.9 时，说明信度很好。

【实例 15-1】为了验证在国外有较好信度和效度的 Spielberger 特质焦虑量表（部分）在国内大学生人群中的信度。随机选取了 25 名大学生进行测验，量表共有 20 个项目组成，每个项目得分如表 15-1 所示，其中 Sum1 与 Sum2 分别是将需要反向赋分项目进行反向赋分后的两次量表调查总得分。

表 15-1　Spielberger 特质焦虑量表（部分）测量结果

NO	X1	X2	X3	X4	X5	X6	X7	X8	X9	X10	X11	X12	X13	X14	X15	X16	X17	X18	X19	X20	Sum1	Sum2
1	2	3	3	2	2	3	3	2	3	3	3	3	3	3	3	3	3	1	3	2	53	54
2	2	2	3	2	2	3	3	1	2	2	2	2	2	2	3	2	3	3	3	2	45	47

NO	X1	X2	X3	X4	X5	X6	X7	X8	X9	X10	X11	X12	X13	X14	X15	X16	X17	X18	X19	X20	Sum1	Sum2
3	2	2	3	2	3	3	3	3	1	2	2	3	3	3	3	3	3	3	3	1	51	54
4	2	2	2	2	1	3	2	2	2	2	2	2	1	2	1	2	2	2	2	2	38	40
5	1	2	2	2	2	1	2	2	2	2	2	2	2	3	3	2	2	4	2	2	42	45
6	2	2	3	3	1	3	2	1	1	2	2	2	2	3	1	2	2	3	3	2	42	46
7	1	3	1	1	2	1	2	1	1	1	2	2	2	3	2	3	4	3	4	4	42	45
8	2	3	3	2	3	3	3	2	2	3	3	3	3	2	3	3	4	2	2	2	53	56
9	2	2	3	2	2	3	2	2	2	2	2	2	2	2	2	2	2	2	2	2	44	48
10	2	2	3	2	2	3	2	3	2	3	2	2	3	3	2	2	2	2	3	2	47	50
11	2	3	3	2	2	2	2	2	1	2	2	1	2	2	3	2	2	3	3	3	42	45
12	2	2	3	4	2	2	2	1	2	3	3	2	2	2	2	2	4	3	3	3	49	52
13	2	2	3	2	1	2	2	1	1	2	2	1	3	3	1	2	2	2	3	2	39	42
14	2	2	3	2	2	3	1	1	3	1	4	1	3	2	3	1	2	3	2	2	45	48
15	2	3	2	2	2	3	2	3	3	2	3	3	2	3	2	3	3	2	3	3	51	55
16	3	3	3	4	2	3	1	3	1	2	3	3	2	1	2	2	1	2	2	4	48	51
17	2	2	3	2	1	2	2	2	2	2	2	2	2	2	2	2	2	2	2	2	41	44
18	1	2	2	3	2	1	2	2	2	2	2	2	2	2	2	2	2	2	2	2	38	41
19	2	2	2	3	2	2	2	2	1	2	2	1	2	2	2	2	2	2	1	2	38	40
20	2	3	4	2	2	3	2	2	2	2	3	2	2	2	3	2	3	3	3	3	49	57
21	2	3	2	4	1	3	3	1	1	2	2	2	2	3	2	4	2	4	3	1	47	50
22	2	2	3	2	3	3	3	3	3	3	2	4	4	3	4	3	1	4	1	1	58	60
23	3	3	3	2	3	3	1	2	3	2	3	3	3	2	3	3	2	3	3	3	52	52
24	3	3	2	3	3	2	3	2	3	3	3	3	3	3	3	3	3	2	3	3	56	59
25	3	3	3	1	3	2	4	2	2	2	1	3	3	2	3	3	2	2	3	3	50	53

本实例的教学目标是熟悉信度分析的意义及常用的信度系数，掌握信度分析的 SPSS 操作实现和结果解读。

▲ 操作步骤

变量要求：要求项目变量及综合变量均为数值型变量。

本例定义 20 个项目变量"X1"～"X20"，变量类型为数值型；2 个综合变量"Sum1"和"Sum2"，变量类型为数值型；1 个序号变量，变量类型为数值型；将相应数据分别录入各个变量。

下面对常用的三种信度系数的 SPSS 操作一一介绍：

（1）重测信度分析

菜单操作：主菜单"分析（Analyze）"→"相关（Correlate）"→"双变量（Bivariate）"，打开双变量相关分析主界面。

参数设置：将"Sum1"与"Sum2"选入"变量（Variables）"框，如图 15-1 所示，点击"确定（OK）"。

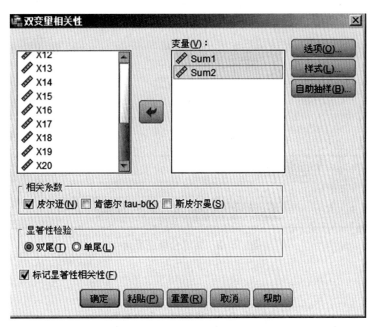

图 15-1　双变量相关分析主界面

▲　结果与分析

表 15-2　双变量相关分析表

相关性			
		*Sum*1	*Sum*2
*Sum*1	皮尔逊相关性	1	0.972**
	Sig.（双尾）		0.000
	个案数	25	25
*Sum*2	皮尔逊相关性	0.972**	1
	Sig.（双尾）	0.000	
	个案数	25	25

**. 在 0.01 级别（双尾），相关性显著

　　由表 15-2 所示，两次测量量表总得分的 Pearson 相关系数 $r=0.972>0.9$，$P<0.001$，相关系数有统计学意义，说明量表具有很好的重测信度。

　　（2）克隆巴赫 α 系数信度分析

　　菜单操作：主菜单"分析（Analyze）"→"标度（Scale）"→"可靠性分析（Reliability Analysis）"，打开信度分析主界面。

　　参数设置：将"X1"～"X20"选入"项目（Items）"框；点击"模型（Model）"下拉框，给出了 5 种常用的信度系：" 克隆巴赫 α 系数（Alpha）"为系统默认（最为常用），如图 15-2 所示，点击"确定（OK）"。

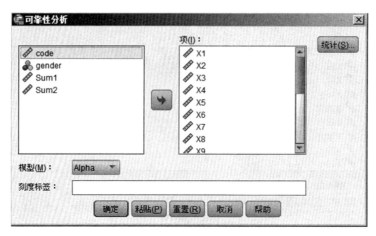

图 15-2　信度分析主界面

▲ 结果与分析

表 15-3　克隆巴赫 α 系数结果

可靠性统计		
克隆巴赫 Alpha	基于标准化项的克隆巴赫 Alpha	项数
0.750	0.789	20

在表 15-3 中，给出了克隆巴赫 α 系数结果，克隆巴赫 α 系数为 0.750>0.7，说明该量表在国内大学生的测量中有相当的信度。

综合两种信度系数的结果来看，该量表用于国内大学生测量具有较好的信度。

第二节　效 度 分 析

▲ 统计学知识点

效度分析（Validity Analysis）是一种分析综合评价体系的准确度、有效性和正确性的统计方法。效度分析有多种，反映效度的侧重点也有所不同。常用的效度分析有：

（1）内容效度（Content Validity）：用于分析综合评价体系的各项目是否测定了希望测量的内容，即分析被测对象对问题的理解和回答是否与项目设计者希望询问的内容一致。内容效度一般通过专家评议打分进行主观评定，适合于所有问卷和量表等综合评价体系的效度分析。

（2）标准关联效度（Criterion-related Validity）：又称标准效度，是以一个公认有效的量表作为标准，检验设计量表与标准量表测量的相关性。以两者综合测量值的相关系数作为评判标准，若相关系数绝对值较大，则认为设计量表具有较好的标准效度，只适合于量表的效度分析。具体分析步骤类似重测信度分析。

（3）结构效度（Contract Validity）：又称构想效度，用于分析计量综合评价体系的内在项目结构是否与真实的测量领域一致，通过计算测量值与目标真实值的偏差大小，分析综合计量评价体系的准确度、有效性和正确性。结构效度主要通过因子分析的一些指标进行分析，适合于计量综合评价体系的效度分析。

结构效度分析的基本原理：因子分析将计量综合评价体系的每个项目作为一个变量，提取所有变量的内在公共因子，若提取的公共因子与计量综合评价体系设计时确定的各领域有密切的逻辑关系，则说明有较好的结构效度。

需要注意的是，结构效度分析前要验证是否满足因子分析的基本条件，一般要做 KMO 和 Bartlett 球形检验。

[**实例 15-2**] 利用实例 15-1 的数据，分析 Spielberger 特质焦虑量表的结构效度。

本实例的教学目标是熟悉效度分析的意义、常用类型及应用对象，掌握结构效度分析的 SPSS 操作实现和结果解读。

▲ **操作步骤**

变量要求：要求项目变量和综合变量均为数值型变量。

本例定义 20 个条目变量"*X*1"～"*X*20"，变量类型为数值型；2 个综合变量"*Sum*1"和"*Sum*2"，变量类型为数值型；1 个序号变量，变量类型为数值型；将相应数据分别录入各个变量。

菜单操作：主界面"分析（Analyze）"→"降维（Dimension Reduction）"→"因子（Factor）"命令，进入因子分析主界面。

参数设置：将"*X*1"～"*X*20"选入"变量（Variables）"框。如图 15-3 所示。

点击"描述（Discriptive）"按钮，在"相关矩阵（Correlation Matrix）"区域，选中"显著性水平（Significance Level）"和"KMO 和 Bartlett 球形度检验（KMO and Bartlett's Test of Sphericity）"；点击"旋转（Rotation）"按钮，选中"最大方差法（Varimax）"；点击"得分（Scores）"按钮，选中"保存为变量（Save as Variables）"，选中"显示因子得分系数矩阵"，点击"继续（Continue）"返回主界面，点击"确定（OK）"。

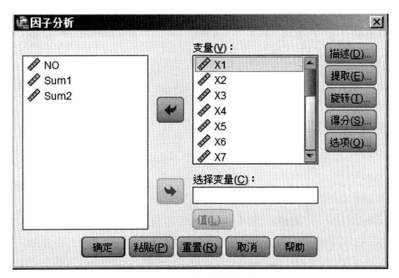

图 15-3　因子分析主界面

▲ 结果与分析

（1）因子分析条件验证

表 15-4　KMO 和 Bartlett 球形度检验

KMO 和巴特利特检验		
KMO 取样适切性量数		0.350
巴特利特球形度检验	近似卡方	318.398
	自由度	190
	显著性	0.000

由表 15-4 可见，Bartlett 球形度检验的 $P=0.000<0.05$，说明观测变量相关性具有统计学意义，可认为相关系数矩阵为非独立单位阵，但 KMO=0.350，较小，说明做因子分析的效果较差（注：本例结果可能与选取样本较小及项目不全有关，后面某些结果也可能是这个原因，我们不关注结果本身，主要学习其分析过程）。

（2）量表的问题变量与相应结构的相关性分析

表 15-5　旋转后的因子载荷表

	旋转后的成分矩阵 [a]					
	成分					
	1	2	3	4	5	6
$X1$	0.087	0.404	0.580	0.374	0.304	0.039
$X2$	0.345	0.105	−0.153	0.178	0.843	0.025
$X3$	0.017	0.567	0.627	−0.043	−0.108	−0.166
$X4$	−0.144	−0.091	−0.023	0.166	−0.157	−0.904
$X5$	0.676	−0.097	0.212	0.376	0.178	0.241
$X6$	0.049	0.751	0.188	0.316	0.265	0.000
$X7$	0.062	0.385	0.244	0.703	0.004	−0.159
$X8$	0.692	−0.066	0.042	−0.230	−0.160	0.430
$X9$	0.706	−0.194	0.451	0.234	0.022	−0.101
$X10$	0.096	0.570	0.293	0.412	−0.013	0.414
$X11$	0.869	0.159	−0.078	0.043	0.118	−0.061
$X12$	0.047	0.035	−0.074	0.890	0.080	−0.046
$X13$	0.651	0.443	0.272	−0.034	0.232	−0.029
$X14$	0.183	0.783	0.028	−0.013	−0.216	0.015
$X15$	0.573	0.035	−0.400	0.295	−0.201	0.536
$X16$	0.167	0.744	−0.125	0.153	−0.013	0.032
$X17$	0.762	0.233	−0.170	−0.052	0.352	0.299
$X18$	−0.064	0.051	−0.843	−0.027	0.082	−0.064

	\multicolumn{6}{c}{旋转后的成分矩阵 [a]}					
	\multicolumn{6}{c}{成分}					
	1	2	3	4	5	6
X19	−0.152	0.713	0.042	−0.005	−0.064	0.087
X20	0.023	−0.472	0.106	−0.038	0.772	0.104

提取方法：主成分分析法

旋转方法：凯撒正态化最大方差法

a. 旋转在 8 次迭代后已收敛

由表 15–5 可见，因子分析共提取 6 个公共因子，旋转后的因子载荷有部分较高（绝对值大于或近于 0.7），部分较低（绝对值小于 0.4），且各公共因子分别与不同部分问题变量的因子载荷较大，说明设计量表的问题变量与量表相应结构（公共因子）的关系，基本是清晰的，量表结构效度较好。

（3）量表的问题变量对量表的贡献度分析

表 15-6　变量的共同度

| | \multicolumn{2}{c}{公因子方差} | |
	初始	提取
X1	1.000	0.741
X2	1.000	0.896
X3	1.000	0.755
X4	1.000	0.900
X5	1.000	0.743
X6	1.000	0.771
X7	1.000	0.731
X8	1.000	0.748
X9	1.000	0.805
X10	1.000	0.762
X11	1.000	0.806
X12	1.000	0.810
X13	1.000	0.749
X14	1.000	0.694
X15	1.000	0.904
X16	1.000	0.621
X17	1.000	0.881
X18	1.000	0.730
X19	1.000	0.546
X20	1.000	0.843

提取方法：主成分分析法

由表 15-6 可见，变量共同度（公共效度因子方差）都较大（基本都大于 0.7），说明量表的6 个公共因子结构能较好地反映各问题变量，量表结构较好。

（4）量表的问题变量对量表的总体累计有效程度分析

表 15-7　公共因子累积方差贡献率

成分	初始特征值			提取载荷平方和			旋转载荷平方和		
	总计	方差百分比	累积 %	总计	方差百分比	累积 %	总计	方差百分比	累积 %
1	5.512	27.559	27.559	5.512	27.559	27.559	3.777	18.886	18.886
2	3.545	17.723	45.283	3.545	17.723	45.283	3.770	18.852	37.738
3	2.164	10.818	56.100	2.164	10.818	56.100	2.198	10.992	48.730
4	1.701	8.503	64.604	1.701	8.503	64.604	2.125	10.627	59.357
5	1.361	6.806	71.410	1.361	6.806	71.410	1.859	9.295	68.652
6	1.153	5.767	77.177	1.153	5.767	77.177	1.705	8.525	77.177
7	0.941	4.705	81.881						
8	0.787	3.936	85.817						
9	0.686	3.430	89.247						
10	0.534	2.668	91.915						
11	0.389	1.946	93.862						
12	0.356	1.780	95.642						
13	0.233	1.164	96.806						
14	0.207	1.037	97.843						
15	0.158	0.789	98.632						
16	0.112	0.560	99.192						
17	0.062	0.311	99.503						
18	0.059	0.296	99.799						
19	0.030	0.148	99.947						
20	0.011	0.053	100.000						

提取方法：主成分分析法

由表 15-7 可见，旋转后 6 个公共因子的累积方差贡献率达到 77.177%，说明量表的 6 个公共因子对量表的总体累计有效程度较好。

需要指出的是，评价量表结构效度除通过因子载荷、变量共同度、公共因子累积方差贡献率等几个重要度量进行分析外，还应结合专业知识对公共因子进行命名，若每个公共因子包含的项目大致反映一个方面的内容，而且几个公共因子反映的内容符合量表编制前的构想，则说明量表的效度较好。

【思考题】

1. 信度分析和效度分析的主要作用是什么？两者有何区别和联系？
2. 效度分析有哪些类型？它们适合哪些应用对象？
3. 常用的信度系数有哪些？

【习题】

1. 欲对医学生职业精神进行调查，某研究者编制了含有 20 个条目的量表，各条目由 $X_1 \sim X_{20}$ 表示，每个条目取值 1~5。预调查阶段收集了 30 例学生资料，如下表所示，试对该量表进行信度分析。

NO	X_1	X_2	X_3	X_4	X_5	X_6	X_7	X_8	X_9	X_{10}	X_{11}	X_{12}	X_{13}	X_{14}	X_{15}	X_{16}	X_{17}	X_{18}	X_{19}	X_{20}
1	5	4	5	4	5	5	5	5	4	4	5	5	5	5	5	5	5	4	5	5
2	1	4	3	2	4	3	2	4	3	5	5	4	5	3	3	5	5	3	3	2
3	4	5	5	4	5	5	5	5	4	4	5	5	5	4	5	5	5	4	4	4
4	5	5	5	5	5	5	5	5	5	5	5	5	5	5	5	5	5	5	5	5
5	5	5	5	5	5	5	5	5	5	5	5	5	5	5	5	5	5	5	5	5
6	5	5	5	5	5	5	5	5	5	5	5	5	5	5	5	5	5	5	5	5
7	5	5	4	4	5	5	4	4	3	4	4	5	4	4	5	5	5	4	4	4
8	5	5	4	4	5	4	4	4	5	5	5	5	4	5	5	5	4	5	5	5
9	4	3	4	4	4	3	4	4	4	4	4	4	4	4	4	4	4	4	4	4
10	5	5	5	5	5	5	5	4	5	5	5	5	4	5	5	5	5	5	5	4
11	5	5	5	5	5	5	5	4	4	5	5	4	4	5	5	5	5	5	5	4
12	5	5	5	5	5	5	5	5	5	4	5	5	5	5	5	5	5	5	5	4
13	5	5	5	5	5	5	5	5	5	5	5	5	5	5	5	5	5	5	5	5
14	5	5	4	0	5	5	5	5	4	3	5	5	5	5	5	5	5	5	4	5
15	5	5	5	3	3	4	4	5	5	5	5	5	5	5	5	5	5	5	5	4
16	5	5	5	4	5	5	5	5	4	5	5	4	5	5	5	5	5	5	5	5
17	5	4	4	3	4	4	4	5	4	4	5	4	5	4	5	5	5	5	4	4
18	4	4	4	5	4	3	5	5	5	5	4	3	4	4	4	4	4	4	5	4
19	5	5	5	5	5	4	5	4	5	3	3	5	4	5	5	3	5	3	5	4
20	5	5	5	5	5	5	5	5	5	5	4	5	5	5	5	5	4	5	4	4
21	4	4	4	4	5	5	4	5	4	5	5	4	4	4	5	5	5	5	4	5
22	5	2	2	3	4	5	5	4	5	4	5	5	5	3	4	5	5	5	5	5
23	5	5	4	5	5	5	5	5	5	4	5	4	5	5	5	5	5	5	5	4

NO	X_1	X_2	X_3	X_4	X_5	X_6	X_7	X_8	X_9	X_{10}	X_{11}	X_{12}	X_{13}	X_{14}	X_{15}	X_{16}	X_{17}	X_{18}	X_{19}	X_{20}
24	5	5	4	5	4	4	4	5	5	5	5	5	5	4	5	5	5	5	4	5
25	4	5	5	4	4	5	5	5	4	4	4	5	5	5	3	4	4	5	5	5
26	5	5	5	5	5	5	5	5	4	5	4	5	5	5	5	5	5	5	5	5
27	5	4	4	3	5	4	4	4	5	2	4	5	5	5	5	5	5	5	3	4
28	5	5	5	5	5	5	5	5	5	5	5	5	5	5	5	5	5	5	5	4
29	5	4	4	3	5	5	5	4	4	5	5	5	5	5	5	4	5	4	4	
30	5	5	5	5	5	5	4	5	5	4	5	5	5	5	5	5	5	5	5	5

2. 试对习题 1 的量表进行结构效度分析。

第十六章
聚类分析与判别分析

第一节　聚类分析

▲ 统计学知识点

根据同类事物某些特性相近，不同事物差异较大的假定，将所研究的事物进行分类，称为聚类（Cluster）。

在 SPSS 中，常用两种聚类分析方法：一是快速样本聚类（也称 K- 均值聚类），指在给定了用于聚类分析的变量和类数后进行的聚类；二是系统聚类（也称分层聚类），指不事先给定类数，而是按个案性质的接近程度，将所有个案不断相聚，最终聚为一类，结论将在聚类过程中结合实际探索得到。

一、快速样本聚类分析

快速样本聚类分析的基本原理是事先确定好最终聚类数 K，使聚类逐步发生到该指定类数后停止，快速聚类过程始终遵照所有样本空间的点与各类中心的距离取最小值的原则，进行反复的迭代计算，最终将所有个案分配到各类中心所在的类，迭代计算停止。

另外，系统还提供了一种更简单的方法，即用户指定 K 个初始类中心，系统只负责分类，而不再更改这些初始类中心的位置，最终将所有个案归类到各个初始类中心所在类。快速样本聚类效率较高，比较适合样本量较大的聚类分析。快速样本聚类分析的基本思路，如图 16-1 所示。

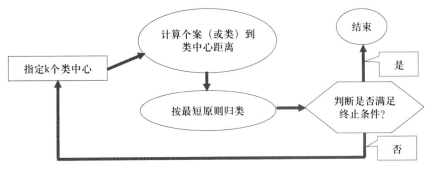

图 16-1　快速样本聚类分析的基本思路

需要注意的是，若观测变量取值的量纲和数量级差异较大，为了提高可比性，在聚类分析前一般要对观测变量进行标准化处理，否则会影响聚类分析效果。而SPSS的快速样本聚类是没有提供这一功能的，需要事先进行标准化处理。

二、系统聚类分析

系统聚类分析是按个案性质的接近程度进行聚类的，而个案的性质是通过个案的测量变量来描述的，如果以 n 个观测变量（n 维空间）来描述个案，则每一个个案就是 n 维空间中的一个点。

个案间接近程度的测度有两种方式：一是个案间的相似程度，应用简单相关系数和等级相关系数测度；二是个案间的差异程度，通过各种"距离"来测度，聚类分析中的"距离"又分为点与点间的距离及类与类间的距离。

系统聚类分析的基本原理是通过对变量的测量，将比较接近的个案找出来归为一类，再进一步将比较接近的类合并成为新类，逐层合并直到最后合并成为一类。系统聚类分析产生的结果不在聚类的开始，也不在聚类的结束，而是在其过程中。研究者可以根据聚类过程和实际情况适当截取聚类的结果。

系统聚类分析有两种类型：一是 Q 型聚类分析，也称为样本聚类分析，这种聚类将在聚类过程中发现具有共同属性的样本；二是 R 型聚类分析，也称为变量聚类分析，这种聚类可以在变量中选择出具有共性的变量。

系统聚类分析的 SPSS 显示结果不仅有聚类过程的数据结果，而且有各种图形的直观表达，如树状图和冰柱图等。

【实例 16-1】已知某省 17 所医院人力利用和医院任务的数据资料如表 16-1 所示，现需要根据该数据资料，将这 17 所医院划分为 3 个等级，试作聚类分析。

表 16-1　17 所医院人力利用和医院任务数据表

医院编号	日均住院人数	月均X光摄片人数	月均占病床天数	服务范围人口数	患者人均住院天数	每月使用人力
1	15.67	2463	472.92	18.00	4.45	566.52
2	44.02	2048	1339.75	9.50	6.92	596.82
3	20.42	3940	620.25	12.80	4.28	1033.15
4	18.74	6505	560.30	36.70	3.90	1603.62
5	49.20	6723	1497.60	35.70	5.50	1611.37
6	44.92	11520	1365.63	24.00	4.60	1613.27
7	55.48	5779	1687.00	43.30	5.63	1854.17
8	50.28	5969	1639.92	46.70	5.15	2160.55
9	94.39	8461	2872.33	78.70	6.18	230.58
10	128.02	20106	3655.08	180.50	6.15	3505.93
11	96.00	13313	2912.00	60.90	5.88	3571.89
12	131.42	10771	3021.00	103.70	4.88	3741.40
13	127.21	15543	3865.67	126.80	5.50	4026.52
14	252.90	36194	7684.10	157.70	7.00	10343.81
15	409.20	34703	12446.33	169.40	10.78	11732.17

续表

医院 编号	日均住 院人数	月均 X 光 摄片人数	月均占病 床天数	服务范围 人口数	患者人均 住院天数	每月使 用人力
16	463.70	39204	14098.40	331.40	10.78	15414.94
17	510.21	86533	15524.00	371.60	6.35	18854.45

本实例的教学目标是熟悉快速样本聚类分析的基本原理和应用对象，掌握其 SPSS 操作实现和结果解读。

▲ 操作步骤

变量要求：一个个案标识变量，变量类型为字符型或数值型；多个聚类分析观测变量，变量类型为数值型。

本例定义标识变量"医院编号"，六个聚类分析观测变量："日均住院人数""月均 X 线摄片人数""月均占病床天数""服务范围人口数""患者人均住院天数"及"每月使用人力"。

菜单操作：因为观测变量的量纲和数量级都有较大差异，故需要先对观测变量进行标准化处理：

主菜单"分析（Analyze）"→"描述统计"→"描述"，出现描述分析主界面。

参数设置：选择所有观测变量进入"变量"框；选中"将标准化值另存为变量"，如图 16-2 所示，点击"确定（OK）"。

得到标准化后的观测变量：Z 日均住院人数、Z 月均 X 光摄片人数…变量标签分别为：Zscore（日均住院人数）、Zscore（月均 X 光摄片人数）…。

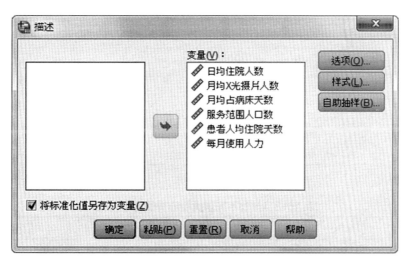

图 16-2　描述分析主界面

菜单操作：再进行快速样本聚类分析：

主菜单"分析（Analyze）"→"分类（Classify）"→" K- 均值聚类（K-means Cluster）"，出现快速样本聚类分析主界面。

参数设置：将"医院编号"选入"个案标注依据（Label Cases by）"框，将标准化后的观测变量选入"变量（Variables）"框；在"聚类数（Number of Cases）"框输入 3；点击"保存（Save）"按钮，选中"聚类成员（Cluster Membership）"，点击"继续"返回主界面，如图 16-3 所示，点击"确定（OK）"。

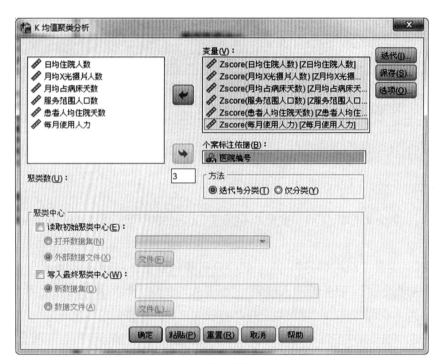

图 16-3　快速样本聚类分析主界面

▲ **结果与分析**

（1）聚类分析的汇总分析

表 16-2　各聚类的个案数

每个聚类中的个案数目		
聚类	1	1.000
	2	3.000
	3	13.000
有效		17.000
缺失		0.000

表 16-3　最终不同聚类中心变量的平均值

最终聚类中心			
	聚类		
	1	2	3
Zscore（日均住院人数）	2.24631	1.41001	−0.49818
Zscore（月均 X 光摄片人数）	3.21570	0.86986	−0.44810
Zscore（月均占病床天数）	2.25623	1.41968	−0.50117
Zscore（服务范围人口数）	2.45736	1.04843	−0.43097
Zscore（患者人均住院天数）	0.12026	1.73244	−0.40904
Zscore（每月使用人力）	2.47871	1.35342	−0.50300

由表 16-2 可见，第 1、2、3 类中各包含有 1、3、13 个个案，各类类中心标准化观测变量的平均值结果如表 16-3 所示。

（2）聚类分析的归类结果

表 16-4　各医院所在聚类的结果

医院编号	Z日均住院人数	Z月均X光摄片人数	Z月均占病床天数	Z服务范围人口数	Z患者人均住院天数	Z每月使用人力	QCL_2
1	-0.81857	-0.74185	-0.80399	-0.81810	-0.84603	-0.75830	3
2	-0.64287	-0.76139	-0.62775	-0.89684	0.41015	-0.75294	3
3	-0.78913	-0.67232	-0.77404	-0.86627	-0.93248	-0.67571	3
4	-0.79954	-0.55157	-0.78623	-0.64488	-1.12574	-0.57473	3
5	-0.61077	-0.54131	-0.59565	-0.65414	-0.31202	-0.57336	3
6	-0.63729	-0.31550	-0.62248	-0.76252	-0.76974	-0.57303	3
7	-0.57185	-0.58575	-0.55714	-0.58374	-0.24591	-0.53039	3
8	-0.60407	-0.57681	-0.56671	-0.55225	-0.49002	-0.47616	3
9	-0.33071	-0.45950	-0.31614	-0.25583	0.03381	-0.81777	3
10	-0.12229	0.08869	-0.15699	0.68717	0.01855	-0.23802	3
11	-0.32073	-0.23109	-0.30807	-0.42071	-0.11877	-0.22635	3
12	-0.10121	-0.35075	-0.28591	-0.02425	-0.62734	-0.19634	3
13	-0.12731	-0.12612	-0.11417	0.18973	-0.31202	-0.14587	3
14	0.65165	0.84602	0.66220	0.47596	0.45083	0.97230	2
15	1.62031	0.77583	1.63047	0.58434	2.37324	1.21805	2
16	1.95806	0.98771	1.96637	2.08498	2.37324	1.86991	2
17	2.24631	3.21570	2.25623	2.45736	0.12026	2.47871	1

由表 16-4 可见，各医院的分类结果为：17 号医院是第 1 类，14~16 号医院是第 2 类，1~13 号医院为第 3 类。

【实例 16-2】试根据表 16-5 提供的 2006 年全国部分省市医疗卫生服务条件及服务效果的评价指标数据，分别对各省市医疗卫生服务水平进行省市系统聚类分析和各指标的系统聚类分析。

表 16-5　2006 年部分省市医疗卫生服务条件及服务效果的指标数据 *

省市	万人拥有医务人员数	万人拥有病人床位数	门诊病人人均医疗费	住院病人人均医疗费	婴儿死亡率	孕产妇死亡率	平均预期寿命
北京	108.11	51.41	259.5	12551.7	8.8	7.9	76.10
天津	75.39	39.80	170.3	7849.9	10.7	6.6	74.91
河北	40.82	23.66	116.9	3427.0	9.2	23.3	72.54
山西	53.35	32.18	127.7	3934.4	19.2	39.3	71.65
内蒙古	50.53	28.94	103.6	3669.9	29	38.6	69.87
辽宁	64.77	42.06	133.0	4623.5	18.7	19.3	73.34
吉林	59.44	32.14	102.2	3758.3	24.4	30.3	73.10
黑龙江	50.25	31.33	133.6	4360.9	18.4	27.0	72.37
上海	77.62	50.48	202.0	8974.9	12.4	9.5	78.14
江苏	44.75	26.42	136.2	6298.9	15.0	11.2	73.91
浙江	52.07	28.73	145.8	7111.0	17.1	10.3	74.70
安徽	33.41	20.68	115.9	3933.5	26.1	26.9	71.85

续表

省市	万人拥有医务人员数	万人拥有病人床位数	门诊病人人均医疗费	住院病人人均医疗费	婴儿死亡率	孕产妇死亡率	平均预期寿命
福建	35.33	23.10	109.6	4487.0	23.0	24.6	72.55
江西	33.10	19.68	97.5	3174.2	43.0	31.4	68.95
山东	42.81	26.77	131.8	4052.7	12.9	15.7	73.92
河南	39.97	22.64	83.7	2934.9	18.5	41.2	71.54
河北	46.46	24.37	121.6	4255.9	25.1	27.1	71.08
湖南	39.21	23.92	135.1	4172.6	38.1	34.6	70.66
广东	44.48	22.73	123.6	6440.4	15.9	17.3	73.27
广西	34.92	20.07	83.9	3457.8	44.0	29.0	71.29
海南	46.13	22.53	115.9	4485.4	29.2	41.0	72.92
重庆	34.58	22.94	121.6	4158.5	38.4	63.5	71.73
四川	34.80	23.52	91.9	3601.8	38.4	57.7	71.20
贵州	25.64	16.51	120.4	3655.4	52.4	79.3	65.96
云南	32.72	23.90	89.4	2558.3	65.8	64.0	65.49
西藏	38.79	24.43	39.5	2296.8	96.2	244.1	64.37
陕西	45.21	28.60	110.5	3770.2	22.0	32.9	70.07
甘肃	38.33	24.41	64.2	2730.0	31.5	64.8	67.47
青海	43.29	27.79	79.3	3292.4	66.3	88.5	66.03
宁夏	46.73	29.79	108.1	3862.9	37.3	44.7	70.17
新疆	60.40	39.52	108.8	3366.7	58.5	92.1	67.41

* 资料来源：摘录于 2007 年《中国卫生统计年鉴》

本实例的教学目标是熟悉系统聚类分析的基本原理和应用对象，掌握其 SPSS 操作实现及结果解读。

（一）个案的系统聚类分析

▲ **操作步骤**

变量要求：一个个案标识变量，变量类型为字符型；多个聚类分析观测变量，变量类型为数值型。

本例定义一个标识变量"省市"；七个聚类观测变量："万人拥有医务人员数""万人拥有病人床位数""门诊病人人均医疗费""住院病人人均医疗费""婴儿死亡率""孕产妇死亡率"及"平均预期寿命"。

菜单操作：主菜单"分析（Analyze）"→"分类（Classify）"→"系统聚类（Hierarchical Cluster）"，出现个案系统聚类分析主界面，如图 16-4 所示。

参数设置：将"省市"选入"个案标注依据（Label Cases by）"框，其他变量选入"变量窗口（Variables）"；点击"统计"按钮，选中"单个解"，在"聚类数"框输入 5（先由系统聚类分析探索得到），如图 16-5 所示；点击"图（Plots）"按钮，选中"谱系图（树状图，Dendrogram）"，如图 16-6 所示；点击"方法"按钮，在"转换值"区域，在"标准化"框，选择"Z 得分"（系统聚类自己可以设置对观测变量的标准化），如图 16-7 所示，点击"继续"返回主界面，点击"确定（OK）"。

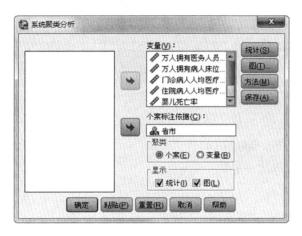 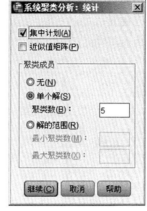

图 16-4　个案系统聚类分析主界面　　　　图 16-5　统计按钮界面

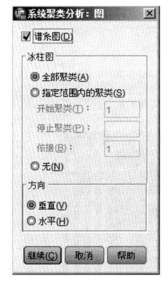 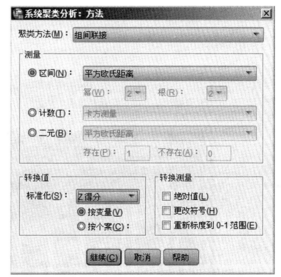

图 16-6　图按钮界面　　　　图 16-7　方法按钮界面

▲ 结果与分析

（1）设定五类的个案分类结果

表 16-6　聚类为五类个案的结果

聚类成员			
个案	5 个聚类		
1：北京	1	17：河北	3
2：天津	2	18：湖南	3
3：河北	3	19：广东	3
4：山西	3	20：广西	3
5：内蒙古	3	21：海南	3
6：辽宁	2	22：重庆	3

续表

聚类成员			
个案	5 个聚类		
7：吉林	3	23：四川	3
8：黑龙江	3	24：贵州	4
9：上海	2	25：云南	4
10：江苏	3	26：西藏	5
11：浙江	3	27：陕西	3
12：安徽	3	28：甘肃	3
13：福建	3	29：青海	4
14：江西	3	30：宁夏	3
15：山东	3	31：新疆	4
16：河南	3		

（2）冰柱图的结果分析

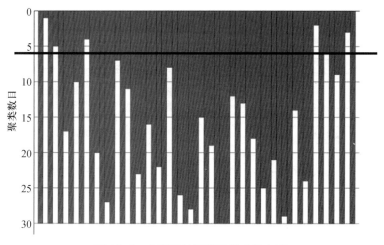

图 16-8　个案系统聚类冰柱（挂）图

在如图 16-8 系统聚类冰柱（挂）图中，纵轴数字为聚类数，纵向的各长条类似倒挂的冰柱，在聚类数对应水平横线上，若中间没有冰柱相连，即为不同聚类。在图中，所绘制的水平线对应五个聚类。

（3）谱系图（树状图）的结果分析：在如图 16-9 个案层次聚类树状图中，以躺倒的树形展现了各类的合并过程，SPSS 自动将各类间距离映射到 0~25，每条横线所包括的个案是一个聚类。在图中所绘制垂线也对应 5 个聚类。

综合上述三方面分析，并结合实际，将 2006 年 31 个省市按医疗卫生服务水平分为 5 个等级比较合适，其聚类结果为

第一等级：北京；第二等级：辽宁、上海、天津；第四等级：新疆、贵州、青海、云南；第

五等级：西藏；其他省市都为第三等级。

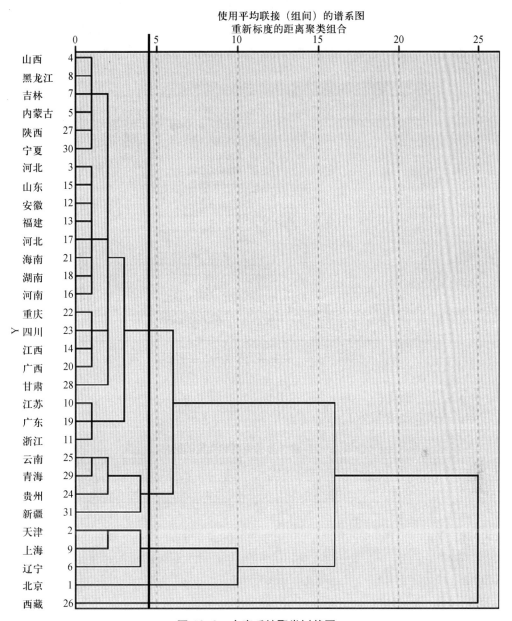

图 16-9　个案系统聚类树状图

（二）变量的系统聚类分析

▲ 操作步骤

变量要求：多个聚类分析观测变量，变量类型为数值型。

本例定义变量"万人拥有医务人员数""万人拥有病人床位数""门诊病人人均医疗费""住院病人人均医疗费""婴儿死亡率""孕产妇死亡率"及"平均预期寿命"，变量类型均为数值型。

菜单操作：主菜单"分析（Analyze）"→"分类（Classify）"→"系统聚类（Hierarchical Cluster）"，出现变量系统聚类分析主界面。

参数设置：将除"省市"以外的变量全部选入"变量（Variables）"框，将"省市"选入"个案标识依据"框，在"聚类（Cluster）"区域，选中"变量（Variables）"；点击"统计"按钮，选中"单个解"，在"聚类数"框输入3（先由系统聚类分析探索得到）；点击"图（Plots）"按钮，选中"谱系图（树状图，Dendrogram）"；点击"方法"按钮，在"转换值"区域的"标准化"框，选择"Z得分"，点击"继续"返回主界面，如图16-10所示，点击"确定（OK）"。

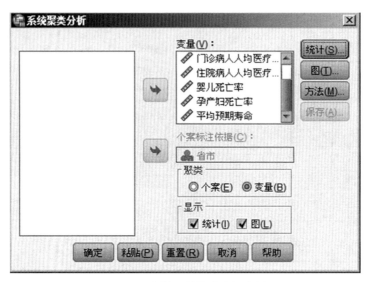

图 16-10　变量系统聚类分析主界面

▲ 结果与分析

（1）设定的三类观测变量分类结果

表 16-7　聚类为三类观测变量的结果

聚类成员	
变量	3个聚类
万人拥有医务人员数	1
万人拥有病人床位数	1
门诊病人人均医疗费	1
住院病人人均医疗费	1
婴儿死亡率	2
孕产妇死亡率	2
平均预期寿命	3

（2）冰柱图的结果分析：在如图16-11系统聚类冰柱（挂）图中，所绘制的水平线对应3个聚类。

（3）谱系图（树状图）的结果分析：在如图16-12个案层次聚类树状图中，所绘制垂线也对应3个聚类。

综合上述三方面分析，并结合实际，将2006年7个观测变量按医疗卫生服务水平分为3个类别比较合适，其聚类结果为：

第一类别：万人拥有医务人员数、万人拥有病人床位数、门诊病人人均医疗费和住院病人人均医疗费；第二类别：婴儿死亡率、孕产妇死亡率；第三类：平均预期寿命。

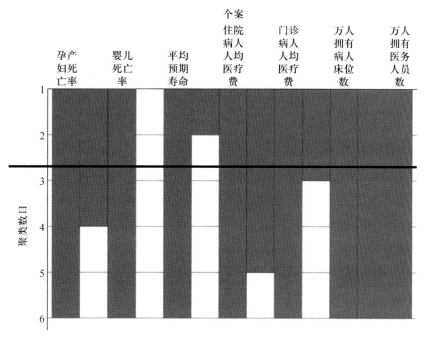

图 16-11　变量系统聚类冰柱（挂）图

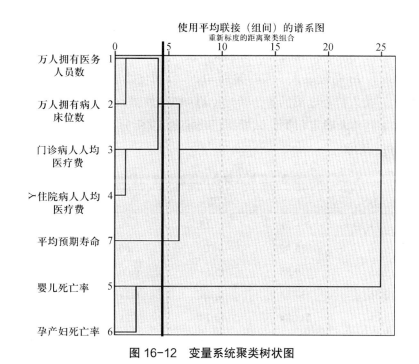

图 16-12　变量系统聚类树状图

第二节　判　别　分　析

▲ 统计学知识点

判别分析是在分类类别确定的条件下，根据个案的各种属性值，按一定判别准则，判别其类别归属问题的一种多元统计方法。

一、判别分析的基本原理

按照一定的判别准则（如 Fisher 判别准则和 Bayes 判别准则），建立含多个自变量的一个或多个判别函数，用样本的自变量数据确定判别函数中的待定系数，计算判别指标，并据此确定某一个案的类别归属。

二、判别分析的基本思路

1. 确定一个已经明确知道类别的"训练样本"。

2. 确定判别准则，主要有 Fisher 判别准则和 Bayes 判别准则。

Fisher 判别准则是先由 Fisher 判别函数计算个案在各维度上的坐标，从而确定各个案的具体空间点，然后计算各类的质心点到个案空间点的距离，进而根据距离远近作出归类判断。

Bayes 判别准则是先建立各类的 Bayes 判别函数式，再计算每个个案到各类的得分，得分最高者就归到相应类。

3. Fisher 判别函数（可能多个，默认）或 Bayes 判别函数（可选），判别函数一般形式为

$$Y=a_1X_1+a_2X_2+\cdots+a_nX_n \tag{16-1}$$

其中 Y 为判别分数，a_1，a_2，$\cdots$，a_n 为判别系数，X_1，X_2，$\cdots$，X_n 为反映个案属性的自变量。

4. 检验判别效果，验证判别函数用来判识的准确度。

5. 将每个个案的自变量观测值代入判别函数，按判别准则对个案进行分类。

【实例 16-3】现有 23 例健康人（人群类别 =1）、肝硬化症患者（人群类别 =2）及冠心病患者（人群类别 =3）三类人群心电图的 5 个指标（X1~X5）数据，如表 16-8 所示，其中 19 例已有确定的归类，另有 4 例尚未确定归类，试根据已确定的 19 例分类样本，建立判别函数，并将尚未确定分类的 4 例进行归类。

表 16-8　三类人群心电图的 5 个指标数据

个案序号	X1	X2	X3	X4	X5	人群类别
1	8.11	261.01	13.23	5.46	7.36	1
2	9.36	185.39	9.02	5.66	5.99	1
3	9.85	249.58	15.61	6.06	6.11	1
4	2.56	137.13	9.21	6.11	4.36	1
5	6.01	231.34	14.27	5.21	8.79	1
6	9.64	231.38	13.03	4.86	8.53	1
7	4.11	260.25	14.72	5.36	10.02	1
8	8.00	259.51	14.16	4.91	9.79	1
9	8.06	231.03	14.41	5.72	6.15	1
10	6.80	308.90	15.11	5.52	8.49	2
11	8.08	258.69	14.02	4..79	7.16	2
12	5.67	355.54	15.13	4.97	9.43	2

个案序号	$X1$	$X2$	$X3$	$X4$	$X5$	人群类别
13	3.71	361.12	17.12	6.04	8.17	2
14	5.37	274.57	16.75	4.98	9.67	2
15	9.89	409.42	19.47	5.19	10.49	2
16	5.22	330.34	18.19	4.96	9.61	3
17	4.71	352.50	20.79	5.07	11.00	3
18	3.36	347.31	17.90	4.65	11.19	3
19	8.27	189.59	12.74	5.46	6.94	3
20	7.71	273.84	16.01	5.15	8.79	待定
21	7.51	303.59	19.14	5.70	8.53	待定
22	8.10	476.69	7.38	5.32	11.32	待定
23	4.71	331.47	21.26	4.30	12.72	待定

本实例的教学目标是熟悉判别分析的基本原理和基本思路，掌握其 SPSS 操作实现及结果解读。

▲ **操作步骤**

变量要求：一个分组变量，变量类型为数值型；多个自变量，变量类型为数值型。自变量数据分别为各自变量的取值，分组变量取值为个案的类别编号（如 1，2…）。

本例定义一个分组变量"人群类别"，五个自变量 $X1$~$X5$。

菜单操作：主菜单"分析（Analyze）"→"分类（Classify）"→"判别式（Discriminant）"，出现判别分析主界面，如图 16-13 所示。

参数设置：将"人群类别"选入"分组变量（Grouping Variables）"框，点击"定义范围（Define Range）"按钮，定义"最小值（Min）"为 1，"最大值（Max）"为 3；将自变量 $X1$~$X5$ 选入"自变量（Independents）"框；点击"统计"按钮，在"函数系数"区域，选中"费希尔"（默认）与"未标准化"，如图 16-14 所示；点击"分类"按钮，在"显示"区域，选中"个案结果""摘要表""留一分类"，在"图"区域，选中"合并组"，如图 16-15 所示；点击"保存"按钮，选中"预测组成员"及"判别得分"，如图 16-16 所示，点击"继续"返回主界面，点击"确定（OK）"。

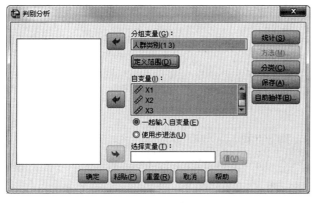

图 16-13 判别分析主界面

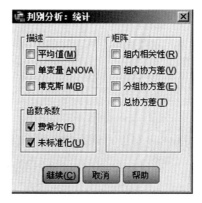

图 16-14 统计按钮界面

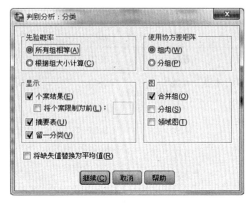

图 16-15　分类按钮界面　　　　　　　图 16-16　保存按钮界面

▲ 结果与分析

（1）判别函数式的建立

表 16-9　判别函数系数结果

标准化判别函数系数		
	函数	
	1	2
$X1$	0.542	0.320
$X2$	−1.235	1.652
$X3$	−0.454	−1.497
$X4$	1.032	0.304
$X5$	1.514	−0.239
判别函数系数		
	函数	
	1	2
$X1$	0.230	0.136
$X2$	−0.022	0.030
$X3$	−0.183	−0.605
$X4$	2.376	0.700
$X5$	0.866	−0.137
（常量）	−12.470	−2.698

未标准化系数

由表 16-9 可以得到，两个标准化观测变量的 Fisher 判别函数为

$$Y_1=0.542X_1-1.235X_2-0.454X_3+1.032X_4+1.514X_5$$

$$Y_2=0.32X_1+1.652X_2-1.497X_3+0.304X_4-0.239X_5$$

也可根据需要选择原始观测变量的两个 Fisher 判别函数为

$$Y_1=-12.47+0.23X_1-0.022X_2-0.183X_3+2.376X_4+0.866X_5$$

$$Y_2=-2.698+0.136X_1+0.03X_2-0.605X_3+0.7X_4-0.137X_5$$

（2）判别函数的统计学检验

表 16-10　判别函数的特征值及统计学检验

特征值				
函数	特征值	方差百分比	累积百分比	典型相关性
1	1.488[a]	75.2	75.2	0.773
2	0.490[a]	24.8	100.0	0.573

a. 在分析中使用了前 2 个判别函数

威尔克 Lambda 检验				
函数检验	威尔克 Lambda	卡方	自由度	显著性
1 直至 2	0.270	18.340	10	0.049
2	0.671	5.582	4	0.233

由表 16-10 可见，本例构建了 2 个判别函数，第一个判别函数可以解释总变异的 75.2%，特征值为 1.488；第二个判别函数可以解释总变异的 24.8%，特征值为 0.49，判别函数特征值越大，该函数区分度越高，显然第 1 个判别函数区分度更高，第二个区分度较弱。

威尔克（Wilks）Lambda 检验是进一步对特征值的统计学检验，实际是间接地检验判别函数有无统计学意义，原假设是各组的判别函数均值相等。"1 直至 2"行是指利用两个判别函数的判别检验结果。"2"行是只用第二个判别函数的判别检验结果。显然"1 直至 2"的 $P=0.049<0.05$，说明两个判别函数有统计学意义，而只用第二个判别函数无统计学意义。综合两方面的分析，显然采用两个判别函数判别更为有效。

（3）判别分析的结果解析

表 16-11　判别分析分类结果

个案统计										
			最高组				第二最高组			判别得分
个案	实际组	预测组	P（D>d|G=g） 概率	自由度	P （G=g|D=d）	相对质心计算平方马氏距离	组	P （G=g|D=d）	相对质心计算平方马氏距离	函数 1	函数 2
原始	1	1	1	0.452	2	0.601	1.590	2	0.353	2.655	0.441	1.068
	2	1	1	0.085	2	0.991	4.939	2	0.008	14.532	2.490	1.838
	3	1	1	0.983	2	0.863	0.034	2	0.074	4.934	1.004	0.110
	4	1	1	0.889	2	0.959	0.235	3	0.024	7.614	1.634	-0.116
	5	1	1	0.511	2	0.775	1.343	3	0.200	4.056	1.079	-1.110

续表

			最高组					第二最高组		判别得分	
			P（D>d|G=g）		P	相对质心计算平方马氏距离	组	P	相对质心计算平方马氏距离	函数1	函数2
个案	实际组	预测组	概率	自由度	（G=g|D=d）			（G=g|D=d）			
	6	1	1	0.989	2	0.877	0.023	3	0.067	5.172	1.084	−0.074
	7	1	1	0.672	2	0.883	0.795	3	0.097	5.215	1.330	−0.834
	8	1	1	0.946	2	0.866	0.110	3	0.084	4.768	1.076	−0.272
	9	1	1	0.747	2	0.631	0.583	3	0.211	2.773	0.457	−0.208
	10	2	2	0.571	2	0.652	1.121	1	0.273	2.866	−0.162	1.081
	11	2	2	0.799	2	0.631	0.448	3	0.342	1.670	−1.424	0.074
	12	2	2	0.378	2	0.975	1.943	3	0.021	9.634	−1.967	1.805
	13	2	2	0.723	2	0.940	0.650	3	0.044	6.751	−1.458	1.423
原始	14	2	3**	0.691	2	0.851	0.739	1	0.096	5.093	−0.280	−1.679
	15	2	2	0.715	2	0.941	0.670	3	0.047	6.668	−1.564	1.382
	16	3	3	0.593	2	0.734	1.046	2	0.260	3.119	−1.933	−0.898
	17	3	3	0.566	2	0.951	1.139	2	0.044	7.295	−1.561	−1.987
	18	3	3	0.519	2	0.729	1.310	2	0.266	3.329	−2.057	−0.897
	19	3	1**	0.618	2	0.960	0.963	3	0.033	7.710	1.810	−0.706
	20	未分组	3	0.561	2	0.486	1.156	1	0.350	1.814	0.052	−0.695
	21	未分组	3	0.726	2	0.742	0.639	1	0.170	3.589	−0.156	−1.301
	22	未分组	2	0.000	2	0.999	96.420	1	0.001	110.487	−0.244	10.459
	23	未分组	3	0.032	2	0.997	6.869	2	0.002	19.143	−1.513	−3.678

个案统计

**. 误分类个案

将各个案标准化的观测变量值代入上述两个标准化判别函数，就可确定各个案的空间点坐标，再通过求每个待定个案的空间点到各组质心的距离，则待定个案归到相应距离最小的类中，从而对未分组个案进行分类，结果如表16-11所示。

可见，待定的4个个案的分类结果为序号20、21、23都归到3类，序号22归到2类。同时发现对序号14、19的个案拟合预测出现了错误。

表 16-12 数据视图窗口分类结果

个案序号	X1	X2	X3	X4	X5	人群类别	Dis_1	Dis1_1	Dis2_1	Dis1_2	Dis2_2	Dis3_2
1	8.11	261.01	13.23	5.46	7.36	1	1	0.44061	1.06789	0.60057	0.35251	0.04692
2	9.36	185.39	9.02	5.66	5.99	1	1	2.49013	1.83754	0.99140	0.00818	0.00042
3	9.85	249.58	15.61	6.06	6.11	1	1	1.00421	0.11047	0.86288	0.07449	0.06263
4	2.56	137.13	9.21	6.11	4.36	1	1	1.63445	-0.11645	0.95942	0.01661	0.02397
5	6.01	231.34	14.27	5.21	8.79	1	1	1.07868	-1.11016	0.77459	0.02586	0.19955
6	9.64	231.38	13.03	4.86	8.53	1	1	1.08350	-0.07450	0.87718	0.05600	0.06682
7	4.11	260.25	14.72	5.36	10.02	1	1	1.33030	-0.83373	0.88348	0.01962	0.09689
8	8.00	259.51	14.16	4.91	9.79	1	1	1.07615	-0.27191	0.86604	0.04960	0.08436
9	8.06	231.03	14.41	5.72	6.15	1	1	0.45688	-0.20815	0.63078	0.15823	0.21100
10	6.80	308.90	15.11	5.52	8.49	2	2	-0.16173	1.08074	0.27265	0.65246	0.07490
11	8.08	258.69	14.02	4.79	7.16	2	2	-1.42383	0.07410	0.02678	0.63079	0.34243
12	5.67	355.54	15.13	4.97	9.43	2	2	-1.96698	1.80524	0.00390	0.97525	0.02085
13	3.71	361.12	17.12	6.04	8.17	2	2	-1.45756	1.42324	0.01563	0.93989	0.04448
14	5.37	274.57	16.75	4.98	9.67	2	3	-0.28020	-1.67854	0.09647	0.05245	0.85107
15	9.89	409.42	19.47	5.19	10.49	2	2	-1.56401	1.38248	0.01254	0.94060	0.04686
16	5.22	330.34	18.19	4.96	9.61	3	3	-1.93282	-0.89808	0.00630	0.26014	0.73357
17	4.71	352.50	20.79	5.07	11.00	3	3	-1.56054	-1.98711	0.00503	0.04382	0.95115
18	3.36	347.31	17.90	4.65	11.19	3	3	-2.05735	-0.89740	0.00482	0.26576	0.72943
19	8.27	189.59	12.74	5.46	6.94	3	1	1.81013	-0.70566	0.95951	0.00760	0.03289
20	7.71	273.84	16.01	5.15	8.79	.	3	0.05194	-0.69538	0.34969	0.16455	0.48576
21	7.51	303.59	19.14	5.70	8.53	.	3	-0.15601	-1.30139	0.16981	0.08800	0.74219
22	8.10	476.69	7.38	5.32	11.32	.	2	-0.24358	10.45938	0.00088	0.99912	0.00000
23	4.71	331.47	21.26	4.30	12.72	.	3	-1.51345	-3.67831	0.00081	0.00215	0.99704

判别分析的计算及归类结果也可以从 SPSS 的数据视图窗口查看，如表 16-12 所示。Dis_1 为判别分析的结果；Dis1_1 和 Dis2_1 为 Fisher 判别得分，根据该得分结合区域图（图 16-17）判定结果；Dis1_2、Dis2_2 和 Dis3_2 为 Bayes 判别得分，得分最大的，说明就属于哪一类，以第一个案序号为例，0.60057 最大，因此属于第一类。

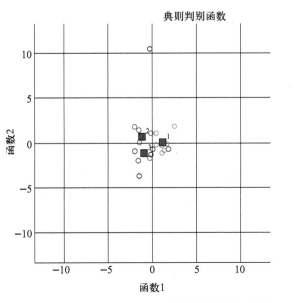

图 16-17 判别分析分类结果图

从图 16-17 判别分析的分类结果图，也可以大致观察分类结果。

表 16-13　分类结果

	人群类别	预测组成员信息			总计
		1	2	3	
原始					
计数	1	9	0	0	9
	2	0	5	1	6
	3	1	0	3	4
	未分组个案	0	1	3	4
%	1	100.0	0.0	0.0	100.0
	2	0.0	83.3	16.7	100.0
	3	25.0	0.0	75.0	100.0
	未分组个案	0.0	25.0	75.0	100.0
交叉验证 [b]					
计数	1	9	0	0	9
	2	0	4	2	6
	3	1	1	2	4
%	1	100.0	0.0	0.0	100.0
	2	0.0	66.7	33.3	100.0
	3	25.0	25.0	50.0	100.0

表头：分类结果 [a, c]

a. 正确地对 89.5% 个原始已分组个案进行了分类

b. 仅针对分析中的个案进行交叉验证。在交叉验证中，每个个案都由那些从该个案以外的所有个案派生的函数进行分类

c. 正确地对 78.9% 个进行了交叉验证的已分组个案进行了分类

由表 16-13 结果显示，对原始数据准确分类率为 89.5%，交叉验证准确率为 78.9%。

【思考题】

1. 聚类分析与判别分析的区别与联系有哪些？
2. 系统聚类分析中的 Q 型聚类分析和 R 型聚类分析的含义是什么？

【习题】

1. 测量 12 名大学生对《统计学》学习的心理状况和学习效果，主要包括四个因素：学习动机、学习态度、自我感觉和学习效果，观测数据如下表所示，试将 12 名学生分成 3 类，以分析不同心理状态下学生的学习效果。

编号	学习动机	学习态度	自我感觉	学习效果
1	40	80	54	44
2	37	73	56	46
3	43	70	75	58
4	50	77	85	77
5	47	87	89	63
6	67	80	84	69
7	77	37	57	100
8	80	37	73	82
9	83	40	76	96
10	87	43	75	91
11	60	57	70	85
12	70	50	69	90

2. 已知 20 名儿童的血液中，血红蛋白、钙、镁、铁、锰、铜的含量如下表所示，试对数据进行变量聚类分析。

序号	钙	镁	铁	锰	铜	血红蛋白
1	47.31	28.55	294.7	0.005	0.84	7.00
2	73.89	32.94	312.5	0.064	1.15	7.25
3	69.69	40.01	416.7	0.012	1.35	11.00
4	60.17	33.67	383.2	0.001	0.91	11.25
5	61.23	37.35	446.0	0.022	1.38	11.50
6	54.04	34.23	405.6	0.008	1.30	11.75
7	60.35	38.20	394.4	0.001	1.14	12.00
8	86.12	43.79	440.1	0.017	1.77	12.25
9	54.89	30.88	448.7	0.012	1.01	12.50
10	43.67	26.18	395.8	0.001	0.59	12.75
11	58.50	37.67	456.6	0.012	1.01	14.25
12	64.74	39.18	469.8	0.005	1.22	14.00
13	53.81	52.86	425.6	0.004	1.22	13.75
14	72.49	42.61	467.3	0.008	1.64	13.00
15	54.89	30.86	448.7	0.012	1.01	13.50
16	72.28	40.12	430.8	0	1.20	10.80
17	55.13	33.02	445.8	0.012	0.92	10.50
18	70.08	36.81	409.8	0.012	1.19	10.60
19	63.05	35.07	384.1	0	0.85	10.00
20	48.75	30.53	342.9	0.018	0.92	9.75

3. 为研究某区域的人口死亡状况，已经将序号为 1~15 个地区划分为 3 类，所用分析指标包括：X_1–0 岁组死亡概率，X_2–1 岁组死亡概率，X_3–10 岁组死亡概率，X_4–55 岁组死亡概率，X_5–80 岁组死亡概率，X_6– 平均预期寿命，各指标原始数据如下表所示，试建立判别函数，并判定序号 16~19 的地区属于哪一类？

序号	X_1	X_2	X_3	X_4	X_5	X_6	类别
1	34.16	7.44	1.12	7.87	95.19	69.3	1
2	33.06	6.34	1.08	6.77	94.08	69.7	1
3	36.26	9.24	1.04	8.97	97.37	68.8	1
4	40.17	13.45	1.43	13.88	93.25	66.2	1
5	50.06	23.03	2.83	23.74	95.13	63.3	1
6	33.24	6.24	1.18	22.9	92.52	65.4	2
7	32.22	4.22	1.06	20.7	96.91	68.7	2
8	41.15	10.08	2.32	32.84	94.62	65.8	2
9	53.04	25.74	4.06	34.87	93.32	63.5	2
10	38.03	11.20	6.07	27.84	93.60	66.8	2
11	34.03	5.41	0.07	5.21	90.11	69.5	3
12	32.11	3.02	0.09	3.14	85.13	70.8	3
13	44.12	15.02	1.08	15.15	96.33	64.8	3
14	54.17	25.03	2.11	25.15	94.42	63.7	3
15	28.07	2.01	0.07	3.02	81.22	68.3	3
16	50.22	6.66	1.08	22.54	97.41	65.2	待定
17	34.64	7.33	1.11	7.78	95.16	69.3	待定
18	33.42	6.22	1.12	22.95	96.92	68.3	待定
19	44.02	15.36	1.07	16.45	93.21	64.2	待定

第十七章
诊断试验评价与 ROC 曲线分析

▲ 统计学知识点

医学诊断试验是指运用临床资料和体征、实验室检查、仪器诊断及影像学检查等较为科学准确的手段，将有病者与无病者鉴别开来的诊断方法。主要应用于疾病诊断、疾病随访、疗效考核以及药物毒副作用的监测等。

一、诊断试验评价的基本原理和常用指标

1. 金标准（gold standard） 指在诊断试验中，为鉴别一种新诊断试验的优劣，所选择的已有的、公认的、准确的及可靠的诊断方法。临床上常用的金标准包括组织病理学检查（活检、尸检）、手术发现、影像诊断（CT、核磁共振、彩色 B 超）、病原体的分离培养以及长期随访等所得的结论。

2. 诊断试验评价 指选择一定数量某病的可疑病人，用诊断该病的金标准和需要评价的新诊断试验，进行同时诊断，从而对新诊断试验诊断该病的准确性与可靠性进行评价。

基本原理：运用金标准诊断，在"盲"条件下将病例区分为实际有病和无病两组，再将待评价的新诊断试验与相同病例金标准诊断的结果作比较，然后列出四格表，就可得到真假阳性和真假阴性的频数结果，如表 17-1 所示，由此计算灵敏度、特异度、约登指数、一致率及预测值等，绘制 ROC 曲线，最后利用其进行综合评价。

表 17-1 新诊断试验结果与金标准试验结果的关系

诊断实验	金标准		合计
	有病	无病	
阳性	a（真阳性）	b（假阳性）	a+b（阳性人数）
阴性	c（假阴性）	d（真阴性）	c+d（阴性人数）
合计	a+c（患者人数）	b+d（非患者人数）	n=a+b+c+d（总人数）

3. 几个相关概念与指标

（1）真阳性、假阳性、假阴性、真阴性：真阳性是指用金标准确诊患某病而用新诊断试验也判定患该病；假阳性是指用金标准确诊未患某病而用新诊断试验判定患该病；假阴性是指用金标准确诊患某病而用新诊断试验判定未患该病；真阴性是指用金标准确诊未患某病而用新诊断试验

也判定未患该病。

（2）灵敏度（Sensitivity，Se）和漏诊率：灵敏度是指真阳性率 Se，$Se=a/(a+c)$；漏诊率是指假阴性率，漏诊率 $=c/(a+c)=1-Se$。

显然，灵敏度越高，漏诊率越低，对试验结果为阴性时更可靠，有助于排除诊断。

（3）特异度（Specificity，Sp）和误诊率：特异度是指真阴性率 Sp，$Sp=d/(b+d)$；误诊率是指假阳性率，误诊率 $=b/(b+d)=1-Sp$。

显然，特异度越高，误诊率越低，对试验结果为阳性时更可靠，有助于肯定诊断。

（4）约登指数（Youden index，YI）：也称正确诊断指数，是指灵敏度和特异度之和减去1，即 $YI=Se+Sp-1$。

YI取值范围一般为［0，1］，YI越大，说明诊断试验的诊断价值越高，$YI=0$，说明无诊断价值，常用来确定检验变量的最佳临界值（阈值）。

（5）一致率（Agreement rate）：也称真实度或符合率，是指样本诊断的正确率，即诊断试验的真阳性例数和真阴性例数之和占整个试验例数的百分比，说明新诊断试验结果与金标准诊断结果的符合程度，$Ar=(a+d)/n$。

（6）预测值（Predictive Value）：指根据诊断试验结果估计的患病与不患病的可能性（也称后验概率），可分为阳性预测值和阴性预测值，前者是指阳性结果的病例真正患病的概率，后者则指阴性结果的病例真正未患病的概率。

（7）检验变量和状态变量：检验变量是指新诊断试验中对患者诊断所依据的结果变量，可以是计量资料或定序资料；状态变量是指用金标准诊断的是否患病的二分类结果变量，一般取值为 0 和 1（0 表示无或正常等，1 表示有或异常等）。

二、ROC 曲线及其作用

ROC 曲线（Receiver Operating Characteristic Curve），也称受试者工作特性曲线，是以 1- 特异度（误诊率）为横轴，以灵敏度为纵轴绘制的曲线，曲线上各点反映受试者相同的感受性，如图 17-1 所示。

ROC 曲线所覆盖的区域面积 AUC（Area Under roc Curve）可以综合反映诊断试验的准确性，AUC 的取值范围一般为 [0.5，1]，AUC 越大，准确性越高，说明诊断效果越好。

一般地，AUC > 0.9，说明有较高准确性；0.7 < AUC ≤ 0.9，说明有一定准确性；0.5 < AUC ≤ 0.7，说明有较低准确性；AUC=0.5，此时的 ROC 线为图 17-1 中方形的对角线，也称参照线或机会线，这时无诊断价值。

ROC 曲线的主要作用：

ROC 曲线分析是评价诊断试验准确性的最佳方法，其主要作用有：

1. 可以直观分析检验变量任意阈值对疾病的识别能力。图 17-1 中 ROC 曲线偏离对角线越远，识别能力越强。

2. 可以判断最佳的检验变量阈值（常结合约登指数进行）。最靠近左上角的 ROC 曲线上的点是错误最少的最好阈值，其假阳性率和假阴性率之和最小。

3. 可以将两种或两种以上诊断试验对疾病识别能力进行直观比较。将各诊断试验的 ROC 曲线绘制于同一坐标系中,可以直观判断优劣,也可根据 AUC 的大小进行比较。

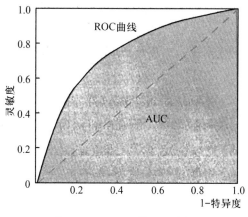

图 17-1 ROC 曲线示意图

【**实例 17-1**】某研究者收集了 74 例研究对象的肺部 X 线检查结果(结果等级为:0- 未见异常、1- 模糊、2- 可见、3- 清晰),后经 CT 肺部检查(作为金标准),结果为 40 例正常(0- 正常),34 例异常(1- 异常),具体结果如表 17-2 所示,试分析该研究者依据肺部 X 线检查结果判断肺部病灶能力的强弱。

表 17-2　肺部 X 线和 CT 检查结果

编号	X 线	CT	编号	X 线	CT	编号	X 线	CT	编号	X 线	CT
1	0	0	20	0	1	39	1	0	58	2	1
2	0	0	21	0	0	40	1	0	59	2	1
3	0	0	22	1	1	41	1	0	60	2	1
4	0	0	23	1	0	42	1	0	61	2	1
5	0	0	24	1	0	43	1	0	62	2	1
6	0	0	25	1	0	44	1	1	63	2	1
7	0	1	26	1	0	45	1	0	64	2	1
8	0	0	27	1	1	46	1	0	65	2	0
9	0	1	28	1	0	47	1	1	66	2	1
10	0	0	29	1	0	48	1	0	67	3	0
11	0	1	30	1	0	49	1	0	68	3	1
12	0	0	31	1	0	50	1	0	69	3	1
13	0	1	32	1	1	51	1	0	70	3	1
14	0	0	33	1	0	52	2	1	71	3	1
15	0	0	34	1	0	53	2	1	72	3	1
16	0	0	35	1	0	54	2	0	73	3	1
17	0	0	36	1	0	55	2	1	74	3	1

续表

编号	X线	CT	编号	X线	CT	编号	X线	CT	编号	X线	CT
18	0	0	37	1	1	56	2	0			
19	0	0	38	1	0	57	2	1			

本实例的教学目标是熟悉诊断试验评价的基本原理与常用指标，以及用ROC曲线评价诊断试验的基本思路，掌握其SPSS操作实现及结果解读。

▲ 操作步骤

变量要求：一个状态变量（分组）变量，变量类型为数值型或字符型；一个或多个检验变量，变量类型为数值型。检验变量数据分别为各自的取值，状态变量取值为0和1（一般地，0表示无或正常等，1表示有或异常等）。

本例定义一个状态变量"CT"（金标准：0-正常，1-异常），一个检验变量"X线"（注：检验变量可以有多个，SPSS将在同一坐标系中分别对每个检验变量绘制其ROC曲线，便于对多个诊断试验的比较分析），一个个案序号变量"编号"（用于标识个案）。

菜单操作：主菜单"分析"→"ROC曲线"，出现ROC曲线分析主界面。

参数设置：将"X线"选入"检验变量"框；将"CT"选入"状态变量"框，并在"状态变量值"输入1；在"显示"区域，选中"带对角参考线""标准误差和置信区间"及"ROC曲线的坐标点"，如图17-2所示，点击"确定（OK）"。

▲ 结果与分析

（1）ROC曲线分析

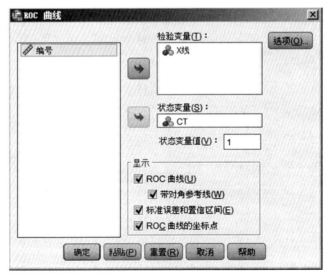

图17-2 ROC曲线分析主界面

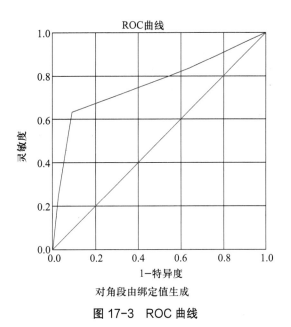

图 17-3　ROC 曲线

表 17-3　ROC 曲线下方面积

曲线下方的区域				
检验结果变量：X 线				
区域	标准差 [a]	渐近显著性 [b]	渐近 95% 置信区间	
			下限	上限
0.766	0.061	0.000	0.645	0.886

检验结果变量 X 线 至少有一个在正实际状态组与负实际状态组之间的绑定值。统计可能有偏差

a. 按非参数假定

b. 原假设：真区域 =0.5

　　由图 17-3 和表 17-3 可见，ROC 曲线位于参照线的左上方，ROC 曲线下方面积 AUC=0.766，
$P<0.001$，说明 AUC=0.766 有统计学意义，其 95% 置信区间为［0.645，0.886］，可见研究者的
X 线诊断有一定准确性。

（2）ROC 曲线上坐标点分析

表 17-4　ROC 曲线上的坐标点

曲线的坐标		
检验结果变量：X 线		
大于或等于此值时为正 [a]	敏感度	1- 特异度
−1.00	1.000	1.000
0.50	0.833	0.636
1.50	0.633	0.091
2.50	0.233	0.023
4.00	0.000	0.000

检验结果变量 X 线 至少有一个在正实际状态组与负实际状态组之间的绑定值

a. 最小分界值为最小实测检验值减 1，最大分界值为最大实测检验值加 1。所有其他分界值均为两个连续的有序实测检验
值的平均值

由表 17-4 并结合图 17-3 可见，检验变量 X 线的值为 1.5 时，对应曲线上点偏离参照线最远，是一个最佳临界值；由表 17-4 中数据可以计算约登指数 $YI=$ 灵敏度 + 特异度 $-1=$ 灵敏度 $-$（1- 特异度），即第二列减去第三列的值，可以发现表中最大约登指数 $YI=0.633-0.091=0.542$，对应敏感度为 0.633，特异度为 $1-0.091=0.909$，X 线的最佳临界值为 1.5。说明临床中可以把 X 线值为 1.5 作为诊断肺部异常的临界标准。

【思考题】

1. 诊断试验评价的基本原理是什么？
2. ROC 曲线的主要作用有哪些？

【习题】

某研究者利用某种测试仪的两个检测变量 X1 和 X2 分别分析动脉硬化的区分能力，现有 23 例动脉硬化患者（类别 =1）和 27 例正常人（类别 =0）的数据资料如下表所示，试问用 X1 和 X2 作为动脉硬化的诊断指标价值如何？哪个诊断价值更高？

编号	X1	X2	类别	编号	X1	X2	类别	编号	X1	X2	类别
1	3458	0	1	18	4210	2	1	35	314	0	0
2	3645	2	1	19	5241	3	1	36	564	1	0
3	4354	1	1	20	685	2	1	37	592	1	0
4	5831	3	1	21	3400	2	1	38	631	0	0
5	654	2	1	22	5564	1	1	39	554	0	0
6	4420	3	1	23	3645	2	1	40	1106	0	0
7	4465	1	1	24	450	0	0	41	562	2	0
8	5214	0	1	25	1021	0	0	42	589	1	0
9	2300	1	1	26	540	0	0	43	345	1	0
10	5432	2	1	27	1201	1	0	44	556	3	0
11	2541	2	1	28	420	1	0	45	248	0	0
12	4300	3	1	29	829	0	0	46	334	0	0
13	3214	2	1	30	1201	2	0	47	1064	0	0
14	963	2	1	31	872	1	0	48	521	1	0
15	4562	2	1	32	65	0	0	49	321	1	0
16	3354	3	1	33	88	0	0	50	465	0	0
17	3400	1	1	34	1971	0	0				

第十八章
时间序列分析

▲ 统计学知识点

一、时间序列及其构成要素

时间序列是按照时间顺序（时间间隔相同）排列的一组随机变量，记为 X_1, X_2, $\cdots$, X_t, $\cdots$ 或 $\{X_t\}$，该序列的 n 个有序观测值记为 x_1, x_2, $\cdots$, x_n。

时间序列的构成要素主要有：长期趋势（T）、循环波动（C）、季节性变化（S）、不规则波动（I）。

长期趋势（Trend）指在较长时期内受某种根本性因素作用形成的总变动趋势。循环波动（Circle）指波浪起伏形态的有规律的周期长度未必固定的周期性变动。季节性变化（Season）指随着季节的变化而发生的有规律的周期长度固定的周期性变动。不规则波动（Irrelevance）为其他不能用确定性因素解释的序列波动。

二、时间序列常用特征统计量

1. 均值 表示时间序列在各个时刻取值的平均值，记为 $\mu_t = EX_t$。
2. 方差 表示时间序列在各个时刻围绕其均值波动的平均程度，记为 $\sigma_t^2 = DX_t = E(X_t - \mu_t)^2$。
3. 自协方差函数 表示时间序列任意两个时刻直接的相关性，任取 t, $s \in T$，则 $\gamma(t, s) = E[(X_t - \mu_t)(X_s - \mu_s)]$。
4. 自相关系数（ACF） $\rho(t, s) = \gamma(t, s) / (\sqrt{DX_t}\sqrt{DX_s})$。
   注：X_t 与 X_{t-k} 的自相关系数实际上掺杂了中间 $k-1$ 个变量对 X_t 与 X_{t-k} 的影响。
5. 偏自相关系数（PACF） 也称滞后 k 步偏自相关系数，是指在剔除了中间 $k-1$ 个随机变量 X_{t-1}, X_{t-2}, $\cdots$, X_{t-k+1} 的干扰后，X_{t-k} 对 X_t 影响的相关程度，即 $\rho[(X_t, X_{t-k})|(X_{t-1}, \cdots, X_{t-k+1})] = E[(X_t - EX_t)(X_{t-k} - EX_{t-k})/E[(X_{t-k} - EX_{t-k})]^2$。
   注：偏自相关系数单纯测度 X_{t-k} 对 X_t 的影响。

三、白噪声序列

白噪声序列，也称纯随机序列，是指由互不相关的随机变量构成的序列。

对白噪声序列 $\{X_t\}$，任取 t, $s \in T$，$EX_t = \mu$，$\gamma(t, s) = \begin{cases} \sigma^2 & t=s \\ 0 & t \neq s \end{cases}$。

白噪声（纯随机）序列的检验方法主要有：Q 检验 [杨 - 博克斯 Q（18）] 和 LB 检验。原假

设都为

$$H_0: \rho_1 = \rho_2 = \cdots = \rho_m = 0 \quad \forall m \geqslant 1$$

Q 检验统计量为 $\quad Q = n \sum_{k=1}^{m} \hat{\rho}_k^2 \sim \chi_{1-\sigma}^2 (m)$

LB 检验统计量为 $\quad LB = n(n+2) \sum_{k=1}^{m} \frac{\hat{\rho}_k^2}{n-k} \sim \chi_{1-\sigma}^2 (m)$

其中，n 为序列的观察期数，m 为指定延迟期数。

Q 检验在大样本情况下检验效果较好，但在小样本情况下不太精确，LB 统计量是对 Q 统计量的修正。

白噪声序列的序列值之间没有任何相关性，过去的行为对将来的发展没有丝毫影响，无法从中挖掘出有用信息。

白噪声检验的用途有两种：

（1）序列预处理阶段：只有那些序列值间有密切相关关系，历史数据对未来发展有一定影响的序列，才值得去挖掘历史数据中的有用信息，用来预测序列未来的发展。所以在对时间序列进行预处理时，要对平稳化后的序列进行白噪声检验。如果是白噪声序列，说明该序列不包含任何值得提取的有用信息，分析应终止，所以对非白噪声序列才应该进行建模分析，利用拟合模型进行预测才有意义。

（2）模型拟合评价阶段：在对建立好的时间序列模型进行拟合评价时，可以分析残差序列是否为白噪声序列，目的是检验模型拟合的有效性。一个好的拟合模型应该能够提取观察值序列中几乎所有的样本相关信息，即残差序列应该为白噪声序列。反之，如果残差序列为非白噪声序列，那就意味着残差序列中还残留着相关信息未被提取，模型拟合不够充分。

四、时间序列分析

时间序列分析就是分析和发现时间序列的变化特征、发展趋势和规律，建立时间序列模型，用于实际预测的一类统计分析方法。

常用的时间序列分析方法有：指数平滑法、ARIMA 模型［包括 AR（p）、MA（q）、ARMA（p, q）及 ARIMA（p, d, q）等］及季节分解法等。

时间序列模型的拟合评价方法较多，SPSS 提供了 8 个模型拟合的评价指标：平稳 R^2（调整 R^2）、R 方（R^2）、RMSE、MAPE、MaxAPE、MAE、MaxAE、正态化 BIC，其中平稳 R^2、R^2 及 BIC 较为常用。一般地，平稳 R^2 对非平稳时间序列更有效，R^2 则对平稳时间序列更有效，两者都是越接近 1 越好；BIC 越小，模型拟合越好（BIC 对于多个模型拟合优劣的比较更有优势）。不过这些指标都受一些因素影响，如样本量较大时，平稳 R^2（调整 R^2）、R 方（R^2）可能都较小，但这并不能完全说明模型拟合就很差，还需要结合其他信息进行综合分析，如残差序列的白噪声检验、预测线与实测线的拟合比较等。

利用 SPSS 进行时间序列分析的一般思路：

1. 对数据进行审核与清洗　处理缺失值和异常值等。

2. 时间序列预处理　定义时间变量，对数据进行时间序列格式化；观察数据的时序图、自相关图及偏自相关图，确定数据是否存在趋势性、季节性和周期性等。

3. 选择时间序列模型　主要为指数平滑法或 ARIMA，若选择 ARIMA 模型，通常需要先进行平稳化分析及处理（可以利用 SPSS 自动选择）。

4. 对模型拟合效果进行评价　选择最优模型（SPSS 可以自动选优）。

5. 利用实际业务数据对模型进行优化　得到最终模型，并进行应用。

第一节　时间序列的预处理

▲ 统计学知识点

为更好地体现时间序列的特征，便于选择适当的时间序列分析模型，或使时间序列能更好满足某些特定模型的适应条件，在时间序列分析前一般要做时间序列的预处理。

时间序列的预处理主要包括：①定义时间变量：主要作用是让 SPSS 系统能够识别时间序列数据；②平稳性分析；③进行平稳性处理，创建平稳时间序列。

一、定义时间变量

利用 SPSS 进行时间序列分析，必须先根据时间序列数据的时间格式进行时间变量定义，否则 SPSS 不能识别为时间序列数据。

SPSS 的"定义日期"中，提供了 19 种日期格式可供选择（如年，年·季，年·月，年·季度·月，周·日，天，小时等），在录入数据时，需要按选定格式输入日期。

二、平稳性分析及处理

时间序列的平稳性是指时间序列具有不随时间变化的均值、方差及自协方差，时间序列的平稳性是一些常用时间序列建模方法的基础，如 AR（p）、MA（q）、ARMA（p，q）等。

对时间序列的平稳性分析主要有两种方法：一种是图检法，即根据时序图、自相关图和偏自相关图进行直观分析判断；另一种是统计检验方法，目前主要有单位根检验法。

在图检验法中，观察时序图，若序列值围绕均值上下随机波动，则时间序列是平稳的；观察自相关图，若随着阶数的递增，自相关系数和偏自相关系数迅速衰减至 0 附近，则时间序列平稳，若自相关系数先减后增或者周期性波动等，则时间序列非平稳。在平稳时间序列中，对于相同的时间间隔，其自协方差函数和自相关系数为一个常数。

单位根检验有多种统计检验方法，最常用的主要有 DF 检验和 ADF 检验（增广 DF 检验）（由统计学家 Dickey 和 Fuller 提出）。

对于非平稳时间序列，使其变得平稳的常用方法有：差分、分解（分解为趋势、季节影响及渐近变异等）及转换（对数、平方根、立方根等）等。差分是一种使时间序列数据平稳化的常用方法，可以用来消减时间序列对时间的依赖性，就是通过从当前观察值减去先前的观察值来求差。需要注意的是，差分后的数据个数会减少，且差分过多可能会导致预测结果不准确。差分可分为：

1 阶差分：$\nabla x_t = x_t - x_{t-1}$

p 阶差分：$\nabla^p x_t = \nabla^{p-1} x_t - \nabla^{p-1} x_{t-1} = (1-B)^p x_t$

k 步差分：$\nabla_k = x_t - x_{t-k} = (1-B^k) x_t$

其中 B 为 1 步延迟算子，p 为延迟阶数，则有 $x_{t-p}=B^p x_t$，$\forall p \geqslant 1$；k 为延迟跨度（延迟步数）。

SPSS 提供了 8 种平稳化处理方法：①差异（差分）：默认 1 阶差分，也可以定制阶数 p 进行 p 阶差分（定制阶数在"顺序"文本框中输入），用于对非季节性数据进行差分；②季节性差异（差分）：用于对季节性数据进行差分，1 阶季节性差分指该年份的第 n 季数据与上一年的第 n 季求差；③前移动平均值：指以当期值为中心取指定跨度内的均值（定制跨度在"跨度"文本框中输入）；④运行中位数：指以当期值为中心取指定跨度内的中位数（定制跨度在"跨度"文本框中输入）；⑤累积求和：以原数据的累积求和值代替当前值；⑥延迟：以原数据的滞后值代替当前值（滞后期数在"顺序"文本框中输入）；⑦提前：以原数据的提前值代替当前值（提前期数在"顺序"文本框中输入）；⑧平滑：对原数据进行 T4253H 方法（首先对原数据进行跨度为 4，2，5，3 的中心移动平均处理，然后以 Hanning 函数计算权重再做移动平均处理）的平滑处理。

【实例 18-1】某三级综合医院 2017—2019 年的各月出院人数，如表 18-1 所示，试对该医院各月出院人数的数据序列进行预处理。

表 18-1　某三级综合医院 2017—2019 年的出院人数

年\月	1	2	3	4	5	6	7	8	9	10	11	12
2017	456	540	741	1005	1302	2014	651	867	857	1203	1485	2405
2018	439	579	640	1011	1459	2043	435	764	867	1201	1633	2373
2019	521	573	676	1104	1432	2421	540	754	867	1132	1530	2601

本实例的教学目标是熟悉时间序列预处理的主要内容和基本方法，掌握其 SPSS 操作实现和结果解读。

▲ **操作步骤**

变量要求：一个（或多个）实际观测变量，变量类型为数值型。

本例定义 1 个观测变量：出院人数，变量类型为数值型。将所有观测数据录入全部观测变量。

1. 定义时间变量

菜单操作：主菜单"数据"→"定义日期与时间"，出现定义日期主界面。

界面设置：在"个案是"窗口，选中"年·季·月"（可以根据实际需要选择，主要是便于以后有针对性的分析），在"第一个个案是"区域，输入序列中第一个数据对应的"年"：2017、"季"：1、"月"：1，如图 18-1 所示，点击"确定"。

则在"数据视图"窗口生成四个新变量：YEAR_（受限数值型）、QUARTER_（数值型）、MONTH_（数值型）、DATE_（字符型日期：月年）。在后面分析时，SPSS 系统就可以自动识别该时间序列数据。

2. 平稳化分析

（1）序列图分析

菜单操作：主菜单"分析"→"时间序列预测"→"序列图"，出现绘制序列图主界面。

界面设置：在"变量"窗口，选入"出院人数"，在"时间轴标签"框，选入"DATE_"，如图 18-2 所示；点击"格式"按钮，在"单变量图"区域，选中"绘制序列平均值参考线"，如图 18-3 所示，点击"继续"返回主界面，点击"确定"，则得时间序列的序列图，如图 18-4 所示。

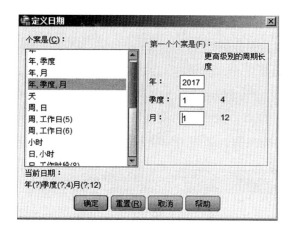

图 18-1 定义日期主界面

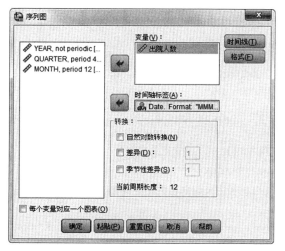

图 18-2 绘制序列图主界面

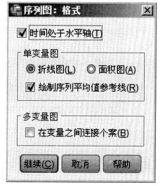

图 18-3 格式按钮界面

▲ 结果与分析

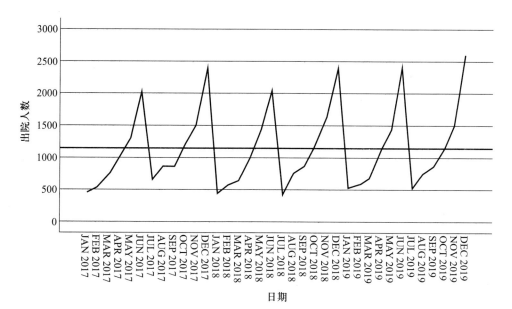

图 18-4 时间序列的序列图

由图18-4可见，序列具有明显的季节性趋势，因此该序列不平稳。

（2）自相关图和偏自相关图分析

菜单操作：主菜单"分析"→"时间序列预测"→"自相关图"，出现绘制自相关图及偏自相关图主界面。

界面设置：在"变量"窗口，选入"出院人数"，如图18-5所示，点击"确定"，则得原始时间序列的自相关图和偏自相关图，如图18-6和图18-7所示。

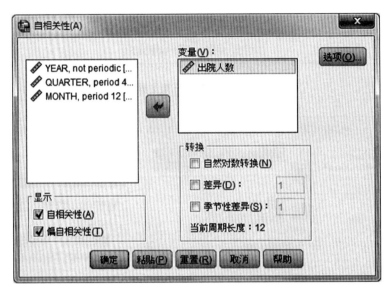

图 18-5　绘制自相关图及偏自相关图主界面

▲　结果与分析

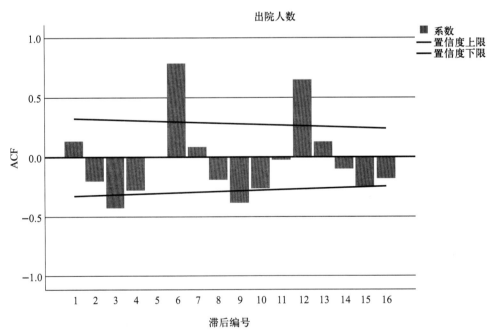

图 18-6　时间序列的自相关图

由图 18-6 可见，序列具有明显的季节性波动。

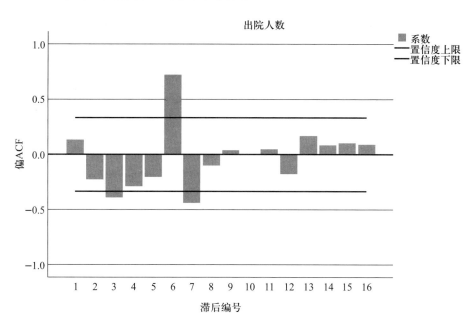

图 18-7　时间序列的偏自相关图

由图 18-7 可见，偏自相关系数呈现逐步下降趋势。

由序列图、自相关图及偏自相关图的分析可见，原始时间序列具有季节性趋势，是非平稳时间序列。

3. 平稳化处理　时间序列的平稳化处理方式有两种：

（1）利用绘制序列图和自相关图界面进行平稳化处理，便于直观探索分析。

菜单操作：主菜单"分析"→"时间序列预测"→"序列图"或"自相关图"，出现绘制数据转换后序列图或自相关图（偏自相关图）主界面。

界面设置：在"序列图"界面，"变量"窗口选入"出院人数"，在"时间轴标签"框，选入"DATE_"；在"转换"区域，选中"季节性差异（差分）"（注：SPSS 在此提供了 3 种转换方法：自然对数、差分、季节性差分），如图 18-8 所示，点击"格式"按钮，在"单变量图"区域，选中"绘制序列平均值参考线"，如图 18-3 所示，点击"继续"返回主界面，点击"确定"。

在"自相关性"界面，"变量"窗口选入"出院人数"，在"转换"区域，选中"季节性差异（差分）"，如图 18-9 所示。

则得到季节性差分后的序列图、自相关图和偏自相关图，如图 18-10、图 18-11、图 18-12所示。

▲ 结果与分析

由图 18-10、图 18-11、图 18-12 可见，时间序列经季节性差分后趋于平稳。

（2）利用"创建时间序列"生成平稳化处理后的新变量，便于后续应用。

菜单操作：主菜单"转换"→"创建时间序列"，出现创建时间序列主界面，以便根据需要利用 8 种平稳化方法对时间序列进行平稳化处理。

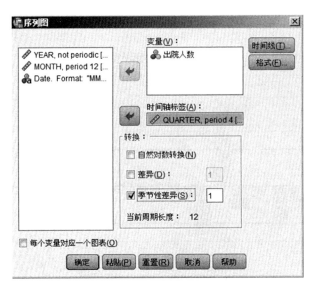

图 18-8　绘制数据转换后序列图主界面

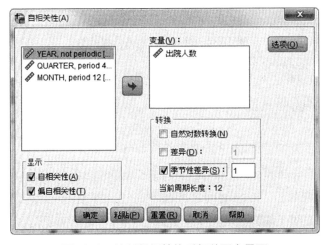

图 18-9　绘制数据转换后相关图主界面

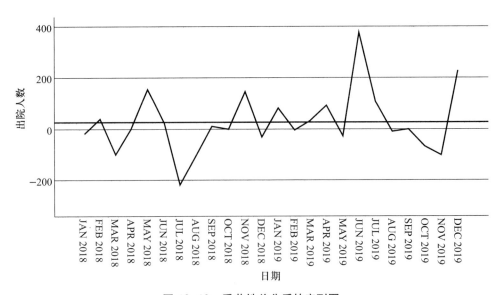

图 18-10　季节性差分后的序列图

出院人数

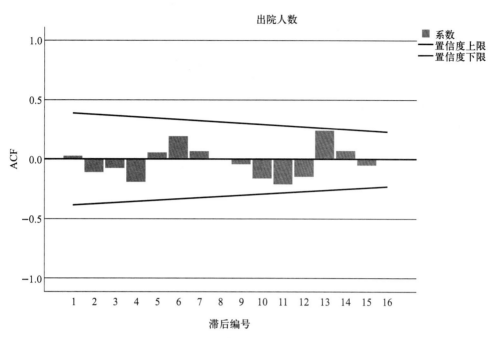

图 18-11 季节性差分后的自相关图

出院人数

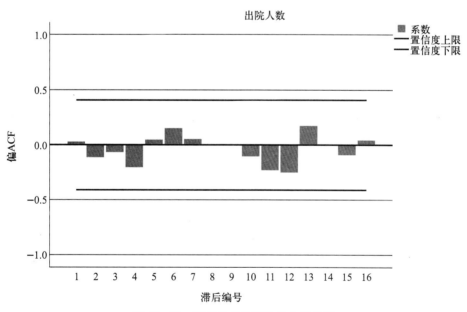

图 18-12 季节性差分后的偏自相关图

　　界面设置：在"函数"框，从 8 种平稳化方法选中 1 种，如"季节性差异（差分）"，并在"顺序"框输入差分阶数，默认 1 阶（注："跨度"用于输入差分步数）；将"出院人数"选入"变量 –> 新名称"窗口，自动生成新变量"出院人数 _1"［也可修改为其他，需要点击"变化量（修改）"确认］，如图 18-13 所示，点击"确定"。

　　则在"数据视图"窗口生成一个新变量：出院人数 _1（数值型）。若是经 1 次平稳化处理后还没有平稳化，可以多次进行，在后面分析时，可以直接对平稳化处理后的时间序列数据进行分析。

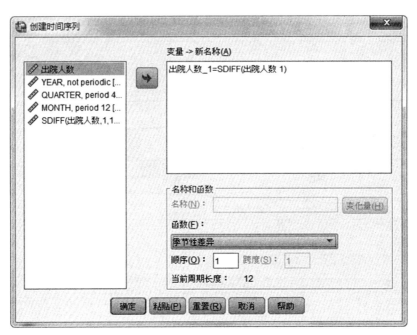

图 18-13　创建时间序列主界面

第二节　指数平滑法

▲ 统计学知识点

指数平滑法是在移动平均法基础上发展起来的一种时间序列分析预测法，它是通过计算指数平滑值，配合一定的时间序列预测模型对现象的未来进行预测。

基本原理是任一期的指数平滑值都是本期实际观察值与前一期指数平滑值的加权平均，预测值是以前观测值的加权和，且对不同的数据给予不同的权数，新数据给予较大的权数，旧数据给予较小的权数。

指数平滑法对时间序列的平稳性要求不严格，比较适合中短期的趋势预测。

根据平滑次数不同，一般可分为一次指数平滑法、二次指数平滑法和三次指数平滑法等。

一、一次指数平滑法

一次指数平滑法基本公式为

$$\hat{x}_{t+1}=S_t=\alpha x_t+（1-\alpha）S_{t-1}$$

其中，S_t 为时间 t 的平滑值，作为时间 $t+1$ 的预测值 $\hat{x}_{t+1}$，x_t 为时间 t 的实际观测值，S_{t-1} 为时间 $t-1$ 的平滑值，α 为平滑参数，α 值越大，新数据所占的比重就越大，原预测值所占比重就越小，其取值范围为 ［0，1］。

一次指数平滑法为历史数据的加权预测，对无明显趋势性和季节性的时间序列更为有效，只对序列（发展）水平作一次平滑，有一个平滑参数，只能作一期预测。

【注意】平滑参数的确定方法一般是先根据经验做一个大概预估，再按如下基本判断标准确定：

（1）时间序列比较平稳时，选择较小的 α 值，0.05~0.20；

（2）时间序列有波动，但长期趋势无大的变化，可选稍大的 α 值，0.10~0.40；

（3）时间序列波动很大，长期趋势变化较大，有明显的上升或下降趋势，宜选较大的 α 值，0.60~0.80；

（4）时间序列是上升或下降序列，满足加性模型，α 取较大值，0.60~1。

二、二次指数平滑法

二次指数平滑法是在一次指数平滑基础上再做一次指数平滑，适应于具有线性趋势的时间序列，一般是先对序列作一次水平平滑，再作一次趋势平滑，有两个平滑参数。

二次指数平滑法的基本公式为：

$$S_t^{(1)} = \alpha x_t + (1-\alpha) S_{t-1}^{(1)}$$

$$\hat{x}_{t+1} = S_t^{(2)} = \delta S_t^{(1)} + (1-\delta) S_{t-1}^{(2)}$$

$$\hat{x}_{t+k} = a_t + k b_t$$

$$其中，\begin{cases} a_t = 2 S_t^{(1)} - S_t^{(2)} \\ b_t = \dfrac{\delta}{1-\delta} (S_t^{(1)} - S_t^{(2)}) \end{cases}$$

其中，$S_t^{(1)}$、$S_t^{(2)}$ 分别为时间 t 的第一次、第二次平滑值，$\hat{x}_{t+1}$ 作为时间 $t+1$ 的预测值，$\hat{x}_{t+k}$ 为时间 $t+k$ 的预测值，x_t 为时间 t 的实际观测值，α、δ 分别为水平和趋势平滑参数。

三、三次指数平滑法

三次指数平滑法是在二次指数平滑基础上再做一次指数平滑，适应于具有一定趋势和季节性的时间序列，一般是先对序列作一次水平平滑，再作一次趋势平滑，最后作一次季节平滑，有三个平滑参数。

三次指数平滑法的基本公式为：

$$S_t^{(1)} = \alpha x_t + (1-\alpha) S_{t-1}^{(1)}$$

$$S_t^{(2)} = \delta S_t^{(1)} + (1-\delta) S_{t-1}^{(2)}$$

$$\hat{x}_{t+1} = S_t^{(3)} = \beta S_t^{(2)} + (1-\beta) S_{t-1}^{(3)}$$

$$\hat{x}_{t+k} = a_t + k b_t + k^2 c_t$$

$$其中，\begin{cases} a_t = 3 S_t^{(1)} - 3 S_t^{(2)} + S_t^{(3)} \\ b_t = \dfrac{\beta}{2(1-\beta)^2} [(6-5\beta) S_t^{(1)} - 2(5-4\beta) S_t^{(2)} + (4-3\beta) S_t^{(3)}] \\ c_t = \dfrac{\beta}{2(1-\beta)^2} [S_t^{(1)} - 2 S_t^{(2)} + S_t^{(3)}] \end{cases}$$

其中，$S_t^{(1)}$、$S_t^{(2)}$、$S_t^{(3)}$ 分别为时间 t 的第一次、第二次、第三次平滑值，$\hat{x}_{t+1}$ 作为时间 $t+1$ 的预测值，$\hat{x}_{t+k}$ 为时间 $t+k$ 的预测值，x_t 为时间 t 的实际观测值，α、δ、β 分别为水平、趋势、季节平滑参数。

SPSS 系统针对有无季节性和趋势性提供了 7 种指数平滑法：

针对非季节性的有：①简单，适用于无季节性也无趋势性的时间序列，平滑参数是水平平滑参数；②霍尔特（Holt）线性趋势，适应于具有线性趋势且无季节性的时间序列，平滑参数包括水平及趋势两个平滑参数；③布朗（Brown）线性趋势，是霍尔特（Holt）线性趋势的特例，平滑参数包括水平及趋势两个平滑参数，且两者相等；④衰减（阻尼）趋势，适应于逐步消失的线性趋势且无季节性的时间序列，平滑参数包括水平、趋势及衰减三个平滑参数。

针对季节性的有：①简单季节性，适用于有稳定季节性、无趋势性的时间序列，平滑参数包括水平和季节两个平滑参数；②温特斯（Winters）可加性，适用于有稳定季节性及线性趋势的时间序列，平滑参数包括水平、趋势及季节三个平滑参数；③温特斯（Winters）相乘性，适用于有不稳定季节性及线性趋势的时间序列，平滑参数是包括水平、趋势及季节三个平滑参数。

上述 7 种指数平滑法中，一次指数平滑方法有："简单"；二次指数平滑方法有："霍尔特（Holt）线性趋势""布朗（Brown）线性趋势""简单季节性"；三次指数平滑方法有："衰减（阻尼）趋势""温特斯（Winters）加性""温特斯（Winters）乘性"。

建立时间序列模型，SPSS 在一个"创建传统模型"主界面下提供了两种模式：一是利用"专家建模器"，系统自动分析时间序列的趋势、季节及平稳性等，根据模型需要自动完成差分，并自动配置最优的拟合模型（指数平滑法和 ARIMA 模型），一般建议使用该模式；二是根据自己的预分析，直接选用"指数平滑"或"ARIMA"模型。对指数平滑法，需要在"条件"中选择 7 种指数平滑法之一，对 ARIMA 法，则需要在"条件"中设置自回归、差分及移动平均阶数。

【实例 18-2】试利用指数平滑法对实例 18-1 中的出院人数序列进行建模分析，并预测 2020 年 1~6 月的出院人数。

本实例的教学目标是熟悉时间序列指数平滑法的基本原理和常用方法，掌握其 SPSS 操作实现和结果解读。

▲ 操作步骤

变量要求：一个（或多个）实际观测变量，变量类型为数值型。

本例定义 1 个观测变量：出院人数，变量类型为数值型，将所有观测数据录入全部观测变量。

1. 定义时间变量

菜单操作：主菜单"数据"→"定义日期与时间"，出现定义日期主界面。

界面设置：在"个案是"窗口，选中"年 . 季 . 月"，在"第一个个案是"区域，输入序列中第一个数据对应的"年"：2017、"季"：1、"月"：1，如图 18-1 所示，点击"确定"。

则在"数据视图"窗口生成四个新变量：YEAR_（受限数值型）、QUARTER_（数值型）、MONTH_（数值型）、DATE_（字符型日期：月年）。

2. 指数平滑法操作

菜单操作：主菜单"分析"→"时间序列预测"→"创建传统模型"，出现时间序列建模器主界面，如图 18-14 所示。

界面设置：选"出院人数"到"因变量"窗口；在"方法"框，默认"专家建模器"（注：SPSS 提供了 3 种方式：专家建模器 - 系统自动拟合建模；指数平滑 - 仅限指数平滑法；ARIMA- 仅限 ARIMA 法）；点击"统计"选项卡，在"单个模型的统计"区域，选中"参数估计值"，用于给出模型平滑参数及其检验结果，如图 18-15 所示；点击"图"选项卡，在"单个模型的图"区域，选中"残差自相关函数""残差偏自相关函数"及"拟合值"，用于给出残差自相关图、偏自相关图以及模型预测与实际数据拟合图，如图 18-16 所示；点击"保存"选项卡，在"变量"

区域，选中"预测值 – 保存"，如图 18-17 所示；点击"选项"选项卡，选中"评估期结束后的第一个个案到指定日期之间的个案"，在"日期"区域输入"年"：2020，"季度"：2，"月"：6，在"数据视图"窗口可得到该医院 2020 年 1~6 月出院人数的预测值，如图 18-18 所示，点击"确定"。

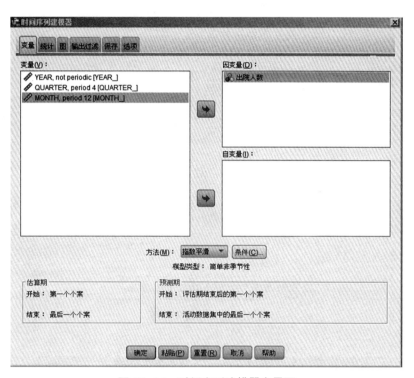

图 18-14　时间序列建模器主界面

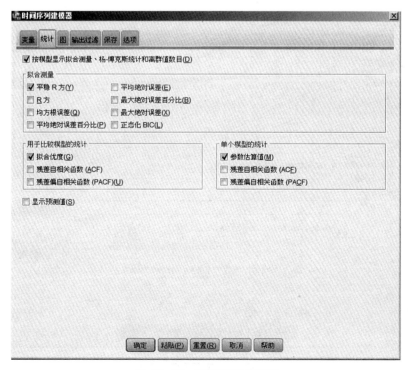

图 18-15　统计选项卡界面

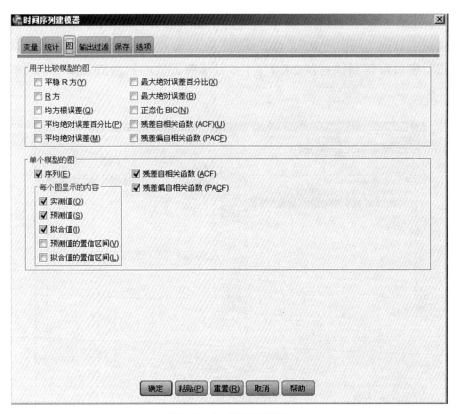

图 18-16　选项卡界面

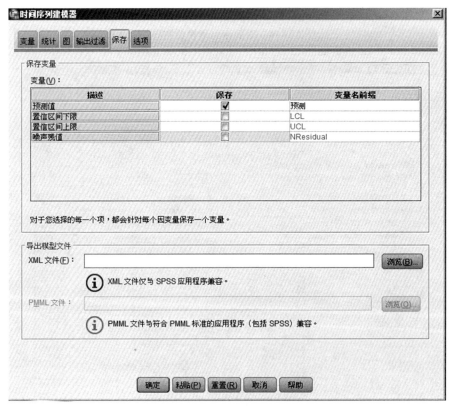

图 18-17　保存选项卡界面

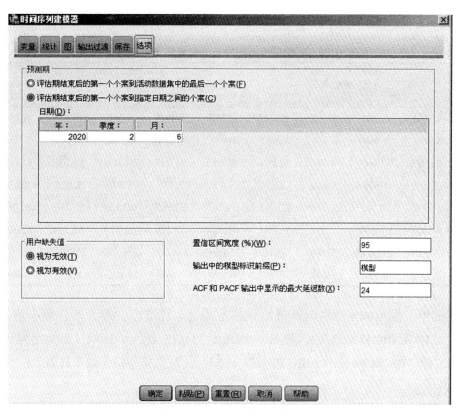

图 18-18 选项选项卡界面

▲ **结果与分析**

（1）指数平滑模型及其平滑参数分析

表 18-2 指数平滑模型类型

模型描述			
			模型类型
模型 ID	出院人数	模型 _1	简单季节性

由表 18-2 可见，系统自动配置模型为简单季节性指数平滑模型。

表 18-3 指数平滑模型参数结果

指数平滑法模型参数					
模型		估算	标准差	t	显著性
出院人数 – 模型 _1 不转换	Alpha（水平）	0.102	0.025	4.149	0.000
	Delta（季节）	3.741E-6	0.035	0.000	1.000

由表 18-3 可见，简单季节性指数平滑模型有两个平滑参数，一是水平平滑参数 $\alpha=0.102$，有统计学意义；二是季节平滑参数 $\delta=3.741 \times 10^{-6}$，很小且无统计学意义（注：此处结果可以参考，但最终结果还要结合模型的其他评价结果）。

（2）指数平滑模型的评价分析

表 18-4   指数平滑模型的 8 个拟合评价指标结果

拟合统计	平均值	最小值	最大值	百分位数						
				5	10	25	50	75	90	95
平稳 R^2	0.750	0.750	0.750	0.750	0.750	0.750	0.750	0.750	0.750	0.750
R^2	0.984	0.984	0.984	0.984	0.984	0.984	0.984	0.984	0.984	0.984
RMSE	81.088	81.088	81.088	81.088	81.088	81.088	81.088	81.088	81.088	81.088
MAPE	5.836	5.836	5.836	5.836	5.836	5.836	5.836	5.836	5.836	5.836
MaxAPE	20.765	20.765	20.765	20.765	20.765	20.765	20.765	20.765	20.765	20.765
MAE	61.328	61.328	61.328	61.328	61.328	61.328	61.328	61.328	61.328	61.328
MaxAE	258.696	258.696	258.696	258.696	258.696	258.696	258.696	258.696	258.696	258.696
正态化 BIC	8.990	8.990	8.990	8.990	8.990	8.990	8.990	8.990	8.990	8.990

表 18-4 给出了模型的 8 个拟合评价指标的平均值、标准差、最大值、最小值及百分位数（其中平稳 R^2、R^2 及 BIC 较为常用）。显然，平稳 R^2 为 0.75，R^2 为 0.984，因为序列具有季节性，平稳 R^2 更为准确，BIC=8.99 较小（BIC 越小拟合越好），可见模型拟合效果较好。

表 18-5   指数平滑模型拟合评价结果

模型统计						
模型	预测变量数	模型拟合度统计	杨 – 博克斯 Q（18）			离群值数
		平稳 R^2	统计	DF	显著性	
出院人数 – 模型 _1	0	0.750	19.034	16	0.267	0

表 18-5 给出了整个模型的平稳 R^2 以及白噪声的杨 – 博克斯 Q（18）检验结果，统计量 Q=19.034，P=0.267>0.05，说明模型拟合的残差序列为白噪声序列，模型提取信息充分。

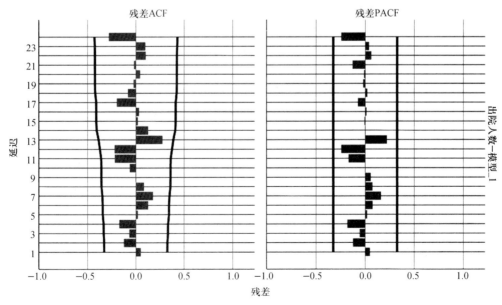

图 18-19   残差自相关图与偏自相关图

由图 18-19 的自相关图和偏自相关图可见，模型提取信息后的残差序列也为白噪声序列。

（3）指数平滑模型拟合曲线与实测线对比分析

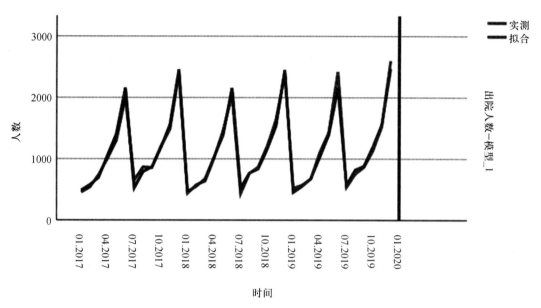

图 18-20 模型拟合曲线与实测线对比图

由图 18-20 可见，模型拟合预测曲线与实测数据曲线拟合较好。

综上分析说明，利用简单季节性方法建模，整体拟合效果较好。

（4）指数平滑模型的应用

表 18-6 模型对医院 2020 年 1~6 月出院人数的预测结果

	出院人数	YEAR_	QUARTER_	MONTH_	DATE_	预测_出院人数_模型_1
28	1104	2019	2	4	APR 2019	1032
29	1432	2019	2	5	MAY 2019	1397
30	2421	2019	2	6	JUN 2019	2162
31	540	2019	3	7	JUL 2019	571
32	754	2019	3	8	AUG 2019	821
33	867	2019	3	9	SEP 2019	883
34	1132	2019	4	10	OCT 2019	1196
35	1530	2019	4	11	NOV 2019	1560
36	2601	2019	4	12	DEC 2019	2468
37	.	2020	1	1	JAN 2020	494
38	.	2020	1	2	FEB 2020	586
39	.	2020	1	3	MAR 2020	707
40	.	2020	2	4	APR 2020	1062
41	.	2020	2	5	MAY 2020	1419
42	.	2020	2	6	JUN 2020	2181

表 18-6 给出了该医院 2020 年 1~6 月出院人数的预测值。

第三节　ARIMA 模型

▲ 统计学知识点

ARIMA 模型全称为求和自回归移动平均模型（Autoregressive Integrated Moving Average Model），由博克思（Box）和詹金斯（Jenkins）提出，是一类有广泛应用的时间序列预测方法，又称为 Box-Jenkins 模型。

常用的 ARIMA 模型有如下几种形式：

一、AR（p）：自回归模型

参数 p 为自回归项数，模型如下：

$$x_t = \phi_0 + \phi_1 x_{t-1} + \phi_2 x_{t-2} + \cdots \phi_p x_{t-p} + \varepsilon_t$$

其中，ϕ_0 为常数项，x_t 为当前观测值，x_{t-1}，x_{t-2}，$\cdots$，x_{t-p} 为同一平稳序列过去 p 个时期的观测值；ϕ_1，ϕ_2，$\cdots$，ϕ_p 为自回归系数，且 $\phi_p \neq 0$；ε_t 为随机误差项，且 $E(\varepsilon_t) = 0$，$V(\varepsilon_t)$ 为常数，当 $s \neq t$ 时，$E(\varepsilon_s \varepsilon_t) = 0$，当 $s < t$ 时，$E(x_s \varepsilon_t) = 0$。

若 $\phi_0 = 0$，称为中心化 AR（p）模型，则有

$$x_t = \phi_1 B x_t + \phi_2 B^2 x_t + \phi_p B^p x_t + \varepsilon_t$$

引入延迟算子 B（注：$x_{t-1} = B x_t$），从而有

$$\Phi(B) x_t = \varepsilon_t$$

其中，$\Phi(B) = 1 - \phi_1 B - \phi_2 B^2 - \cdots - \phi_p B^p$ 称为 p 阶自回归系数多项式。

一般地，判定一个时间序列适合 AR（p）建模的条件：具有平稳性的时间序列的偏自相关系数 p 步截尾，自相关系数逐步衰减而不截尾。

二、MA（q）：移动平均模型

参数 q 为移动平均项数，模型如下：

$$x_t = \mu + \varepsilon_t - \theta_1 \varepsilon_{t-1} - \theta_2 \varepsilon_{t-2} - \cdots - \theta_q \varepsilon_{t-q}$$

其中，μ 为常数项，θ_1，θ_2，$\cdots$，θ_q 为移动平均系数，且 $\theta_q \neq 0$；ε_t 为随机误差项，且 $E(\varepsilon_t) = 0$，$V(\varepsilon_t)$ 为常数，当 $s \neq t$ 时，$E(\varepsilon_s \varepsilon_t) = 0$。

若 $\mu = 0$，称为中心化 MA（q）模型，则有

$$x_t = \varepsilon_t - \theta_1 B \varepsilon_t - \theta_2 B^2 \varepsilon_t - \cdots - \theta_q B^q \varepsilon_t$$

引入延迟算子 B，从而有

$$x_t = \Theta(B) \varepsilon_t$$

其中，$\Theta(B) = 1 - \theta_1 B - \theta_2 B^2 - \cdots - \theta_q B^q$ 称为 q 阶移动平均系数多项式。

一般地，判定一个时间序列适合 MA（q）建模的条件：具有平稳性的时间序列的自相关系数 q 步截尾，偏自相关系数逐步衰减而不截尾。

三、ARMA（p，q）：自回归移动平均模型

模型如下：

$$x_t = \phi_1 + \phi_1 x_{t-1} + \phi_2 x_{t-2} + \cdots + \phi_p x_{t-p} + \varepsilon_t - \theta_1 \varepsilon_{t-1} - \theta_2 \varepsilon_{t-2} - \cdots - \theta_q \varepsilon_{t-q}$$

其中，ϕ_0 为常数项，ϕ_1，ϕ_2，$\cdots$，ϕ_p 为自回归系数，且 $\phi_p \neq 0$；θ_1，θ_2，$\cdots$，θ_q 为移动平均系数，且 $\theta_q \neq 0$；ε_t 为随机误差项，且 E(ε_t)=0，V(ε_t) 为常数，当 $s \neq t$ 时，E$(\varepsilon_s \varepsilon_t)$=0，当 $s < t$ 时，E$(x_s \varepsilon_t)$=0。

若 ϕ_0= 0，称为中心化 ARMA（p，q）模型，则有

$$x_t - \phi_1 x_{t-1} - \phi_2 x_{t-2} - \cdots - \phi_p x_{t-p} = \varepsilon_t - \theta_1 \varepsilon_{t-1} - \theta_2 \varepsilon_{t-2} - \cdots - \theta_q \varepsilon_{t-q}$$

引入延迟算子 B，从而有

$$\Phi(B) x_t = \Theta(B) \varepsilon_t$$

其中，$\Phi(B)=1-\phi_1 B - \phi_2 B^2 - \cdots - \phi_p B^p$ 称为 p 阶自回归系数多项式，$\Theta(B)=1-\theta_1 B - \theta_2 B^2 - \cdots - \theta_q B^q$ 称为 q 阶移动平均系数多项式。

一般地，判定一个时间序列适合 ARMA（p，q）建模的条件：具有平稳性的时间序列的自相关系数和偏自相关系数均不截尾，但自相关系数 q 步、偏自相关系数 p 步较快收敛于 0。

四、ARIMA（p，d，q）：差分自回归移动平均模型

该形式适合于非平稳时间序列，与 ARMA（p，q）相比，多了一个 d 阶差分环节。一般需要两个步骤：①对非平稳时间序列作 d 阶差分，变为平稳时间序列；②构建 ARMA（p，q）模型。

SPSS 提供的 ARIMA 模型形式为 ARIMA（p，d，q）（P，D，Q），共 6 个参数，后 3 个参数（P，D，Q）用来针对季节性变化，前 3 个参数（p，d，q）用于针对排除掉季节性后的时间序列。若时间序列无季节性，可简记为 ARIMA（p，d，q）。

ARIMA 建模的基本思路是先用差分去掉季节性波动，再去掉长期趋势，然后平滑时间序列，最后用一个线性函数 + 白噪声序列来建立拟合模型。

一般地，利用 SPSS 建立 ARIMA 模型，仍然建议在"创建传统模型"主界面使用系统默认的"专家建模器"，自动分析时间序列的趋势、季节及平稳性等，自动根据模型需要完成差分，并自动配置最优的拟合模型。

【实例 18-3】现有某地区 1911—2016 年平均气温的改变值数据如表 18-7 所示，试利用该时间序列数据进行建模，并预测 2017—2020 年各年平均气温的改变值。

表 18-7　1911—2016 年平均气温的改变值

年份	各年平均气温									
1911—1920	0.40	0.37	0.43	0.47	0.72	0.54	0.47	0.54	0.39	0.19
1921—1930	0.40	0.44	0.44	0.49	0.38	0.41	0.27	0.18	0.38	0.22
1931—1940	0.03	0.09	0.28	0.36	0.49	0.25	0.17	0.45	0.32	0.33
1941—1950	0.32	0.29	0.32	0.25	0.05	0.01	0.26	0.48	0.37	0.20
1951—1960	0.15	0.08	0.14	0.13	0.12	0.10	−0.13	0.01	−0.06	0.17
1961—1970	0.01	−0.09	−0.05	0.16	−0.05	0.02	−0.04	−0.17	−0.19	−0.05
1971—1980	−0.15	−0.13	−0.09	−0.04	−0.11	0.03	−0.03	−0.15	−0.04	0.02
1981—1990	0.13	−0.02	−0.07	−0.02	0.03	0.07	0.19	−0.09	−0.11	−0.06
1991—2000	−0.01	−0.08	−0.02	−0.02	0.27	0.18	0.09	0.02	0.13	−0.02
2001—2010	−0.03	0.12	0.08	−0.17	0.09	0.04	0.24	0.16	0.09	−0.12
2011—2016	−0.27	−0.42	−0.02	−0.03	−0.09	−0.05				

本实例的教学目标是熟悉时间序列 ARIMA 模型的常见形式及适应条件，掌握其 SPSS 操作实现和结果解读。

▲ **操作步骤**

变量要求：一个（或多个）实际观测变量，变量类型为数值型。

本例定义 1 个观测变量 Y，变量类型为数值型，变量标签为"年平均气温改变值"；将所有观测数据录入全部观测变量。

1. 定义时间变量

菜单操作：主菜单"数据"→"定义日期与时间"，出现定义日期主界面。

界面设置：在"个案是"窗口，选中"年"，在"第一个个案是"区域，输入序列中第一个数据对应的"年"：1911，点击"确定"。

则在"数据视图"窗口生成 2 个新变量：YEAR_（受限数值型）、DATE_（字符型日期：年）。

2. ARIMA 模型的基本操作

菜单操作：主菜单"分析"→"时间序列预测"→"创建传统模型"，出现时间序列建模器主界面。

界面设置：选"年平均气温改变值（Y）"到"因变量"窗口；选"YEAR_"到"自变量"窗口；在"方法"框，默认"专家建模器"；点击"统计"选项卡，在"单个模型的统计"区域，选中"参数估计值"，用于给出模型平滑参数及其检验结果；点击"图"选项卡，在"单个模型的图"区域，选中"残差自相关函数""残差偏自相关函数"及"拟合值"，用于给出残差自相关图、偏自相关图以及模型预测与实际数据拟合图；点击"保存"选项卡，在"变量"区域，选中"预测值 – 保存"；点击"选项"选项卡，选中"评估期结束后第一个个案到指定日期间的个案"，在"日期"区域输入"年"2020，用于预测 2016—2020 值，如图 18-21 所示，点击"确定"。

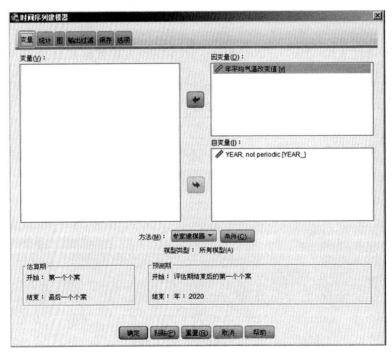

图 18-21　时间序列建模器主界面

▲ 结果与分析

（1）ARIMA 模型及其参数分析

表 18-8 ARIMA 模型类型

模型描述			
			模型类型
模型 ID	年平均气温改变值	模型 _1	ARIMA（1，1，1）

由表 18-8 可见，系统自动配置模型为 ARIMA（1，1，1）。

表 18-9 ARIMA 模型参数结果

ARIMA 模型参数				估算	标准差	t	显著性
年平均气温改变值－模型 _1	年平均气温改变值	不转换	常量	−0.005	0.002	−2.110	0.037
			AR 延迟 1	0.426	0.119	3.577	0.001
			差分	1			
			MA 延迟 1	0.893	0.062	14.507	0.000

由表 18-9 可见，模型是经 1 阶差分后建立的 ARMA（1，1）模型，模型参数都有统计学意义，ARMA（1，1，1）模型为

$$(1-B)\,x_t=-0.005+\frac{1-0.893B}{1-0.426B}\varepsilon_t$$

（2）ARIMA（1，1，1）模型的评价分析

表 18-10 ARIMA（1，1，1）模型的 8 个拟合评价指标结果

拟合统计量	模型拟合度										
	平均值	标准差	最小值	最大值	百分位数						
					5	10	25	50	75	90	95
平稳 R^2	0.209	.	0.209	0.209	0.209	0.209	0.209	0.209	0.209	0.209	0.209
R^2	0.674	.	0.674	0.674	0.674	0.674	0.674	0.674	0.674	0.674	0.674
RMSE	0.122	.	0.122	0.122	0.122	0.122	0.122	0.122	0.122	0.122	0.122
MAPE	130.883	.	130.883	130.883	130.883	130.883	130.883	130.883	130.883	130.883	130.883
MaxAPE	1353.499	.	1353.499	1353.499	1353.499	1353.499	1353.499	1353.499	1353.499	1353.499	1353.499
MAE	0.095	.	0.095	0.095	0.095	0.095	0.095	0.095	0.095	0.095	0.095
MaxAE	0.318	.	0.318	0.318	0.318	0.318	0.318	0.318	0.318	0.318	0.318
正态化 BIC	−4.072	.	−4.072	−4.072	−4.072	−4.072	−4.072	−4.072	−4.072	−4.072	−4.072

表 18-10 给出了模型的 8 个拟合评价指标的平均值、标准差、最大值、最小值及百分位数（其中平稳 R^2、R^2 及 BIC 较为常用）。显然，平稳 R^2 为 0.20，R^2 为 0.674，因为序列具有趋势性，

平稳 R^2 更为准确（因为样本时间跨度较长，可能影响平稳 R 方大小），BIC=-4.072 较小（BIC 越小拟合越好），可见模型拟合效果尚可。

表 18-11　ARIMA（1，1，1）模型拟合评价结果

模型统计						
模型	预测变量数	模型拟合度统计	杨 – 博克斯 Q（18）			离群值数
		平稳 R^2	统计	DF	显著性	
年平均气温改变值 – 模型 _1	0	0.209	13.701	16	0.621	0

表 18-11 给出了整个模型的平稳 R^2 以及白噪声的杨 – 博克斯 Q（18）检验结果，统计量 Q=13.701，P=0.621>0.05，说明模型拟合的残差序列为白噪声序列，模型提取信息充分。

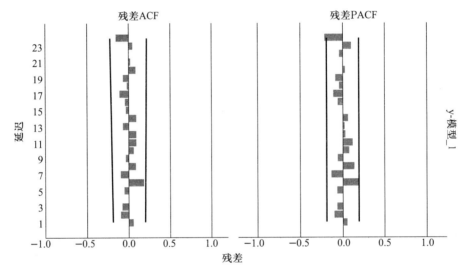

图 18-22　残差自相关图与偏自相关图

由图 18-22 的自相关图和偏自相关图可见，模型提取信息后的残差序列也为白噪声序列。

（3）ARIMA（1，1，1）模型预测拟合曲线与实测线对比分析

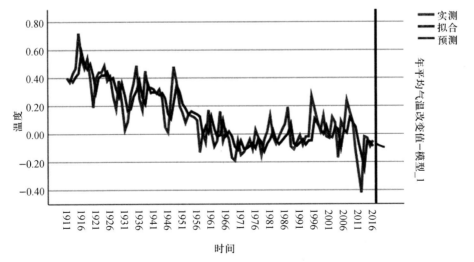

图 18-23　模型拟合曲线与实测线对比图

由图 18-23 可见，模型预测拟合曲线与实测数据曲线拟合尚可。

综上分析说明，利用 ARIMA（1，1，1）建模，整体拟合效果尚可。

（4）ARIMA（1，1，1）的应用

表 18-12 模型对 2017—2020 年各年平均气温改变值预测结果

	y	YEAR_	DATE_	预测_y_模型_1
91	-0.03	2001	2001	-0.02
92	0.12	2002	2002	-0.03
93	0.08	2003	2003	0.05
94	-0.17	2004	2004	0.03
95	0.09	2005	2005	-0.10
96	0.04	2006	2006	0.03
97	0.24	2007	2007	0.01
98	0.16	2008	2008	0.11
99	0.09	2009	2009	0.08
100	-0.12	2010	2010	0.05
101	-0.27	2011	2011	-0.06
102	-0.42	2012	2012	-0.15
103	-0.02	2013	2013	-0.25
104	-0.03	2014	2014	-0.05
105	-0.09	2015	2015	-0.06
106	-0.05	2016	2016	-0.09
107	.	2017	2017	-0.07
108	.	2018	2018	-0.08
109		2019	2019	-0.09
110	.	2020	2020	-0.10

表 18-12 预测出了该地区 2017—2020 年各年平均气温改变的预测值。

【思考题】

1. 时间序列的构成要素有哪些？

2. 利用 SPSS 进行时间序列分析的一般思路是什么？

3. 指数平滑法一般有哪些类型？它们各适合具有什么特征的时间序列？

4. 常用的 ARIMA 模型有哪几种？它们的基本形式是什么？

【习题】

1. 某医院2011—2019年各月的收入数据（单位：万元），如下表所示，试利用该时间序列数据进行建模，并预测2020年1—6月各月的收入。

年份	月份											
	1	2	3	4	5	6	7	8	9	10	11	12
2011	10.98	9.34	11.00	10.98	11.29	11.84	10.62	10.90	12.77	12.15	12.24	12.30
2012	12.00	12.40	12.50	12.33	13.20	12.45	13.50	13.00	13.60	14.00	14.40	14.15
2013	12.00	13.00	12.74	14.00	13.08	14.27	13.18	13.75	14.42	14.57	14.25	15.86
2014	12.94	13.90	14.36	14.57	14.25	15.86	15.18	15.94	16.54	16.90	16.88	18.10
2015	13.70	17.00	16.60	18.20	17.22	17.75	16.62	16.69	17.69	17.22	17.51	19.73
2016	15.00	18.90	17.00	16.79	17.59	18.51	16.80	18.90	20.83	19.18	21.40	23.76
2017	18.40	19.30	17.24	17.93	18.82	19.12	17.70	19.87	21.17	21.44	22.14	22.45
2018	17.88	16.00	20.29	21.03	21.78	22.51	21.55	22.01	22.68	23.02	24.55	24.67
2019	19.61	20.20	22.46	23.19	23.40	26.26	22.91	24.03	23.94	24.12	25.87	28.25

2. 现有201个连续时间点的生产记录，如下表所示。

序号	数据														
01–15	81.9	89.4	79.0	81.4	84.8	85.9	88.0	80.3	82.6	83.5	80.2	85.2	87.2	83.5	84.3
16–30	82.9	84.7	82.9	81.5	83.4	87.7	81.8	79.6	85.8	77.9	89.7	85.4	86.3	80.7	83.8
31–45	90.5	84.5	82.4	86.7	83.0	81.8	89.3	79.3	82.7	88.0	79.6	87.8	83.6	79.5	83.3
46–60	88.4	86.6	84.6	79.7	86.0	84.2	83.0	84.8	83.6	81.8	85.9	88.2	83.5	87.2	83.7
61–75	87.3	83.0	90.5	80.7	83.1	86.5	90.0	77.5	84.7	84.6	87.2	80.5	86.1	82.6	85.4
76–90	84.7	82.8	81.9	83.6	86.8	84.0	84.2	82.8	83.0	82.0	84.7	84.4	88.9	82.4	83.0
91–105	85.0	82.2	81.6	86.2	85.4	82.1	81.4	85.0	85.8	84.2	83.5	86.5	85.0	80.4	85.7
106–120	86.7	86.7	82.3	86.4	82.5	82.0	79.5	86.7	80.5	91.7	81.6	83.9	85.6	84.8	78.4
121–135	89.9	85.0	86.2	83.0	85.4	84.4	84.5	86.2	85.6	83.2	85.7	83.5	80.1	82.2	88.6
136–150	82.0	85.0	85.2	85.3	84.3	82.3	89.7	84.8	83.1	80.6	87.4	86.8	83.5	86.2	84.1
151–165	82.3	84.8	86.6	83.5	78.1	88.8	81.9	83.3	80.0	87.2	83.3	86.6	79.5	84.1	82.2
166–180	90.8	86.5	79.7	81.0	87.2	81.6	84.4	84.4	82.2	88.9	80.9	85.1	87.1	84.0	76.5
181–195	82.7	85.1	83.3	90.4	81.0	80.3	79.8	89.0	83.7	80.9	87.3	81.1	85.6	86.6	80.0
196–201	86.6	83.3	83.1	82.3	86.7	80.2									

　试利用该时间序列数据，完成如下问题：

（1）对该序列进行预处理。

（2）选择适当模型拟合该时间序列。

（3）绘制该序列的拟合图及未来 5 个时刻的预测图。

参考文献

［1］王在翔，崔庆霞 . SPSS 软件与应用 . 北京：科学出版社，2015.

［2］高祖新，言方荣 . 医药统计分析与 SPSS 软件应用 . 北京：人民卫生出版社，2018.

［3］陈平雁，安胜利 . IBM SPSS 统计软件应用 . 北京：人民卫生出版社，2020.

［4］武松 . SPSS 实战与统计思维 . 北京：清华大学出版社，2019.

［5］武松，潘发明 . SPSS 统计分析大全 . 北京：清华大学出版社，2014.

［6］李昕，张明明 . SPSS22.0 统计分析从入门到精通 . 北京：电子工业出版社，2015.

［7］张文彤，董伟 . SPSS 统计分析高级教程 .2 版 . 北京：高等教育出版社，2012.

［8］李康，贺佳 . 医学统计学 . 北京：人民卫生出版社，2018.

［9］高祖新 . 医药数理统计方法 . 北京：人民卫生出版社，2016.

［10］陈峰，郝元涛，刘美娜 . 卫生统计学 .8 版 . 北京：人民卫生出版社，2017.

［11］杜智敏 . 抽样调查与 SPSS 应用 . 北京：电子工业出版社，2010.

［12］金丕焕，陈峰 . 医用统计方法 .3 版 . 上海：复旦大学出版社，2009.

［13］祝国强 . 医药数理统计方法 .2 版 . 北京：高等教育出版社，2009.

［14］李晓松 . 医学统计学 . 北京：高等教育出版社，2008.

［15］孙海双 . 临床统计方法与 SPSS 应用 . 北京：科学出版社，2009.

［16］谭荣波，梅晓仁 . SPSS 统计分析实用教程 . 北京：科学出版社，2007.

［17］王在翔 . 社会统计理论与实践 . 青岛：中国海洋大学出版社，2008.

［18］王彤 . 医学统计学与 SPSS 软件应用 . 北京：北京大学医学出版社，2008.

［19］卢纹岱 . SPSS for Windows 统计分析 . 北京：电子工业出版社，2007.

［20］宇传华 . SPSS 与统计分析 . 北京：电子工业出版社，2007.